REMOÇÃO QUÍMICA E MECÂNICA DO TECIDO CARIADO

Abordagem sobre o Tratamento Minimamente Invasivo da Doença Cárie

REMOÇÃO QUÍMICA E MECÂNICA DO TECIDO CARIADO

Abordagem sobre o Tratamento Minimamente Invasivo da Doença Cárie

Sandra Kalil Bussadori
e Cols.

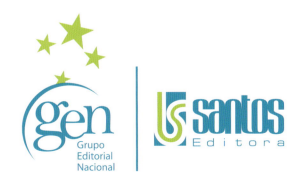

Título: Remoção Química e Mecânica do Tecido Cariado

Autora: Sandra Kalil Bussadori e cols.

Revisão: Marilda Ivanov
Renata Ayumi Aoto

Diagramação: Márcio R. Bacha

Capa: Gilberto R. Salomão

© Livraria Santos Editora, 2010

Todos os direitos reservados à Livraria Santos Editora Com. Imp. Ltda. Nenhuma parte deste livro pode ser reproduzida, armazenada ou transmitida por quaisquer que sejam os meios, mecânico, fotocópia, eletrônico ou outros, sem a permissão prévia do Editor.

CIP-BRASIL. CATALOGAÇÃO-NA-FONTE
SINDICATO NACIONAL DOS EDITORES DE LIVROS, RJ

B986r

Bussadori, Sandra Kalil
  Remoção química e mecânica do tecido cariado : abordagem sobre o tratamento minimamente invasivo da doença cárie / Sandra Kalil Bussadori e cols.. - São Paulo : Santos, 2010.
   228p. : il.

   Inclui bibliografia
   ISBN 978-85-7288-786-1

   1. Cáries dentárias - Tratamento. 2. Papaína. 3. Materiais dentários. I. Título.

09-5439.   CDD: 617.634
                CDU: 616.314-002-08

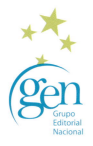 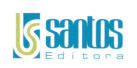

Rua Dona Brígida, 701 | Vila Mariana
Tel.: 11 5080-0770 | Fax: 11 5080-0789
04111-081 | São Paulo | SP
www.grupogen.com.br

AUTORA

SANDRA KALIL BUSSADORI

- Mestre em Materiais Dentários pela Faculdade de Odontologia da Universidade de São Paulo – FOUSP
- Doutora em Odontopediatria pela Faculdade de Odontologia da Universidade de São Paulo – FOUSP
- Pós-Doutora em Ciências pelo Departamento de Pediatria – Unifesp/EPM
- Professora do Programa de Mestrado em Ciências de Reabilitação da Universidade Nove de Julho – Uninove/SP
- Professora Titular da Disciplina de Materiais Dentários da Universidade Metropolitana de Santos – Unimes/Santos
- Professora Titular da Disciplina de Odonto-hebiatria da Unimes/Santos
- Professora Titular das Disciplinas de Clínica Infantil da Uninove/SP
- Professora Coordenadora do Curso de Especialização e Aperfeiçoamento em Odontopediatria da ABCD – São Paulo/SP
- Professora Coordenadora do Curso de Especialização em Odontopediatria da APCD/Central

COLABORADORES

ADAIR LUIZ STEFANELLO BUSATO
- Mestre em Dentística pela Faculdade de Odontologia de Bauru – FOB-USP
- Doutor em Dentística pela Faculdade de Odontologia de Bauru – FOB-USP
- Professor do Curso de Graduação em Odontologia da Universidade Luterana do Brasil, Canoas, RS
- Coordenador do Programa de Pós-Graduação em Odontologia da Universidade Luterana do Brasil, Canoas, RS
- Pesquisador 1B e Membro do Comitê de Avaliação do CNPq, Área Odontologia

AMÉRICO MENDES CARNEIRO JUNIOR
- Mestre e Doutor em Dentística pela Faculdade de Odontologia da Universidade de São Paulo – FOUSP
- Professor Coordenador da Disciplina de Materiais Dentários da Universidade Cidade de São Paulo – Unicid
- Ministrador de Cursos de Aperfeiçoamento de Dentística Estética

BRUNO CARLINI JÚNIOR
- Mestre e Doutor em Clínica Odontológica, área Dentística, pela Unicamp
- Professor de Dentística e Clínica Integrada da Universidade de Passo Fundo, Passo Fundo, RS
- Professor Coordenador do Curso de Especialização em Dentística da Universidade de Passo Fundo, Passo Fundo, RS

CAROLINA CARDOSO GUEDES
- Especialista em Odontopediatria pelo Sindicato dos Odontologistas do Estado de São Paulo
- Mestre em Pediatria e Ciências Aplicadas à Pediatria pela Unifesp
- Professora de Cariologia e Clínica Infantil da Universidade Braz Cubas, Mogi das Cruzes, SP

- Professora do Curso de Especialização em Odontopediatria da Associação Brasileira dos Cirurgiões-Dentistas – ABCD/EAP Humaitá e APCD Central

CÉLIA REGINA MARTINS DELGADO (IN MEMORIAM)
- Professora-associada do Departamento de Ortodontia
- Odontopediatria da Faculdade de Odontologia da Universidade de São Paulo – FOUSP

CRISTIANE MIRANDA FRANÇA
- Mestre e Doutora em Patologia Bucal pela Faculdade de Odontologia da Universidade de São Paulo – FOUSP
- Professora Titular da Universidade Ibirapuera – UNIB – São Paulo, SP

DANIEL DEMÉTRIO FAUSTINO DA SILVA
- Especialista em Saúde Coletiva pela Escola Pública/ESP-RS
- Mestrando em Clínicas Odontológicas – Odontopediatria, pela Faculdade de Odontologia da Universidade Federal do Rio Grande do Sul – UFRGS – Porto Alegre, RS

DANIELA PRÓCIDA RAGGIO
- Especialista em Odontopediatria pela Fundecto/USP
- Mestre e Doutora em Odontopediatria pela Faculdade de Odontologia da Universidade de São Paulo – FOUSP
- Professora Doutora da Disciplina de Odontopediatria da Faculdade de Odontologia da Universidade de São Paulo – FOUSP
- Professora do Curso de Especialização em Odontopediatria da Faculdade e Centro de Pós-graduação São Leopoldo Mandic e Fundecto/USP

DARCY NÓBILE JÚNIOR
- Especialista em Imaginologia e Radiologia Odontológica pela Universidade Camilo Castelo Branco – Unicastelo – São Paulo, SP

- Especialista em Odontologia Legal pela Faculdade de Odontologia da Universidade de São Paulo – FOUSP
- Professor das Disciplinas de Radiologia e Odontologia Legal da Uninove, São Paulo, SP

DENISE ASCENÇÃO KLATCHOIAN
- Mestre em Psicologia Social pela Pontifícia Universidade Católica de São Paulo – PUC-SP
- Doutora em Pediatria e Ciências Aplicadas à Pediatria pela Unifesp

ELAINE MARCÍLIO SANTOS
- Mestre em Patologia Bucal pela Faculdade de Odontologia da Universidade de São Paulo – FOUSP
- Doutora em Odontopediatria pela Faculdade de Odontologia da Universidade de São Paulo – FOUSP
- Professora Titular da Disciplina de Odontopediatria da Universidade de Mogi das Cruzes – UMC – Mogi das Cruzes, SP
- Professora da Disciplina de Odontopediatria da Unicastelo, São Paulo, SP
- Professora Coordenadora do Curso de Especialização em Odontopediatria da Universidade de Mogi das Cruzes – UMC – Mogi das Cruzes, SP

ELIETE RODRIGUES DE ALMEIDA
- Especialista em Odontopediatria pela Universidade de Santo Amaro – UNISA – São Paulo
- Mestre em Saúde Pública pela Faculdade de Saúde Pública da Universidade de São Paulo – FSP-USP
- Doutora em Saúde Pública pela Faculdade de Saúde Pública da Universidade de São Paulo – FSP-USP
- Professora do Curso de Odontologia da Universidade Cruzeiro do Sul – Unicsul
- Professora do Curso de Mestrado em Ciências da Saúde da Universidade Cruzeiro do Sul – Unicsul

ELIZA MARIA AGUEDA RUSSO
- Mestre e Doutora em Dentística pela Faculdade de Odontologia da Universidade de São Paulo – FOUSP
- Livre-docente pela Faculdade de Odontologia da Universidade de São Paulo – FOUSP
- Professora-associada do Departamento de Dentística da Faculdade de Odontologia da Universidade de São Paulo – FOUSP
- Professora-associada da Universidade Cidade de São Paulo – Unicid

ELOÍSA HELENA CORRÊA BRUSCO
- Especialista em Odontopediatria pela Universidade Federal do Rio Grande do Sul – UFRGS – Porto Alegre, RS
- Mestre em Odontopediatria pela Unicastelo
- Professora Titular da Disciplina de Odontopediatria da Universidade de Passo Fundo, Passo Fundo, RS
- Coordenadora do Curso de Especialização da Universidade de Passo Fundo, Passo Fundo, RS

FAUSTO MEDEIROS MENDES
- Mestre e Doutor em Odontopediatria pela Faculdade de Odontologia da Universidade de São Paulo – FOUSP
- Professor Doutor da Disciplina de Odontopediatria pela Faculdade de Odontologia da Universidade de São Paulo – FOUSP

FERNANDA NAHÁS PIRES CORRÊA
- Mestre em Odontopediatria pela Faculdade de Odontologia da Universidade de São Paulo – FOUSP
- Doutoranda em Odontopediatria da Faculdade de Odontologia da Universidade de São Paulo – FOUSP

FERNANDO NEVES NOGUEIRA
- Mestre e Doutor em Materiais Dentários pela Faculdade de Odontologia da Universidade de São Paulo – FOUSP
- Professor do Centro de Pesquisas em Biologia Oral da Faculdade de Odontologia da Universidade de São Paulo – FOUSP

FLÁVIA COHEN CARNEIRO
- Mestre em Dentística pela Universidade Federal do Rio de Janeiro – UFRJ
- Primeiro-tenente Dentista do Corpo de Bombeiros Militar do Estado do Rio de Janeiro
- Professora Assistente da Universidade Federal do Amazonas – UFA – Manaus, AM

FRANCIELE ORLANDO
- Especialista em Odontopediatria pela Universidade de Passo Fundo, Passo Fundo, RS
- Aluna do Curso de Especialização em Ortodontia da Universidade de Passo Fundo, Passo Fundo, RS

Gabriel Tilli Politano
- Especialista em Odontopediatria pela Fundecto/USP
- Mestre em Odontopediatria pela Faculdade e Centro de Pós-graduação São Leopoldo Mandic
- Doutorando pelo Departamento de Tocoginecologia da Faculdade de Ciências Médicas da Unicamp, SP
- Professor da Disciplina de Odontopediatria da Faculdade de Odontologia da Faculdade e Centro de Pós-graduação São Leopoldo Mandic
- Professor da Disciplina de Odontopediatria da Faculdade de Odontologia da PUC, Campinas
- Professor do Curso de Especialização em Odontopediatria da Faculdade e Centro de Pós-graduação São Leopoldo Mandic e Uniararas
- Professor coordenador do Curso e Especialização em Odontopediatria da ACDC – Campinas, SP

Jansen Osaki
- Especialista em Dentística Restauradora pela Unicamp
- Mestre em Clínica Odontológica, Área Dentística, pela Unicamp
- Professor-assistente da Disciplina de Dentística, Clínica Odontológica Integrada e Reabilitadora da Uninove
- Coordenador do Curso de Especialização de Odontologia Estética do Centro de Pesquisas Odontológicas da Faculdade e Centro de Pós-graduação São Leopoldo Mandic

José Carlos Pettorossi Imparato
- Mestre e Doutor em Odontopediatria pela Faculdade de Odontologia da Universidade de São Paulo – FOUSP
- Professor Doutor da Disciplina de Odontopediatria da Faculdade de Odontologia da Universidade de São Paulo – FOUSP
- Professor Titular das Disciplinas de Odontopediatria da Unicastelo e Uniararas
- Professor dos Cursos de Especialização em Odontopediatria da Fundecto/USP, Unicastelo e Faculdade e Centro de Pós-graduação São Leopoldo Mandic
- Professor do Programa de Pós-Graduação da Faculdade e Centro de Pós-graduação São Leopoldo Mandic.

Kristianne Porta Santos Fernandes
- Especialista em Endodontia pela Associação Paulista dos Cirurgiões-dentistas
- Mestre em Endodontia pela Unicastelo

- Doutora em Imunologia pela USP
- Professora do Curso de Odontologia e do Programa de Mestrado em Ciências da Reabilitação da Uninove

Lara Jansiski Motta
- Especialista em Odontopediatria pelo Sindicato dos Odontologistas do Estado de São Paulo
- Pós-Graduanda em Saúde Coletiva da Unifesp
- Mestre em Ciências da Reabilitação pela Uninove
- Professora da Disciplina de Radiologia da Universidade Metropolitana de Santos – UNIMES – Santos, SP
- Professora do Curso de Especialização em Odontopediatria da ABCD/EAP Humaitá e APCD Central
- Professora das Disciplinas de Odontopediatria e Pesquisa em Saúde da Uninove

Leandro Azambuja Reichert
- Especialista em Dentística pela Universidade Luterana do Brasil, Canoas, RS
- Mestre em Dentística pela Universidade Luterana do Brasil, Canoas, RS
- Professor do Curso de Graduação em Odontologia da Universidade Luterana do Brasil, Canoas, RS
- Doutorando em Odontologia da Universidade Luterana do Brasil, Canoas, RS

Luís Alexandre Maffei Sartini Paulillo
- Professor Adjunto Livre-docente do Departamento de Odontologia Restauradora, Área Dentística, da FOP-Unicamp

Manoela Domingues Martins
- Doutora em Patologia Bucal pela Faculdade de Odontologia da Universidade de São Paulo – FOUSP
- Professora do Curso de Odontologia e do Programa de Mestrado em Ciências da Reabilitação da Uninove
- Professora de Patologia do Curso de Odontologia da Universidade Metropolitana de Santos – UNIMES
- Coordenadora do Curso de Especialização em Estomatologia da Abeno (Associação Brasileira de Ensino Odontológico)

Marcelo Mendes Pinto
- Mestre em Materiais Dentários pela Faculdade de Odontologia da Universidade de São Paulo – FOUSP

- Doutorando em Materiais Dentários da Faculdade de Odontologia da Universidade de São Paulo – FOUSP

MÁRCIA BOUÇAS MIZIARA
- Farmacêutica-bioquímica graduada pela Faculdade de Ciências Farmacêuticas da USP
- Especialista em Produção de Fármacos e Medicamentos pela Faculdade de Ciências Farmacêuticas da USP
- Título de Especialista em Manipulação Magistral Alopática pelo Conselho Federal de Farmácia
- Sócia-proprietária da Fórmula & Ação Farmácia
- Farmacêutica Responsável do F & A Laboratório Farmacêutico

MÁRCIA CANÇADO FIGUEREDO
- Professora Doutora da Disciplina de Pacientes com Necessidades Especiais da Faculdade de Odontologia da Universidade Federal do Rio Grande do Sul – UFRGS – Porto Alegre, RS
- Professora Adjunta da Disciplina de Odontopediatria da Faculdade de Odontologia da Universidade Federal do Rio Grande do Sul – UFRGS – Porto Alegre, RS

MARCOS AUGUSTO REGO
- Professor Responsável pela Disciplina de Odontopediatria da Universidade do Vale do Paraíba – Univap – São José dos Campos, SP
- Professor das Disciplinas de Dentística Operatória e Restauradora da Universidade do Vale do Paraíba – Univap – São José dos Campos, SP
- Professor das Disciplinas de Dentística Operatória e Restauradora da Universidade de Taubaté – Unitau – Taubaté, SP
- Professor do Programa de Pós-Graduação em Odontologia, subárea Dentística, da Universidade de Taubaté – Unitau – Taubaté, SP

MARIO SERGIO SADDY
- Especialista em Imaginologia e Radiologia Odontológica pela Faculdade de Odontologia da Universidade de São Paulo – FOUSP
- Mestre e Doutor em Diagnóstico Bucal pela Faculdade de Odontologia da Universidade de São Paulo – FOUSP

- Professor da Disciplina de Radiologia da Uninove, São Paulo, SP

PEDRO ANTONIO GONZÁLEZ HERNÁNDEZ
- Mestre em Cirurgia, Traumatologia e Prótese Bucomaxilofaciais pela Faculdade de Odontologia da Universidade Federal de Pelotas
- Doutor em Dentística pela Faculdade de Odontologia de Araraquara – Unesp
- Professor do Curso de Graduação em Odontologia da Universidade Luterana do Brasil, Canoas, RS
- Diretor do Curso de Odontologia da Universidade Luterana do Brasil, Canoas, RS

RENATO CARLOS BURGER
- Mestre e Doutor em Dentística pela Faculdade de Odontologia da Universidade de São Paulo – FOUSP
- Professor da Universidade Cidade de São Paulo – Unicid
- Pós-graduado em Cirurgia Oral pela Unicastelo

RICARDO PRATES MACEDO
- Mestre em Dentística pela Faculdade de Odontologia da Universidade Federal de Pelotas
- Doutor em Dentística pela Faculdade de Odontologia de Araraquara – Unesp
- Professor do Curso de Graduação em Odontologia da Universidade Luterana do Brasil, Canoas, RS
- Professor do Programa de Pós-graduação em Odontologia da Universidade Luterana do Brasil, Canoas, RS
- Diretor da Área de Saúde da Universidade Luterana do Brasil, Canoas, RS

VANESSA CASTRO PESTANA DA SILVEIRA BUENO
- Especialista em Dentística Restauradora pela FOP/Unicamp
- Especialista em Endodontia pela Universidade São Leopoldo Mandic
- Mestre em Clínica Odontológica, Área Dentística Restauradora, pela Faculdade de Odontologia de Piracicaba – FOP/Unicamp
- Doutoranda em Clínica Odontológica, Área Dentística Restauradora, da Faculdade de Odontologia de Piracicaba – FOP/Unicamp
- Professora do Programa de Pós-graduação da São Leopoldo Mandic

PREFÁCIO

A doença cárie vem sendo abordada há anos sob diversos aspectos. Quando se procura estudar a cárie na população brasileira, encontramos estudos epidemiológicos que constatam a situação dessa doença infecciosa no país. Felizmente tais relatos indicam queda na incidência de lesões de cárie. No entanto, muitos apontam para o problema e poucos buscam formas de tratamento que possam ser empregadas em toda a nossa extensão territorial, independentemente do grau de desenvolvimento regional. E é este o diferencial deste livro. Nas próximas páginas os leitores poderão não apenas se inteirar da doença cárie e todas as suas consequências para a saúde dos pacientes, mas principalmente poderão conhecer métodos de tratamento que podem ser aplicados em toda a população brasileira.

Graças ao seu empreendedorismo e grande preocupação com a situação da saúde bucal de crianças e jovens brasileiros, a Professora Sandra Kalil Bussadori buscou, durante muitos anos, soluções práticas para o tratamento das lesões de cárie dentária. Como fruto de seu esforço e perseverança, hoje o Papacárie® é uma realidade. A Professora Sandra conseguiu, a partir de matéria-prima nacional, desenvolver um produto industrializado nos padrões internacionais de excelência. Com isto, conseguiu diminuir substancialmente os custos para a remoção química e mecânica das lesões de cárie dentária. Com o Papacárie®, toda uma população foi beneficiada. Poucos são os cirurgiões-dentistas, eminentemente clínicos, acadêmicos ou ambos, que se embrenham no campo do desenvolvimento de produtos. Menos ainda são os bem-sucedidos, como foi a Professora Sandra.

Um livro organizado por um profissional do gabarito da Professora Sandra está fadado a ser um sucesso na área odontológica. Sabendo da seriedade que esta professora emprega em todas as suas empreitadas, pessoais, acadêmicas ou clínicas, pode-se depreender que o leitor encontrará nestas próximas páginas o conhecimento mais atual e apropriado para aquele que quer entender a doença cárie e os métodos para sua prevenção e tratamento. Essa seriedade pode ser comprovada pela qualidade dos colaboradores que a autora conseguiu reunir para a realização de todos os capítulos que se seguem.

Há muitos anos venho acompanhando o desenvolvimento científico da Professora Sandra. Tenho testemunhado seu esforço e seu merecido sucesso. Assim, acredito também no sucesso deste livro e agradeço a oportunidade de declarar, neste texto que vai anteceder sua leitura, a admiração e o respeito que tenho para com pessoas da dimensão da Professora Sandra Kalil Bussadori. Quem dera poder encontrar, entre os leitores deste livro, mais pesquisadores bem-intencionados e com habilidades e perseverança necessários para também poderem, como a Professora Sandra, contribuir para a saúde bucal das gerações que virão.

Márcia Martins Marques

PREFÁCIO

A Odontologia brasileira deu, nos últimos 35 anos, um salto de qualidade nítido. Na década de 1960, estudávamos o básico em livros traduzidos, em geral com características diferentes de nossa realidade e, muitas vezes, desatualizadas. A partir dos anos 1970, os autores brasileiros passaram a publicar seus livros em praticamente todas as especialidades, facilitando, como dissemos, o estudo básico. Aproximadamente no início dos anos 1990, a edição dos compêndios por especialidade já era substancial e, então, o mercado passou a exigir publicações mais específicas dentro da própria especialidade, com temas como por exemplo, traumatismos dentários, o uso de tipos específicos de técnicas restauradoras, etc. Mais recentemente, houve um grande interesse por assuntos ainda mais específicos e, entre estes, incluímos o que temos o prazer de prefaciar: *Remoção Química e Mecânica do Tecido Cariado*, de autoria da Professora Sandra Kalil Bussadori.

Conheço a autora há mais de 20 anos, como aluna de graduação, de especialização e pós-graduação, como professora de nossa equipe, e como responsável por trabalhos clínicos e científicos de grande repercussão e aplicação imediata. Sua personalidade curiosa, agitada e otimista a colocou entre as mais destacadas figuras da Odontopediatria e da Odontologia. Com a leitura deste livro temos a confirmação dessas qualidades.

Outra importante virtude da Professora Sandra é cercar-se de colaboradores lúcidos e produtivos, como podemos atestar passando uma vista nos coautores que,

embora jovens em geral, já possuem experiência necessária para dar alicerce às suas afirmações, contribuindo claramente para a qualidade desta publicação. Alegro-me ao ver tantos jovens neste grupo com os quais, em sua grande maioria, tenho o prazer de conviver e que, certamente, contribuirão para este avanço no esclarecimento de nossas dúvidas.

Sendo a doença cárie a razão mais frequente para a existência dos problemas bucais, todos os esforços que fizermos para identificá-la, preveni-la e tratá-la são sempre bem-vindos e importantes.

Esta publicação, de acordo com seu título, aborda um aspecto específico dos cuidados que devemos ter na remoção dos tecidos dentários atingidos pela doença, bem como a proteção necessária dos tecidos remanescentes. Mas se atentarmos para todos os capítulos, observaremos que o cuidado da autora e de seus colaboradores ao tratar o assunto vai muito além do título. Há uma preocupação elogiável com todos os aspectos que envolvem a doença, brindando o leitor com informações científicas da cariologia clínica. O ponto alto, como não poderia deixar de ser o detalhamento da proposta básica, é a remoção química e mecânica da cárie.

Portanto, ao analisarmos a autora, os colaboradores e o livro, temos certeza de que este não vai ficar nas prateleiras ou apenas elevar o ego dos autores. É uma obra que marcará esta etapa da Odontologia.

Guedes-Pinto

APRESENTAÇÃO

Ao pensar na realização do processo introdutório deste livro, achei mais pertinente não discutir conceitos ou técnicas, mas discorrer sobre um pouco de minha trajetória e do desenvolvimento da pesquisa que originou este livro com a participação de profissionais tão competentes e gabaritados.

Fazendo uma breve retrospectiva acadêmica, acredito que sempre demonstrei uma curiosidade nata em descobrir coisas novas e uma certa inquietude em aceitar conceitos preestabelecidos. Isso com certeza está diretamente ligado a minha criação e convivência com pessoas dentro e fora de minha própria família, que me estimularam a pensar e nunca pouparam esforços em investir numa educação qualitativa. Claro que não é o bastante, porém, mais que isso, me ensinaram a olhar para o lado, prestar atenção nas pequenas coisas e, acima de tudo, desejar ao próximo o que queremos para nós mesmos. Provavelmente, a somatória desses fatores tenha sido o primeiro passo para ter um olhar voltado para a pesquisa científica.

Com o decorrer dos anos, essas características foram se acentuando e, após a conclusão do curso de graduação em Odontologia, busquei alternativas para suprir essas inquietudes. Fiz cursos de aperfeiçoamento, especialização, mestrado e doutorado, pautando minhas linhas de pesquisa nas áreas de Materiais Dentários, Odontopediatria e Odonto-hebiatria, visando ao desenvolvimento de novos materiais, técnicas e estudos que favorecessem a devolução da saúde e a aquisição de conhecimentos educativos, por meio de atividades que facilitassem o entendimento e a mudança de hábitos relacionados à saúde bucal.

Durante o curso de mestrado em Materiais Dentários na USP, criei o Projeto da Caravana do Sorriso com a colaboração de amigos, alunos, ex-alunos e professores que acreditavam que através de atividades educativas poderíamos contribuir para a formação de uma geração saudável. Criamos personagens, bonecos gigantes, músicas e cenários e íamos às comunidades fazer nossas apresentações em conjunto com técnicas de escovação e uso do fio dental, mas ficávamos com aquela sensação de que estava faltando algo para realizarmos um programa mais direcionado a essas comunidades. Em razão disso, na época em que eu finalizava o mestrado e iniciava o doutorado em Odontopediatria, surgiu a oportunidade de pesquisar a remoção química e mecânica das lesões de cárie com a utilização do Carisolv™, excelente material de origem sueca, empregado para esse fim. Infelizmente, o único inconveniente era o acesso e o custo-benefício para a obtenção do gel, frustrando um pouco o objetivo de beneficiar a população em larga escala por meio do Projeto Caravana do Sorriso.

Minha inquietude continuou e um dia, em casa, conversando com minha mãe, que é nutricionista e pesquisadora, me disse que a papaína – extraída da casca do mamão – era empregada para amolecer a carne. Aí veio a ideia: se amolece a carne, por que não pode amolecer o tecido cariado? Foi assim que a inquietude veio à tona e fui procurar a Dra. Márcia, que já trabalhava com a papaína, e começamos a fazer uma parceria para desenvolver diferentes formulações até chegar ao Papacárie®. Quando consultei a literatura na área da Odontologia, encontrei apenas um trabalho em Endodontia reduzido com baixas concentrações da papaína e resultados insatisfatórios nos canais radiculares; o restante era destinado mais às áreas de enfermagem, nutrição e cosmética. Iniciamos um árduo trabalho de testes científicos, pois realmente partimos do zero e não havia nada para nos guiar. Obtivemos o registro da Anvisa e paralelamente fizemos a patente nacional e internacional. Assim, os estudos foram surgindo nos diferentes níveis de pesquisa. Consequentemente, sentimos a necessidade de expor aos colegas a inserção dessa descoberta relacionada à doença cárie, os fatores que interferem nesse processo e a relação do gel nas condutas minimamente invasivas, além dos estudos destinados ao gel.

Atualmente, estamos realizando um estudo multicêntrico em diferentes países, mas é importante salientar que existe muito para descobrir em relação ao gel, além das propriedades e dos estudos científicos que fizemos e certamente faremos.

Para finalizar, devo dizer sem dúvida, que o melhor do Papacárie® é a oportunidade de interagir com outros pesquisadores e culturas, de crescer, amadurecer pessoal e cientificamente, e ter a possibilidade de vislumbrar a utilização do gel em larga escala, para contribuirmos na formação de gerações com saúde.

Agradeço todos os dias por essa descoberta e tenho orgulho de ser professora, pesquisadora e brasileira e poder ter a colaboração de excelentes pesquisadores que atuam em diferentes áreas para que possamos sempre melhorar as informações e pesquisas nacionais e internacionais.

Sandra Kalil Bussadori

DEDICATÓRIA

Aos meus pais e padrinhos, sempre tão responsáveis pela minha trajetória pessoal e profissional. Em especial, à minha mãe que me "deu uma luz" para fazer a pesquisa com a papaína e que sempre foi um exemplo e fonte de inspiração para minha formação acadêmica.

Às minhas queridas amigas "pesquisadoras" Kristianne, Manoela e Elaine, que nunca mediram esforços em colaborar comigo cientificamente e pessoalmente nesse árduo caminho da pesquisa. Agradeço todos os dias por nossa amizade e por termos uma unidade de pensamento em prol do desenvolvimento humano. Certamente, com vocês ao meu lado, sinto-me bem mais fortalecida.

À Dra. Maria Fidela de Lima Navarro, por toda generosidade e pelo conhecimento científico destinado à orientação de um estudo científico qualitativo e consistente com o Papacárie®. Sem dúvida, é um privilégio poder contar com sua experiência pessoal e acadêmica. Agradeço imensamente essa oportunidade.

Ao Dr. Adair S. Busato, por acreditar na pesquisa que originou o Papacárie® e apoiá-la. Sempre fui uma admiradora de seu trabalho e de seus conhecimentos científicos.

AGRADECIMENTOS ESPECIAIS

À Dra. Márcia Bouças Miziara, por todo apoio e credibilidade ao meu trabalho.

Ao Prof. Guedes, meu orientador e mentor científico, agradeço pelas oportunidades profissionais e pessoais que me proporcionou.

Às minhas queridas alunas, e agora colegas, professoras Carol e Lara, meus sinceros agradecimentos pelo desempenho profissional que estão desenvolvendo e pelo árduo trabalho científico de nosso grupo. Saibam que é muito gratificante formar profissionais tão competentes como vocês.

Aos colaboradores deste livro que engrandecem a cada dia a Odontologia brasileira.

A todos os fabricantes de materiais odontológicos que apoiam e investem na pesquisa brasileira.

SUMÁRIO

PARTE I: A DOENÇA CÁRIE

1. UM OLHAR NA ODONTOLOGIA: ONTEM, HOJE E AMANHÃ 3
ADAIR LUIZ STEFANELLO BUSATO
LEANDRO AZAMBUJA REICHERT
PEDRO ANTONIO GONZÁLEZ HERNÁNDEZ
RICARDO PRATES MACEDO

2. A PSICOLOGIA CONTRIBUINDO PARA A FORMAÇÃO HUMANÍSTICA DO CIRURGIÃO-DENTISTA:
O QUE É ESSENCIAL SABER 13
DENISE ASCENÇÃO KLATCHOIAN

3. NUTRIÇÃO, DIETA E CÁRIE DENTÁRIA 23
ELIETE RODRIGUES DE ALMEIDA

4. HISTOPATOLOGIA DA CÁRIE DENTÁRIA 31
MANOELA DOMINGUES MARTINS
CRISTIANE MIRANDA FRANÇA

5. ASPECTOS BIOQUÍMICOS DA CÁRIE DENTÁRIA 41
FAUSTO MEDEIROS MENDES
FERNANDO NEVES NOGUEIRA

6. O PROCESSO CARIOSO EM DENTINA 51
FLÁVIA COHEN CARNEIRO

7. REAÇÃO PULPAR FRENTE AO PROCESSO CARIOSO 63
KRISTIANNE PORTA SANTOS FERNANDES

PARTE II: DIAGNÓSTICO E TRATAMENTO QUÍMICO-MECÂNICO DA CÁRIE DENTÁRIA

8. DIAGNÓSTICO DE CÁRIE 91
MARCOS AUGUSTO REGO

9. TÉCNICAS RADIOGRÁFICAS E CONTROLE DE QUALIDADE PARA O DIAGNÓSTICO DAS
ALTERAÇÕES DO ÓRGÃO DENTÁRIO 109
MARIO SERGIO SADDY
DARCY NÓBILE JÚNIOR

10. TRATAMENTO DA CÁRIE EM DENTINA 115
ELIZA MARIA AGUEDA RUSSO

Remoção Química e Mecânica do Tecido Cariado

11. **Tratamento Restaurador Atraumático (ART): Filosofia e técnica de trabalho** 133
Daniela Prócida Raggio
Gabriel Tilli Politano
José Carlos Pettorossi Imparato

12. **Farmacologia do Papacárie®** 141
Márcia Bouças Miziara

13. **Remoção química e mecânica do tecido com cárie** 149
Sandra Kalil Bussadori
Carolina Cardoso Guedes
Lara Jansiski Motta
Elaine Marcílio Santos

14. **Dureza dentinária** 165
Marcelo Mendes Pinto

15. **Avaliação da dentina remanescente após a remoção de tecido cariado com instrumento rotatório cortante e métodos químicos-mecânicos, utilizando análise de microdureza e MEV** 171
Fernanda Nahás Pires Corrêa
Célia Regina Martins Delgado (in memoriam)

16. **Adesão a dentes decíduos e a influência dos métodos químico-mecânicos de remoção da cárie sobre a adesão resina/dentina** 177
Franciele Orlando
Eloísa Helena Corrêa Brusco
Bruno Carlini Júnior

PARTE III: Outras abordagens no tratamento da doença cárie

17. **Preparos cavitários modernos** 193
Américo Mendes Carneiro Junior
Renato Carlos Burger

18. **Materiais dentários e procedimentos restauradores** 199
Jansen Osaki
Vanessa Castro Pestana da Silveira Bueno
Luís Alexandre Maffei Sartini Paulillo

19. **Cimentos de ionômero de vidro** 209
Sandra Kalil Bussadori
Carolina Cardoso Guedes

20. **Ferramentas que fazem a diferença nas ações em saúde** 219
Márcia Cançado Figueredo
Daniel Demétrio Faustino da Silva

PARTE I

A Doença Cárie

1. *Um olhar na Odontologia: Ontem, hoje e amanhã*

2. *A Psicologia contribuindo para a formação humanística do cirurgião-dentista: O que é essencial saber*

3. *Nutrição, dieta e cárie dentária*

4. *Histopatologia da cárie dentária*

5. *Aspectos bioquímicos da cárie dentária*

6. *O processo carioso em dentina*

7. *Reação pulpar frente ao processo carioso*

Capítulo 1

UM OLHAR NA ODONTOLOGIA: ONTEM, HOJE E AMANHÃ

Adair Luiz Stefanello Busato
Leandro Azambuja Reichert
Pedro Antonio González Hernández
Ricardo Prates Macedo

A LIÇÃO DE ANATOMIA NO TETO DA CAPELA SISTINA

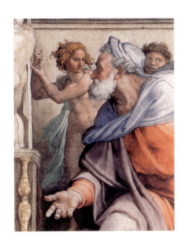

"Em nenhum lugar Deus se mostra mais a mim em sua graça do que em alguma bela forma humana; e só isso amo, pois nisso Ele se espelha."

Trecho de soneto de Michelangelo

A Odontologia surgiu com a finalidade de curar a dor. Ao longo de centenas de anos, o tratamento dentário era a mutilação, pois, como não havia medicamentos, o tratamento era remover o dente. Qualquer documento histórico sempre relata a Odontologia em situação de pavor, dor e, não raro, somos ridicularizados, até mesmo em situações constrangedoras. Na verdade, "tirar" dentes foi uma função pouco importante e, durante muito tempo, foi exercida por barbeiros, razão até da semelhança das cadeiras de um e de outro. Os sorrisos desdentados, as faces desproporcionais e os tecidos peribucais flácidos criaram a imagem das bruxas, das pessoas feias e popularizaram uma profissão como sendo mutiladora e destruidora da normalidade. O tratamento era "arrancar" e não tinha como repor; apenas alguns, como reis ou príncipes, tinham o privilégio de ter dentes repostos, até mesmo por dentes de cabras, fixados com arames.

A Odontologia nasceu na Mesopotâmia, hoje Iraque, expandiu-se para o Egito, mais tarde alcançou a Grécia, desta para Roma, e daí para os outros países da Europa, como França, Espanha, Inglaterra e Alemanha. Segundo Salles Cunha[1], a chegada da Odontologia à América-latina deu-se muitos anos depois. Parece que a Odontologia, além de relatos tímidos na China, teve mesmo a sua origem no Egito. A Grécia, berço do conhecimento, da filosofia, das mudanças, foi o segundo momento da Odontologia; tanto é que o símbolo da nossa área leva o nome de Esculápio, o deus da medicina grega. Em 3.500 a.C., ocorreram citações sobre os microrganismos que produziam a destruição dentária. A Medicina já se preocupava com o tratamento, tanto é que a fórmula para o "gusano dentário" era baseada em orações e na mistura de cerveja, azeite e plantas. Os gregos acreditavam que a dor era coisa do demônio e, portanto, dor em dentes tinha que ser tratada com o exorcismo.

A Odontologia só chegou ao Brasil por volta de 1890, com a criação das Faculdades de Odontologia da Bahia e do Rio de Janeiro. A prática era essencialmente curativa; o princípio era eliminar a dor e, para tanto, o modelo foi denominado *cirúrgico*. A saúde e os conhecimentos sempre tiveram a forte concorrência da magia de sacerdotes, e como forma de poder, *a cura*. Tudo o que parecia ser científico e, portanto possível de reprodução, foi repri-

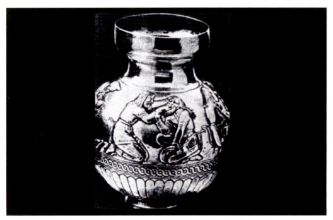

Fig. 1. *Primeira citação sobre Odontologia datada do século IV a.C.*

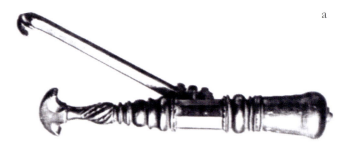

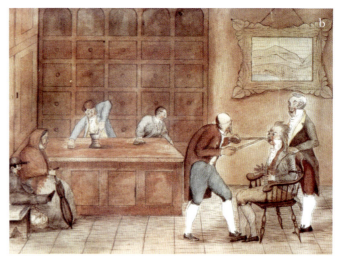

Fig. 2a e b. *Fórceps utilizado para exodontia, por volta de 1700.*

mido, pois deveria ficar o medo, uma forma de poder. O equilíbrio entre as forças naturais e as sobrenaturais que regulavam os estados de saúde e enfermidade parecem ser a chave da concepção patogênica dos antigos egípcios.

O emprego de alimentos duros, nos quais se misturava areia desprendida de pedras onde eram triturados, tornou comum os desgastes em dentes, às vezes tão intensos que expunham a polpa, provocando dores e processos inflamatórios. As doenças periodontais aparecem em função da falta de higienização bucal, apesar dos conceitos de prevenção serem conhecidos e por isso mesmo praticarem a fervura da água, o banho, a circuncisão e cuidados com a beleza, como perfumes e cosméticos. A exodontia aparece documentada em vaso decorativo, provavelmente em torno de 2.500 a.C. A dor e o dente sempre foram sinônimos de pavor e preocupação. Instrumentos agressivos e medicações esotéricas formaram os primeiros momentos da Odontologia. O mais esdrúxulo tratamento da dor consistia em aplicar sobre o dente o corpo de um rato recém-morto, pois os egípcios acreditam que este animal era detentor de um "poder de vida" e, assim sendo, este gesto transmitia ao dente o poder milagroso da cura. Para as perdas dentárias, os fenícios usavam próteses confeccionadas com arames, e os etruscos amarravam os dentes com fios de couro. Os fórceps começam a aparecer, inclusive com modelos sofisticados, como é definido o "fórceps pelicano".

Parece ser consensual que foi Pierre Fauchard, em 1719, o pioneiro em construir uma cadeira para quem tratava de dentes. Apareceram os espelhos bucais, e a primeira cadeira totalmente metálica foi construída em 1871 pela SS WHITE. Em 1864, Barnum introduziu o dique de borracha. Em 1871, Morrison cria o trépano a pedal e, em 1872, a White lança o primeiro motor elétrico. O sugador de saliva é proposto em 1882. Em 1885, descobriram-se os raios X, por Roentgen, mas usado pela primeira vez por Walkhoff, com um tempo de exposição de 25 minutos. Em 1842, a pasta de amálgama é introduzida na Odontologia e, a partir de 1885, Black aparece para propor uma verdadeira revolução no tratamento dentário e, em 1898, escreve o tratado restaurador para, em 1908, apresentar, baseado em experiências, a sua famosa obra: Os Princípios Gerais do Preparo de Cavidades, bem como uma classificação de cavidades que deveriam ser preparadas quando a doença apresentasse perda de minerais ou a lesão cariosa.

Em 1906, surgem os primeiro anestésicos, bem como o cimento de silicato e, em 1919, cria-se a primeira especificação para materiais dentários. Gysi, em 1919, criou o primeiro articulador e, em 1914, William cria o estudo das formas faciais.

A formação de profissionais em Odontologia foi um passo fundamental na contenção dos dados das doenças, e foi Fones, em 1869, o primeiro a dar crédito à profissão de higienista, apesar da forte oposição dos profissionais. Em 1923, foi criada a Associação Americana de Assistentes Dentárias. Em 1936, na Alemanha, é

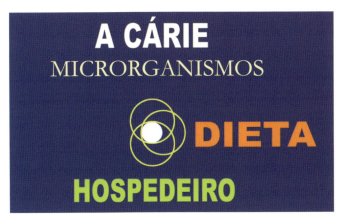

Fig. 3. Diagrama de KEYES, 1962. Fatores determinantes da lesão cariosa.

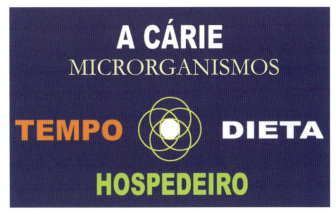

Fig. 4. Diagrama de THILSTRUP incorporando o tempo como um novo fator no surgimento da lesão cariosa.

criada a resina acrílica. Na década de 1950, Nelsen cria a primeira turbina para preparo cavitário e, em 1956, Norlén, na Suécia, apresenta a primeira turbina de alta velocidade, cerca de 70 mil rotações por minuto.

Em 1960, o conceito e a orientação nas profissões da saúde eram no sentido do diagnóstico e tratamento da doença. A expressão "a arte de curar" sentencia qual era a prioridade da época. Demorou algum tempo para que houvesse uma contraposição a esta predominância do curar pelo prevenir, pois se percebia que tratar depois da instalação sempre era mais difícil que evitar que acontecesse.

A Odontologia em sua gênese também teve, baseada na Medicina, uma orientação totalmente voltada à visão curativa e reparadora. Essa metodologia talvez esteja suportada pelo desconhecimento de como a doença se instala, fato que começa a ser explicado após a II Guerra Mundial, por volta de 1950, quando na Holanda e na Bélgica, mesmo fazendo uso de grandes quantidades de açúcar por falta de alimentos, a limpeza mecânica foi capaz de produzir redução severa na instalação da doença. Somente no início dos anos 60, Keyes,[2] induzindo a cárie experimental em humanos, traçou os determinantes da doença e como seria possível evitá-los. Sem dúvida, este é o momento mais importante da Odontologia, pois ela deixava de ser um castigo e passava a ser controlável, adiável, e o conceito de inevitável estava superado. Parece também ficar notavelmente claro que a introdução da fluoretação das águas de abastecimento contribuiu de forma decisiva para criar um novo conceito de que a doença cárie poderia ser evitada.

A presença de dentes é o fator iniciante da doença, caso os restos alimentares não sejam removidos, o que permite que as bactérias possam proliferar, se organizar em colônias e produzir ácido em quantidade tal que passam a desmineralizar as estruturas calcificadas e muito sensíveis ao ácido lático. Mesmo com estes fatores presentes, os quais um dia foram chamados de fatores de risco, muitos pacientes não apresentavam lesão, e um questionamento passou a ser feito. Existem outros fatores importantes para o desenvolvimento da doença?

Na década de 1970, Tylstrup[3] prova a importância do tempo na associação de fatores de risco. A placa bacteriana, agora chamada biofilme, forma-se, matura e atinge o máximo de sua capacidade de produção de ácido por volta de 15 horas, e se neste espaço houver um fator mecânico a agir sobre o ritual de formação, ela se rompe, e não haverá nem quantidade e nem capacidade desmineralizadora suficientes.

A partir disso foi dada ênfase à escovação e à presença de flúor na cavidade bucal. A escovação (limpeza) e a presença de flúor passaram a ser vistos como uma dupla de alta eficiência no combate à doença cárie. Com o surgimento de novos materiais, notadamente a partir do condicionamento ácido, por Buonocore,[4] e das resinas compostas por Bowen,[5] uma incessante onda de mudanças tomou conta da Odontologia. Os preparos cavitários começaram a ser modificados, tanto no tamanho quanto na forma, e aquilo que era tido como definitivo passou a ser discutido. Na verdade, o preparo de Black[6] foi modificado em 1931, por Bronner,[7] em 1951 por Markley,[8] em 1966 por Gilmore,[9] em 1968 por Strickland,[10] em 1972 por Rodda,[11] e ainda, em 1972, Mondelli[12] apresentou a última mudança do século em termos de preparo cavitário tradicional para amálgama. Outras mudanças importantes em termos de concepção de cavidades foram as propostas em 1973 por Almquist;[13] em

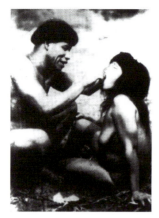

Fig. 5a. O Ikitriyoun.

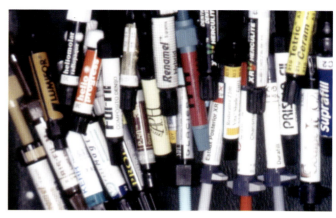

Fig. 5b. Alta tecnologia em resina composta.

1975 por Crockett;[14] em 1980 por Roggenkamp,[15] em 1984 por Hunt[16] e Knight,[17] que modificaram a forma de conveniência proposta por Black.[6] Em 1972, nasce um material novo, híbrido, rico em flúor, com adesividade baseada na troca iônica com o cálcio do dente, o *ionômero de vidro*. A segunda metade dos anos 80 marca uma ascensão meteórica das resinas compostas, não só por serem materiais estéticos, mas notadamente por serem capazes de se unirem à estrutura dentária, reforçando-a. Em muitos trabalhos, Leinfelder,[18] comenta, enumera, critica, sugere e finalmente propõe o uso de resina em dentes posteriores. No Brasil, Galan em 1982 estabelece os primeiros protocolos clínicos para indicação em dentes posteriores. Com muita resistência da Odontologia tradicional, a resina avança em termos de qualidade e passa a ser uma alternativa para todas as situações clínicas. Para ter ideia de sua importância, em 1964, Chosack e Eidelman[19] criaram a técnica de colagem de fragmentos; Gabrielli[20] (1982) criou a técnica de colagem homógena; em 1989, Konzen[21] sugeriu o uso de coroas totais naturais de dentes para restaurações do tipo coroa total em dentes amplamente destruídos. O amálgama começa a ser questionado em função da necessidade de preparos cavitários sempre maiores que o necessário, e também em função da sua cor. Assim, surge o movimento da estética.

Em 1989, por Heymann e Heywood,[22] surge o clareamento dental, e os anos 90 chegam com uma nova visão de Odontologia, agora, tendo opções multivariadas como visão restauradora e sendo capaz de impedir como visão preventiva ou, se for o caso, interromper o curso da doença.

Os questionamentos passam para o campo político. Como sabemos, podemos prever o caminho da doença, como esta pode ser controlada, e continuamos tratando "a cárie" com material restaurador. O comentário de que temos a melhor técnica restauradora do mundo é visto como uma qualidade, porém, ao mesmo tempo, se faz uma crítica severa de que não estamos no mesmo ritmo em relação à prevenção ou aos atos e procedimentos preservativos da estrutura dental.

A ODONTOLOGIA ANTES E DEPOIS NO BRASIL

DO IKITRIYOUN À RESINA COMPOSTA.

Antes que o Brasil fosse chamado de Brasil, populações indígenas aqui viveram e construíram sua cultura e seu jeito de viver. Os tratamentos primitivos de dores de dente parecem ter sido feitos com o uso de uma resina natural obtida do Jatobá, a qual era aquecida e colocada no dente para "queimar o nervo", e que após esfriar tomava uma característica rígida, sendo também considerada uma "restauração". Esse tratamento era uma recomendação da tribo Kuikuro e era denominado Ikitriyoun.

Em 1530, Portugal envia para o Brasil uma expedição para colonizar a nova terra. Essa tarefa cabe a Martin Afonso de Souza, e com ele vieram os mestres de ofício, pessoas que sabiam como fazer várias profissões para atuar e/ou ensinar. A atividade de curar foi regulamentada pela Carta Régia de 1448. Arrancar dentes era algo praticado por ignorantes que aprendiam com os mais experientes, e apenas em 1521 é que se criou um regimento para regular este ofício.

No século XVII (1600), em 09 de novembro de 1629, foi regularizada a arte de tratar dos dentes no Brasil. Aqui aparece a primeira citação dos barbeiros. A vinda de Antonio Francisco Malheiros, cirugião-mor, estabeleceu critérios para exercer a Odontologia através de seleção de candidatos, os quais deveriam comprovar que tinham mais de dois anos de aprendizado nestas práticas. Veja a definição de barbeiro, que podia fazer trabalhos odontológicos: *quem faz barba, sangrador, cirurgião pouco instruído, punha cáustico e quem fazia operações cirúrgicas de pouca importância.* Padre Antonio Vieira cita o dito popular: **quem dói o dente, vai à casa do barbeiro.**

No século XVIII (1743), instalaram-se em Minas Gerais os primeiros cirurgiões substitutos e, para exercerem a profissão, era necessária uma Carta em Minas Gerais porque era a província mais rica. Em 1736, Inácio da Fonseca obteve a carta em Lisboa e estabeleceu-se em Mariana. Mudou-se a forma de licenciamento, que passou a ser dada pelo Protomedicato, e os tiradentes passaram a ser fiscalizados pelo Senado. No final do século XVIII, Joaquim José da Silva Xavier, o Tiradentes, inicia a prática da Odontologia e participa da Inconfidência Mineira; e por ser o mais inculto de todos e um homem do povo, foi o único a servir de "bode expiatório" pela rebeldia.

No século XIX, D. João estabelece quais são os conhecimentos mínimos para alguém exercer a Odontologia: ter conhecimento de anatomia, de métodos operatórios e terapêuticos. Em 1808, com a fuga do reino de Portugal para o Brasil, este país se torna repentinamente desenvolvido, e tarefas pouco utilizadas passaram a ser exigidas. É desta época que surge o dito: **mourão, mourão, toma teu dente podre e dá cá o meu são.** Sebastião Fernandez de Oliveira é o primeiro dentista licenciado. Em 1820, foi concedido a Eugênio Frederico Guertin a primeira carta de dentista, e por já ser médico popularizou a Odontologia, tendo escrito em 1919 o primeiro trabalho: "Avisos tendentes à conservação dos dentes e sua reposição". Em seguida, muitos profissionais franceses vieram ao Brasil e trouxeram as novidades da Europa. Tinha a seguinte tabela de preços (Fig. 6a).

Em 1840, chegam ao Brasil os dentistas americanos e com eles o clorofórmio para anestesia. Em 1850, foi criada a Junta de Higiene Pública e, para que se pudesse exercer a Odontologia, os candidatos deveriam ser aprovados na Escola de Medicina de Salvador ou do Rio de Janeiro com uma prova teórica muito simples e a extração de um dente em cadáver. Em 1869, surge a primeira revista odontológica: *Arte Dentária*. Em 25 de outubro de 1884, foi criado o primeiro curso de Odontologia do Brasil,

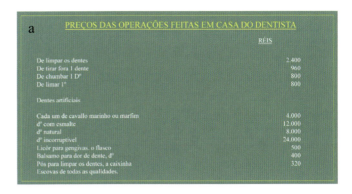

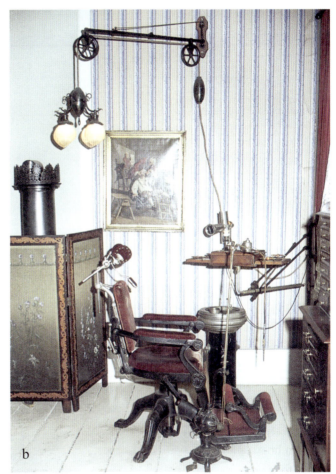

Fig. 6a. *Tabela de preços do Dentista Eugênio Frederico Guertin, 1820.*
b. *Consultório do século passado.*

anexo às Faculdades de Medicina do Rio de Janeiro e da Bahia. O curso tinha 3 anos de duração, com as seguintes disciplinas: física elementar; química mineral; anatomia descritiva e topografia da cabeça, no primeiro ano. No segundo ano: histologia dentária, fisiologia dentária, patologia dentária e higiene bucal. No terceiro ano: terapêutica dentária e cirurgia e prótese dentária. Em 1891 o tempo do curso é reduzido para dois anos e, em 1893, o presidente Marechal Floriano Peixoto aprova o nome: *cirurgião-dentista*. Em 1868, os dentistas uniram-se para criar o Instituto dos Cirurgiões-dentistas, o qual

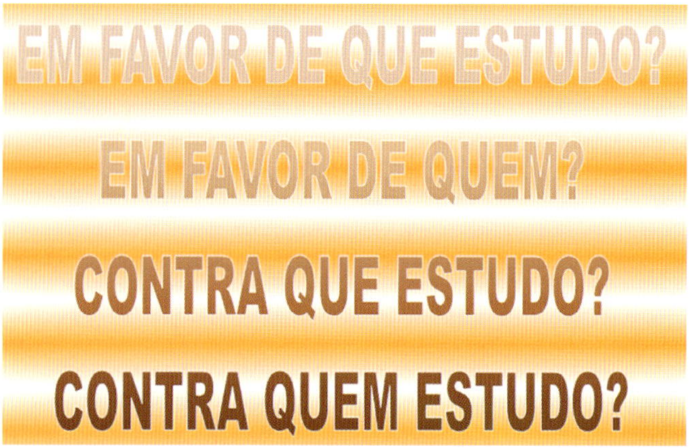

Fig. 7. Texto da UNEO (União Nacional de Estudantes de Odontologia).

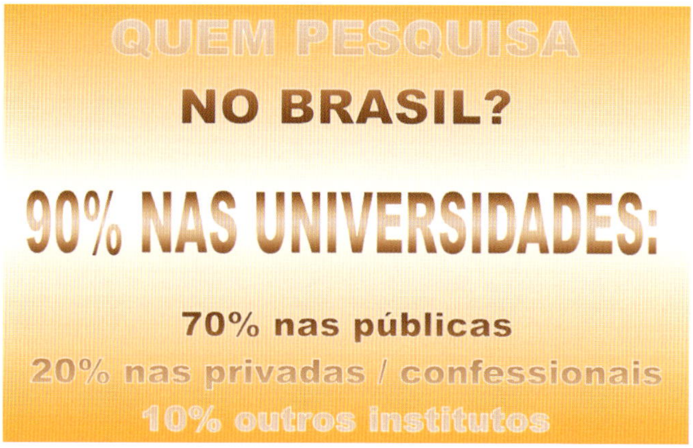

Fig. 8. A pesquisa no Brasil.

teve curta existência e foi extinto com o seguinte argumento: **o desaparecimento do mérito e do império do charlatanismo e das mediocridades em seu seio**. Em 1989, é reconstituído e, em 1942, passa a ser denominado *Associação Brasileira de Odontologia*.

Em 1898, é fundada a terceira escola de Dentistas do Brasil, em Porto Alegre e em 1900, Coelho e Souza publicam o Manual Odontológico, que serve de base para a formação em Odontologia por muitos anos. Em 1919, o curso oferecido pela Faculdade de Medicina de São Paulo transforma-se na primeira Faculdade de Odontologia do Brasil. No ano de 1956, criou-se a Associação Brasileira de Ensino Odontológico – a Abeno –, cuja finalidade era legislar e discutir os currículos do curso. Em 1958, a Lei Rivadávia foi acusada de ter permitido um escandaloso aumento das Escolas de Odontologia. Em 1965, Aldrovandi menciona: "a Odontologia progrediu muito, pois seu acervo material viu-se enriquecido por novo equipamento, novos materiais e novas técnicas". Quanto à qualidade do ensino diz: "cada professor ensina o que bem entende, da maneira que acha melhor, destacando que é imprescindível *pesquisar* para ensinar". Em 1957, Lima[22] diz: "o preparo dos estudantes deixa muito a desejar". Em 1982, o Conselho Nacional de Educação estabeleceu, através da resolução nº 4 de 03 de setembro, o conteúdo mínimo para o curso de Odontologia, bem como definiu que a formação deveria ter um caráter generalista, com a adição de disciplinas como Psicologia, Antropologia, Sociologia e Metodologia científica. Houve forte resistência das Escolas à introdução destes conteúdos, pois o conceito da Odontologia era "saber fazer". Novos materiais e novas técnicas surgiram e um mundo novo começou a aparecer, e já não bastava mais a experiência, mas era preciso encontrar evidência científica para fazer e ensinar.

Em 1975, nasce a pós-graduação com o objetivo de preparar profissionais qualificados para a arte de ensinar. A pesquisa passa a merecer atenção especial, como citado por Perri Carvalho e Okamoto:[23] "a pesquisa vita-

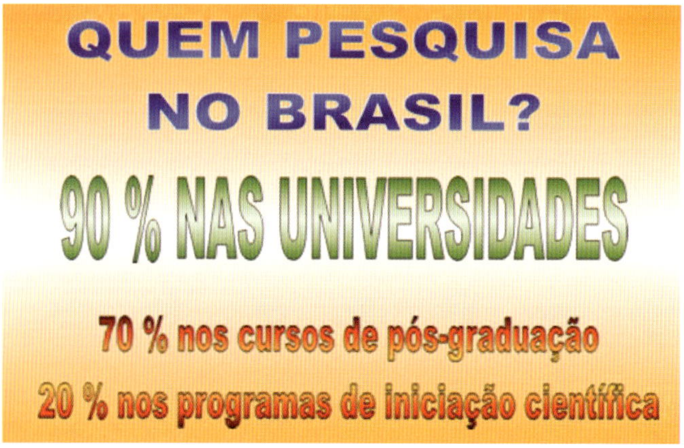

Fig. 9. Quem e onde se faz pesquisa no Brasil.

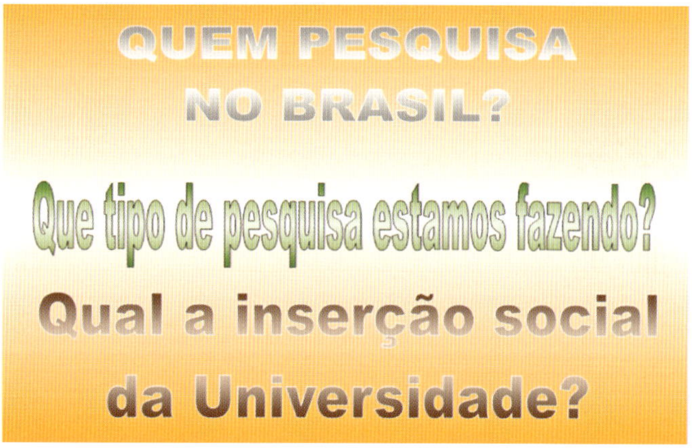

Fig. 10. Qual pesquisa o Brasil deve querer.

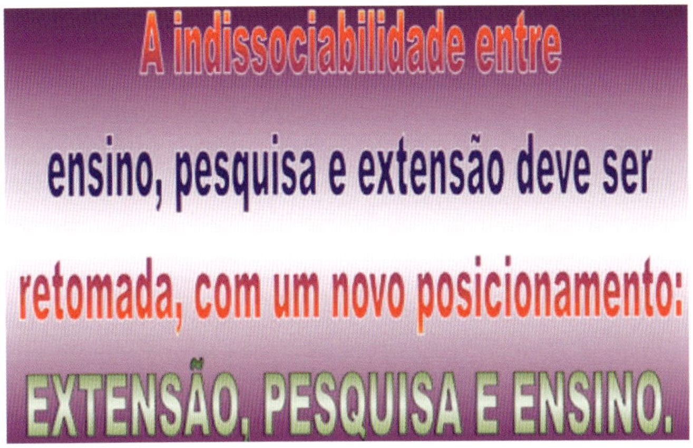

Fig. 11. Mudança conceitual na Universidade.

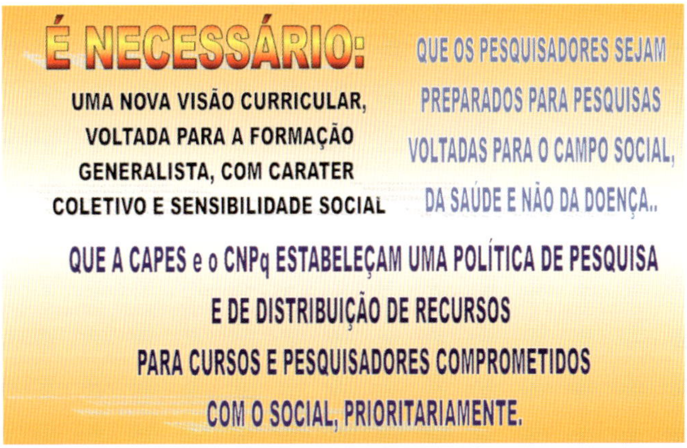

Fig. 12. O caráter da mudança do ensino no Brasil.

liza o ensino; o ensino eleva o nível do serviço e o serviço abre novas avenidas para a pesquisa". Nasce também o conceito de indissociabilidade na universidade: ensino, pesquisa e extensão. O conceito de que uma Universidade não pode prescindir da pesquisa científica como forma de atualização de seus professores, e que o ensino deve ser baseado em evidências, e não só em experiências toma força, bem como o conceito de que a extensão é fundamental como forma de aproximação da sociedade e descobrir seus problemas, estudá-los, resolvê-los por meio de outras pesquisas e depois transformar essas novas verdades em forma de ensinar.

A IMPORTÂNCIA DA PESQUISA NAS MUDANÇAS DO ENSINO

Neutralidade científica não existe. Qualquer pesquisa tem caráter científico e também político. Ou ela serve para a maioria ou para a minoria. Ou é para tratar da doença ou para cuidar da saúde. Tem sido intensamente questionado, ultimamente, o papel da pesquisa nas mudanças conceituais da Odontologia e ainda mais no sentido de atender às necessidades da população. A pesquisa tem influenciado na forma de ensinar nos cursos de graduação? A pós-graduação tem cumprido o seu papel de formar profissionais questionadores e capazes de formar novos conceitos em novas realidades sociais?

As pesquisas no Brasil, em função do custo, são predominantemente executadas nas Universidades públicas, cerca de 70%. Nestas, o reduto onde mais se pesquisa, por causa da disponibilidade, é nos cursos de pós-graduação. O problema está em relacionar o novo com a academia (graduação), pois pós-graduação sem vínculo com a graduação fica sem sentido.

Nas escolas em que a pós-graduação é forte, a graduação também é. As linhas de pesquisa devem atender aos problemas da população, vistos por meio da extensão. Não adianta pesquisar o que já se sabe, e a repercussão será tanto maior quanto mais influenciar no meio onde estiver inserida.

O papel da Universidade é estabelecer uma parceria de necessidade com a comunidade. Não existirá população, coletividade, estado ou país desenvolvido sem que a Universidade exerça sua influência no meio. Não se pode imaginar uma Universidade sem pesquisa, pois seu ensino é repetitivo, obsoleto e antigo. A sala de aula deve ser o reduto da contradição, do novo fazer, do aprender e do ensinar, da prática da construção do saber.

A Odontologia ainda privilegia o particular. Os consultórios são mini-hospitais à espera que os doentes apareçam. O modelo de atendimento construído por centenas de anos é o tratamento das doenças, a cura como magia,

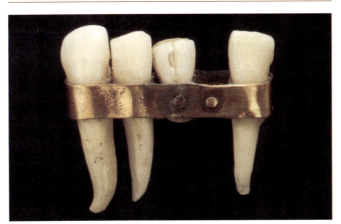

Fig. 13. Prótese etrusca – 350 anos a.C.

o saber como poder de troca e, assim, quase nunca prevalecia a preocupação com a saúde. Hoje, os modelos estão mudando. Não se pensa mais em exodontia como tratamento da doença cárie, se bem que as restaurações também podem ser consideradas como tratamento. O melhor é prevenir. Custa menos para o Estado prevenir do que restaurar.

Neste momento, quando novas tecnologias estão surgindo, como remoção parcial da cárie incompleta ou com remoção mínima, parece fundamental que a pós-graduação balize estas perspectivas e oriente os profissionais quanto à viabilidade de técnicas como: uso de substâncias químicas para remoção de cárie como o Carisolv™; o Papacárie®, o *laser*, a abrasão a ar, o sistema CVDentus®. As resinas compostas estão sendo amplamente utilizadas, e as técnicas recomendadas para melhorar a performance, como a execução do bisel em todas as paredes da cavidade dos dentes posteriores.

Na reforma curricular não basta alterar a grade, é preciso mudar o conceito, o caráter, formar com finalidade de tratar a saúde, não a doença. O Programa de Saúde Familiar e o SUS (Sistema Único de Saúde) são realidades na prática da Odontologia. Influenciar mudanças mais que restaurar dentes, ensinar novos hábitos, mais que ir ao cirurgião-dentista. Temos uma população de jovens em torno de 12 milhões sem cáries. Daqui a 15 anos, serão 40 milhões. Os jovens de hoje daqui a 40 anos serão adultos e terão todos os dentes na boca. O que nós estamos ensinando hoje atenderá a esta realidade?

Nossos currículos privilegiam, em mais de 70%, o tratamento restaurador. Como continuar assim se daqui a 20 anos nosso índice CPOD será em torno de 1,5? Para qual realidade estamos formando?

Como estamos preparando nossos mestres e doutores? Para ensinar qual prática e com qual comprometimento social com a realidade? Os cursos de pós-graduação estão mesmo formando professores ou apenas clínicos mais qualificados para restaurar dentes?

Os cursos de mestrado devem preparar professores didatica e pedagogicamente comprometidos com o **ensinar**.

As mudanças, ainda que estejam ocorrendo, dependem de líderes que permitam e estimulem que elas possam

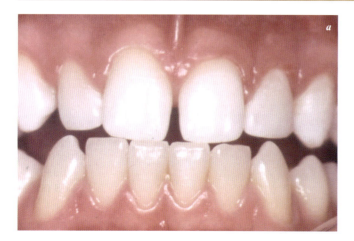
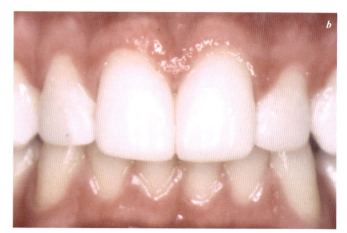
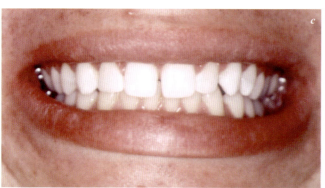
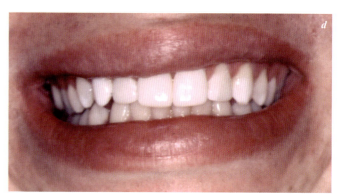

Fig. 14a – d: *fechamento de diastema e reanatômização nos dentes anteriores.*

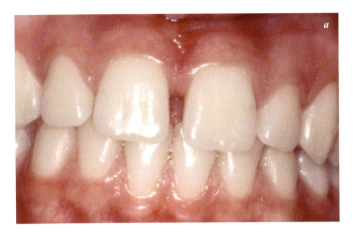 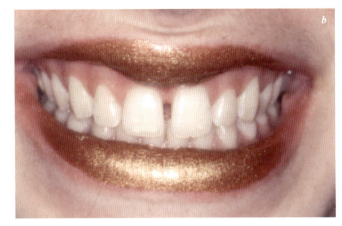 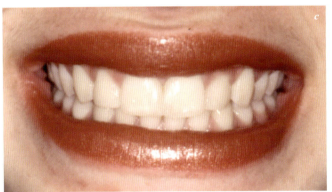 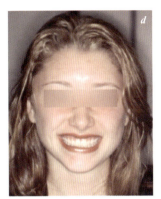

Fig. 15a – d: cosmética em dentes anteriores visando harmonizar a estética dentofacial.

ocorrer. O grande jogo político da Odontologia, hoje, é discutir o seu futuro: para onde vamos? Qual modelo adotaremos? Qual é a nossa razão de ser: tratar ou prevenir?

É um bom momento para reflexão e decisões.

A pesquisa deve ser o alicerce fundamental para a mudança. A pós-graduação, sem dúvida, tem o imprescindível papel de construir a mudança. Só haverá mudança com o conhecimento novo popularizado; essa é a nossa grande responsabilidade.

A Odontologia, como tecnologia, atingiu o seu mais alto momento, pois hoje, em função da adesão e da mínima intervenção, mudanças, correções, acréscimos e substituições são possíveis especialmente em dentes anteriores como fator de autoestima e felicidade. Hoje as resinas compostas mudaram o conceito, não só porque reforçam a estrutura dentária, mas também porque são materiais brancos, estéticos e se harmonizam com a estrutura dentária.

PARA PENSAR E REFLETIR

- Por que escolhemos a Odontologia como profissão?
- A escolha da Odontologia é para tratar da doença ou cuidar da saúde?
- Os consultórios são mini-hospitais à espera de que a doença ocorra para tratar ou são locais de mudança de hábitos?
- A cárie dentária é uma doença adiável ou irremediável?
- Estamos preparando nossos alunos para a realidade do PSF (Programa de Saúde Familiar) e para o SUS (Sistema Único de Saúde)?
- Se hoje temos um índice CPOD de 2,74, com forte diminuição da prevalência de cárie, por que continuamos ensinando durante a maior parte do tempo como restaurar e não como cuidar de dentes sadios?
- Por que nos nossos currículos continuam sendo prioritário no que o professor quer ensinar e não no que a população realmente necessita?
- Vamos continuar ensinando amálgama, mesmo que só se restaure com resina composta?
- A pós-graduação, fundamental para o desenvolvimento do país, continuará sendo a ilha da construção do saber, sem que os brasileiros saibam o que ela pesquisa??
- A publicação do conhecimento no exterior é uma forma de internacionalizar a ciência brasileira e fazer que se saiba o que estamos pesquisando? E o interior do Brasil como será atualizado?

REFERÊNCIAS

1. Salles Cunha E. A história da Odontologia no Brasil (1500 a 1900). 2 ed. Rio de Janeiro: Científica, 1952.

2. Keyes PH. The infections and transmissible nature of dental caries. Findings and Implications. Arch. Oral Biol 1960; 1:304-20.

3. Tylstrup A, Fejerskov O. Tratado de Cariologia. Rio de Janeiro: Cultura Médica, 1998.

4. Buonocore MG. A simple method of increasing the adhesion of acrylic filling materials to enamel surfaces. J Dent Res 1955; 34:849-53.

5. Bowen RL. Effect of particle shape and size distribution in reforced polymer. J Amer Dent Ass 1962; 66:57-64.

6. Black GV. A work of operative dentistry. Chicago: Medico-Dental Publishing Co.; 1908.

7. Bronner FJ. Engineering principles applied to class II cavities. J Dent Res 1930; 10:115-19.

8. Markley MR. Restorations of silver amalgam. J Amer Dent Assoc 1951; 43:133-46.

9. Gilmore HW. Operative dentistry. St. Luis: Mosby, 1968.

10. Strickland WD apud Sturdvant CM. The art. and science of operative dentistry. New York: Mc Braw Hill Books Co. Inc.; 1968, p. 235-59.

11. Rodda JC. Modern class II amalgam cavity preparations. New Zeland D J 1972; 68:132-34.

12. Mondelli J. Técnica de instrumentação de cavidades modernas de classe II para amálgama. Estomot & Cult 1972; 8:184-92.

13. Almquist TC. Conservative amalgam restorations. J Prost Dent 1973; 29:524-528.

14. Crockett WD. The influence of proximal retentions grooves on the retention and resistance of class II preparations for amálgam. J Amer Dent Assoc 1975; 91:1053-56.

15. Roggenkamp CL. The facial slot preparation monoclusal option for class II caries leson. Op Dent 1982; 7:102-6.

16. Hunt PR. A modified class II cavity preparation for glass ionomer restorative materials. Quintessence Int 1984; 10:1011-18.

17. Knigth G. The tunel restoration. Dental out look 1984; 10:53-57.

18. Leinfelder KF. Posterior composite resins. J Amer Dent Assoc 1988; 21-E-25-C (IADR).

19. Chosack A, Eidelman E. Rehabilitation of fractured incisor using patients natural crown. Case report. J Dent Child 1964; 31:19-21.

20. Gabrielli F. Apresentação e avaliação clínica de uma técnica de restauração em dentes anteriores com fragmentos adaptados de dentes extraídos. RGO 1981; 29:83-7.

21. Konzen V, Busato ALS. Coroa total com dente natural. RGO 1990; 38:195-06.

22. Heymann VB, Heywood HO. Nightguard vital bleaching. Quintessence Int 1989; 20:173-76.

22. Lima C. Cinqüenta anos de Odontologia no Brasil. Porto Alegre: La Sale, 1958.

23. Perri Carvalho ACP, Okamoto T. Cirurgia bucal: fundamentos experimentais para a clínica. São Paulo: Panamericana, 1987.

Capítulo 2

A PSICOLOGIA CONTRIBUINDO PARA A FORMAÇÃO HUMANÍSTICA DO CIRURGIÃO-DENTISTA: O QUE É ESSENCIAL SABER

Denise Ascenção Klatchoian

"Marco Polo descreve uma ponte, pedra por pedra.
— Mas qual é a pedra que sustenta a ponte? – pergunta Kublai Khan.
— A ponte não é sustentada por esta ou aquela pedra – responde
Marco Polo – mas pela curva do arco que estas formam.
Kublai Khan permanece em silêncio, refletindo. Depois acrescenta:
— Por que falar das pedras? Só o arco me interessa.
Polo responde:
— Sem pedras o arco não existe."

Ítalo Calvino

Apesar do grande avanço tecnológico na Odontologia, podemos nos deparar com comportamentos não colaboradores por parte do paciente. Nenhuma abordagem em Odontologia é completa se não prestarmos atenção às reações do paciente, seja ele criança ou adulto, e sejam estas manifestações uma situação clínica e/ou em seus autocuidados (p. ex. higiene bucal, alimentação não cariogênica, tabagismo).

De que adianta possuirmos as melhores habilidades clínicas, cirúrgicas e restauradoras e até mesmo de diagnóstico, se não conseguimos obter a cooperação do paciente? E se a criança apresentar comportamentos como choro, resistência ou movimentação constante? Se ela não abrir a boca, não permitindo assim a realização e a conclusão do tratamento? Para que serve a técnica dissociada do entendimento humano?

O objetivo deste capítulo é discutir e mostrar que é possível obter colaboração e aceitação ao tratamento odontológico através do estudo da Psicologia em Odontologia, especialmente em Odontopediatria, pois é do início que poderemos estabelecer bons hábitos e atuarmos preventivamente de maneira eficaz.

Segundo o art. 3º da resolução CNE/CES nº 3 de 19 de fevereiro de 2002, **"O Curso de Graduação em Odontologia tem como perfil do formando egresso/ profissional o cirurgião-dentista, com formação generalista, humanista, crítica e reflexiva, para atuar em todos os níveis de atenção à saúde, com base no rigor técnico e científico. Capacitado ao exercício de atividades referentes à saúde bucal da população, pautado em princípios éticos, legais e na compreensão da realidade social, cultural e econômica do seu meio, dirigindo sua atuação para a transformação da realidade em benefício da sociedade."**

Com base nas novas diretrizes curriculares supracitadas, nós, profissionais e professores de Odontologia, estamos formando *"profissionais capazes de atuar em todos os níveis de atenção à saúde, baseados no rigor técnico e científico, dirigindo sua atuação para a transformação da realidade em benefício da sociedade"*.[1]

Tendo em vista a formação humanística, verifica-se que existem conhecimentos fundamentais para o aluno de Odontologia. Percebe-se antemão a abrangência da porção subjetiva da realidade nos modelos teórico-prático-científicos. Há muito que saber, por exemplo: como a mente humana interfere nos processos fisiológicos? Como o aparelho psicológico humano se desenvolve? Quais as doenças que estão relacionadas a esse desenvolvimento? De que forma o entendimento da psique pode melhorar a relação profissional-paciente? Como atuar de maneira socialmente eficaz, tendo em vista o bem da comunidade? Essas são apenas algumas questões que o modelo médico-odontólogico atual ainda não sabe responder, o que nos impele à necessidade de uma nova ótica. Uma ótica que incorpore conceitos como: formação do vínculo paciente-profissional; estudo do desenvolvimento neuropsicológico do ser humano; estudo de fobias, medo e ansiedade; interação corpo-mente; teoria de estresse psicológico; psicossomática e cárie dentária; técnicas para adaptar o comportamento da criança à experiência odontológica; educação para a cidadania, entre outros campos de estudo.

Partindo de tais princípios, e com base em anos de prática de ensino de Psicologia em Odontologia, elaboramos algo que deva ser próximo do ideal (visto que estamos em aprendizado contínuo) sobre o que é essencial transmitir ao aluno.

A VISÃO DO PACIENTE DE FORMA INTEGRAL

"Em contraste com a concepção mecanicista cartesiana, a visão do mundo que está surgindo a partir da Física moderna pode caracterizar-se por palavras como orgânica, holística e ecológica. Pode ser também denominada visão sistemática, no sentido da teoria geral dos sistemas. O universo deixa de ser visto como uma máquina, composta por uma infinidade de objetos, para ser descrito como um todo dinâmico, indivisível, cujas partes estão essencialmente inter-relacionadas e só podem ser entendidas como modelos de um processo cósmico".[2]

Não dá para separar a boca do resto do corpo do paciente, assim como é impossível dissociar corpo e mente. O paciente apresenta-se como um todo e devemos olhar para o todo, respeitando a sua integridade e integralidade.

São muitas as emoções humanas: medo, ansiedade, fobias, desvios psíquicos como neuroses, psicoses, transtornos de ansiedade e de pânico, depressão, entre outros. Optamos por focalizar nossa atenção no medo, pois a visita ao cirurgião-dentista é aguardada por muitas crianças (e adultos) com ansiedade em graus variáveis, provocada pelo estranhamento do lugar, por ideias pré-concebidas ou experiências concretas anteriores, pela imaginação que preenche desconhecimentos, em suma, pelo aguardo da dor.

Na década de 1990, pesquisadores em todo o mundo relataram que entre 6 e 22% das crianças têm medo odontológico. As variações da prevalência relatadas refletiram as diferentes variações das populações estudadas. Questionários distintos foram utilizados em pesquisas que empregavam diversos escores e definições de medo.[3]

Os medos mais comuns expressos na situação odontológica são: medo da dor, do motor de alta rotação, da injeção de anestesia, dos elementos do consultório e de extrair o dente. Ao analisarmos tais medos, verificamos que todos eles estão diretamente relacionados ao medo do sofrimento e da dor, o que, de alguma forma, está associado à ansiedade e ao medo da morte.

Os medos fazem parte das reações do organismo, sendo consequência de situações desordenadas ou de vazio. A descoberta do mundo e a aprendizagem do perigo real fazem parte do modo como a criança captará a realidade. Os temores modificam-se conforme a criança consegue discriminar, agir em função de experiências passadas, antecipar o futuro, imaginar perigos longínquos ou desgraças futuras.

Se considerarmos os medos infantis como respostas a ameaças específicas que a criança tenha enfrentado em experiências passadas, ficaremos surpresos com o fato de que, avançando na idade, há aumento de medos imaginários, possivelmente correlacionados com a tentativa de objetivação da ansiedade. Desta forma, poderíamos dizer que a criança lida com medos imaginários que podem mascarar a ansiedade, sendo que estes seriam a expressão de ansiedade subjacente.

Existe um medo normal, justificado, biologicamente indispensável, racional, útil e de importância vital para o organismo humano, prevenindo-o contra perigos existentes. Por esta razão, deve-se ter cuidado na classificação de um medo, ou ansiedade, como patológico(a). Alguns autores consideram patológica a ansiedade que não está de acordo com a situação real, podendo mesmo ser desencadeada de modo compulsivo por condições externas ou internas (fobias). Mesmo que esta caracterização de patologia seja passível de críticas, uma vez que o juízo de não estar de acordo com a situação real é carregado da subjetividade do examinador, decorre de sua maior ou menor experiência na área suas características pessoais, e pode não considerar os aspectos da subjetividade do paciente. Para considerar o medo como patológico, é preciso que se avalie:

- fase da vida (idade) da criança;

- intensidade do medo em relação aos perigos reais existentes;
- relação entre medo e experiência anterior traumatizante;
- localização da angústia que a criança exterioriza e que se repete cada vez que se encontra diante do objeto ou situação fobogênica;
- reminiscência de ideias nas quais a criança coloca-se em pensamento e em situações fobogênicas, sem a presença de ninguém, nem do objeto fobogênico.

Para determinar se a ansiedade é normal ou patológica, é fundamental realizar uma avaliação adequada, a partir de uma anamnese minuciosa do paciente e uma observação meticulosa de seu comportamento. É necessário também considerar sua relação com o tempo, ou seja, se está ligada ao passado, ao presente ou ao futuro. Apresentar a situação nesses termos é apenas uma maneira pedagógica, pois não se pode fazer uma separação nítida de cada um destes tempos e, seguramente, mesmo na ansiedade relacionada ao presente e ao futuro, há sempre uma interferência de situações passadas que se incorporam à experiência ou à concepção de mundo e se fazem presentes na reação ao momento de suas projeções para o futuro.

A criança, ao expressar seus medos, concretiza uma maneira de pedir ajuda. Sentir medo é parte de uma infância normal, é a expressão da necessidade de dependência da criança e gera o apoio dos pais numa época em que elas precisam deles. Todas as crianças passam por períodos de medo que ocorrem em determinadas épocas de suas vidas e ajudam-nas a resolver problemas ligados ao seu desenvolvimento em quatro fases: a físico-motora, a cognitiva, a emocional e a social, já explicadas anteriormente. Schachter e McCauley[4] classificaram os medos mais significativos de cada faixa etária da criança.

MEDOS TÍPICOS DO PRIMEIRO ANO DE VIDA

Os medos apresentados nos primeiros 12 meses de vida têm como base dois elementos: vulnerabilidade e biologia, uma vez que a primeira infância é a fase em que o bebê necessita aprender a desenvolver a confiança básica no meio em que vive e nas pessoas que o cercam; são eles: medo da separação, de estranhos, de quedas (perda de apoio), de sono, de animais e de visitas ao médico. Estes medos fundamentam-se na necessidade de que o bebê tem em estar próximo da mãe (ou pessoa que cuida) e na aquisição de confiança.

A criança teme principalmente afastar-se da mãe (ou pai) por ser a pessoa que cuida dela e o aspecto mais difícil para os pais é experimentar a vulnerabilidade da criança, sendo que eles sofrem com a própria culpa e sensação de abandoná-la. Outro fenômeno normal é o medo de estranhos. A tarefa de distinguir a mãe do pai e dos "outros" começa cedo e o medo de estranhos são as primeiras demonstrações dos bebês de identificar as pessoas importantes na sua vida.

MEDOS TÍPICOS DO SEGUNDO ANO DE VIDA

Durante esse período, a criança pode passar a ser tomada pelo medo do escuro, de ruídos altos como sirenes, aspiradores de pó ou lavadora de roupas. Também pode apresentar medo de trovões, do banho (de ser levada pelo ralo), do treinamento para usar o banheiro. Persistem ainda os medos da separação e de estranhos, podendo surgir medo de animais, do pediatra e do odontopediatra. A disciplina, se for inconsistente por parte dos pais, pode preocupar e confundir a criança. É preciso que os pais ofereçam segurança e limites à criança. Por exemplo, a experiência com o cirurgião-dentista pode ser amedrontadora, mas os pais podem ajudar seu filho a readquirir confiança, fazendo-o encarar diretamente os seus medos. A criança precisa saber enfrentar, lidar com seus medos e perceber que não há problema em se sentir assustada com o que é novo.

MEDOS TÍPICOS DO TERCEIRO ANO DE VIDA

Os medos do terceiro ano de vida evoluem paralelamente ao desenvolvimento da criança em suas quatro fases do desenvolvimento. A criança está testando o seu poder, usando a imaginação para brincar e usando o "não!". Persistem ainda o medo frente a mudanças e estranhos e são comuns os medos de cães e de outros animais que mordem. Qualquer situação nova ou incomum pode fazer a criança sentir medo de ser mordida; assim como um cão, outro animal, até mesmo outra criança ou adulto desconhecido também podem fazê-lo. O medo da separação da mãe é muito presente nesta faixa etária, e, por conseguinte, o medo de pessoas estranhas. Também é comum o medo do uso do banheiro, de ser levado pelo ralo, sendo que a causa do medo pode mudar do dia para a noite. Outros medos comuns são aqueles ligados a novas situações e ambientes, como medo do escuro, de barulhos amedrontadores e monstros da TV.

MEDOS TÍPICOS DOS TRÊS AOS SEIS ANOS DE IDADE

A base dos medos desta faixa etária é a vulnerabilidade e a perda de controle. Tais medos afloram à noite. Monstros, bruxas e fantasmas transformam-se em terríveis imagens projetadas na escuridão. O medo de escuro e de dormir no escuro ocorre numa época em que a criança está avançando rapidamente rumo à independência. Ela está tomando consciência de ser dependente em relação aos pais e entra em conflito por esse motivo. Também ocorre o medo de urinar na cama, de sons, de se perder, de ter maus pensamentos, de ferimentos físicos e da perda dos pais.

MEDOS TÍPICOS DOS SEIS AOS DEZ ANOS DE IDADE

Nesta faixa etária, a base dos medos está em enfrentar novas situações: vizinhos, escolas, amigos. Também é importante o medo da rejeição social e de ser aceito pelos amigos. Na escola, a criança tem medo de críticas e é hipercrítica em relação a si mesma. São comuns, também: medo de ladrões, de ferimentos físicos, de animais, de chegar atrasado à escola, da adoção, da morte dos pais e da rejeição social. Ressaltamos nessa fase o medo do médico e do cirurgião-dentista. A criança, quando na iminência de uma consulta, pode apresentar comportamento que varia de um protesto fraco a uma ansiedade extrema, demonstrada por sintomas como falta de ar, tontura ou aceleração do batimento cardíaco.

MEDOS TÍPICOS DOS ONZE AOS DOZE ANOS DE IDADE

A questão fundamental, nesta faixa etária, é: "será que vão gostar de mim?" Inclui-se aí o medo de não ser querido, pois nessa fase a criança aproxima-se de uma transição crítica, uma vez que não é mais criança e que a puberdade já começou, mas ainda não é adolescente. São comuns medos em relação a notas escolares, aparência, popularidade, questões sexuais, drogas e bebidas. Estão presentes ainda os medos de doenças, de dor física, de ser deixado sozinho, de assaltos; sendo que ainda pode persistir o medo de alguns animais como cobras e insetos.

MEDOS TÍPICOS DOS TREZE AOS DEZESSEIS ANOS DE IDADE

Nesta fase, os medos referem-se à esfera social: falar em público, desempenho escolar, competições, fofocas, dar vexame. O medo de divórcio dos pais, real ou imaginário, pode apavorar o nosso jovem. Esse medo afeta filhos de casamentos felizes ou não. Ainda presente está o medo da morte, de ferimentos pessoais, de injeções e de violência sexual. Os medos também podem se basear em perigos que as cidades podem oferecer, como assaltos, sequestros e abuso sexual. Temas políticos como a ameaça de ataques terroristas, guerra nuclear e epidemias poderão persistir ao longo da vida adulta. Concluindo, o medo fundamentalmente é o medo da morte. Todos os medos contêm um certo grau desta apreensão fundamental e, portanto, estes não desaparecerão da condição humana ao longo de nossa peregrinação terrestre.[5]

A dinâmica familiar também é muito importante para o conhecimento do paciente. Os membros da família têm papel fundamental no reforço dos comportamentos de saúde bucal. Existe uma associação de três fatores: (1) nível de conhecimento dos pais em Odontologia; (2) crenças sobre saúde bucal e (3) comportamentos de saúde bucal. Quando se tem uma visão mais ampla destes aspectos, podem-se desenvolver melhores estratégias para o manejo do comportamento da criança, bem como na prevenção de cárie.[6]

A compreensão do contexto socioeconômico do mundo atual em que vivemos, fruto da Filosofia positivista, racionalista, empírica, cartesiana e reducionista, nos abriga contra inúmeras intempéries de tempos anteriores. A Ciência e a Tecnologia possibilitaram organização necessária para produzir, estocar e distribuir (vender) alimentos; a Engenharia capacitou a construção de cidades e casas para nos abrigar; a Medicina e a Saúde pública descobriram o saneamento básico, as vacinas e métodos de lutar contra algumas doenças do corpo; a Economia e a Sociologia criaram diferentes sistemas de governo, culminando na perspectiva capitalista.

No entanto, nas últimas décadas, a humanidade vem passando por um período de crise sem precedência e quase se destruiu com uma guerra nuclear, com a qual despendeu, apenas em 1978, cerca de 425 bilhões de dólares em gastos militares. Mais de 15 milhões de pessoas – em sua maioria crianças – morrerem anualmente de fome; outros 500 milhões de seres humanos estão gravemente subnutridos.[2] Os recursos naturais também começam a chegar em seu colapso, enquanto a riqueza mundial se concentra nas mãos de poucos e a miséria, a subnutrição e a mortalidade afetam grande parte da população mundial. Mais do que nunca, no século XXI, o odontólogo precisa enxergar o seu paciente de forma integral, como um todo e dentro de um todo, não só a boca e os dentes.[7]

ESTUDO DO DESENVOLVIMENTO HUMANO

O desenvolvimento humano caracteriza-se principalmente por mudanças que ocorrem na criança quando, gradualmente, suas capacidades físicas e mentais vão aumentando, isto é, mudando em complexidade e função.

Os psicólogos, a partir de observações e construções teóricas, vêm elaborando leis ou princípios gerais que regulam o desenvolvimento humano (Unicef, 1990). Alguns destes podem atuar também como parâmetros para a vida prática, orientando o adulto na compreensão da infância. A seguir, veremos os cinco princípios que regem o desenvolvimento humano:

1º O desenvolvimento da criança é multidimensional

Processa-se em várias dimensões. São elas:
a) dimensão físico-motora (capacidade de se mover e de coordenar estes movimentos);
b) dimensão cognitiva (capacidade de raciocinar, de pensar);
c) dimensão emocional (capacidade de sentir);
d) dimensão social (capacidade de se relacionar com os outros).

2º O desenvolvimento da criança é integral

Significa que várias dimensões do desenvolvimento citadas anteriormente estão inter-relacionadas. Quando há alguma mudança em uma dimensão, esta poderá influenciar outras dimensões.

3º O desenvolvimento processa-se de forma contínua

A noção de que o desenvolvimento começa quando a criança nasce e termina na adolescência é completamente errônea. O processo de desenvolvimento inicia-se no perío-do pré-natal, desde a concepção, e continua por toda a vida. Isso significa que uma criança (e um adulto, também) está sempre se desenvolvendo, num processo contínuo.

4º O desenvolvimento ocorre em interação

O desenvolvimento processa-se quando a criança interage com as pessoas, com as coisas e com o ambiente. Para que isso ocorra, é necessário fornecer estímulo à criança, que estimulada adequadamente responde melhor, aprende mais e procura influenciar e interagir com o seu meio físico e social.

5º O desenvolvimento segue um padrão, porém é único para cada criança

O comportamento da criança nas diversas faixas etárias é reflexo da interação do seu sistema nervoso central com o meio ambiente. É preciso saber que existe uma sequência geral de desenvolvimento proposta pela Psicologia do Desenvolvimento. É importante transmitir ao aluno noções básicas sobre a teoria psicanalítica de Sigmund Freud. O teórico chamou as etapas de desenvolvimento da criança de fases ou estágios, baseado no conteúdo maturacional de cada parte do corpo onde a energia era mais focalizada para cada época do desenvolvimento da criança. São as fases oral, anal, fálica e genital, cada qual com diferentes características. Entre elas destaca-se a fase oral – do nascimento a 1 ano de idade –, em que a boca é a estrutura sensorial mais desenvolvida. É pela boca que a criança buscará o seu equilíbrio homeostático. A criança começará a conhecer o mundo pela boca e é através dela que manterá a sua sobrevivência. Ela nasce com um conjunto de reflexos alimentares, de sucção, cuja principal finalidade é a busca do alimento necessário à sobrevivência. Compreender a oralidade é fundamental para a formação do aluno de Odontologia, pois a boca será o seu principal campo de atuação.

Conhecer a Teoria de Aprendizagem Social faz-se necessário, pois ela pode ser bem ou mal aplicada em Odontopediatria. Fazem parte desta teoria: condicionamento clássico, condicionamento operante, teoria de reforços (positivo e negativo) e aprendizagem através de observação.

É importante transmitir ao aluno os conceitos da Teoria Cognitiva proposta por Jean Piaget com seus quatro estágios de desenvolvimento: sensório-motor; pré-operacional; operacional-concreto e operações formais. Em que implica, para o cirurgião-dentista, o conhecimento dos estágios de Piaget? Implica em dizer que, com a compreensão da criança segundo o seu estágio de desenvolvimento cognitivo, o cirurgião-dentista terá uma noção ou um guia de como se comunicar e de como conduzir a consulta odontológica. Por exemplo: se o nosso paciente tem de 12 a 18 meses de idade, de nada adianta contar uma estória do "bicho do dente" ou explicar o porquê de tantos instrumentos, materiais e procedimentos, pois a criança não possui maturidade suficiente para compreender o que está sendo proposto. Nesse caso, havendo a necessidade de intervenção, ela será feita de acordo com as possibilidades, ao passo que as informações e explicações, quanto aos procedimentos a serem realizados, podem e devem ser fornecidas às crianças numa linguagem condizente com seu estágio de desenvolvimento cognitivo e com o nível de compreensão da realidade.[8]

ESTUDO DA RELAÇÃO DENTISTA-PACIENTE

A relação entre o cirurgião-dentista e a criança pode ser considerada como base fundamental para a profilaxia do medo e o tratamento em Odontologia. A literatura contém inúmeros exemplos de crianças que chegam ao consultório odontológico com ideias pré-concebidas, formadas na convivência familiar, a respeito do que irá ocorrer ali. Existem estereótipos e preconceitos com relação à figura do cirurgião-dentista. A mídia, o cinema, a TV e a publicidade também relacionam frequentemente a figura do cirurgião-dentista a uma situação de produção de dor, tortura ou sadismo. Filmes como *"A pequena loja dos horrores", "O dentista", "Meu vizinho Mafioso", "Procurando Nemo"*, entre outros, mostram um cirurgião-dentista estereotipado, o qual é retratado como sádico, louco, suicida, insensível ou até mesmo aquele que tem prazer em causar dor e sofrimento, só pensa em dinheiro, entre outras coisas.

Para entendermos melhor a relação dentista-paciente, devemos procurar entender um pouco as noções, na análise freudiana, de transferência e contratransferência. Este fenômeno pode ser observado, portanto, nas relações médico-paciente ou dentista-paciente. Uma pessoa, ao procurar um tratamento, cria uma expectativa real ou imaginária, que será atendida ou não pelo profissional. Desta maneira, despertam-se emoções imaginárias intensas, na forma de simpatias ou antipatias, com frequência decepcionantes para o paciente, levando a ganhos ou perdas, às vezes extremos, de confiança ou desconfiança, de cooperação ou a falta dela. Assim, forma-se um vínculo imaginário, que pode favorecer ou desfavorecer o tratamento.

Podemos identificar, baseados em estudos de Machado[9] na área médica, três posturas básicas do pediatra em relação ao seu paciente e à mãe ou pessoa responsável:

1   Atitude de superidentificação com a criança e hostilidade à mãe ou família em geral. Nesse caso, o odontopediatra deixa explícito que a culpada pelos problemas bucais da criança é a mãe (ou responsável). Esse comportamento impede o profissional de avaliar o motivo pelo qual a criança não foi submetida a cuidados profiláticos.

2   Atitude de dominação, mas sem hostilidade, quando o odontopediatra assume o papel inteiramente técnico, "asséptico", descontaminado de emoções; predomina aí o seu saber técnico-científico, e os dentes são "manipulados" como se fossem objetos.

3   Atitude em que se manifesta a empatia, isto é, a capacidade de se identificar com os sentimentos do outro, no caso a criança e a mãe ou responsável. Neste caso, a criança e seu problema bucal são compreendidos de maneira dinâmica, como um todo. Com essa atitude, o profissional demonstra equilíbrio entre o seu conhecimento técnico-científico, que determina sua profilática e terapêutica, e o seu contato afetivo com o paciente infantil.

O estresse psicológico, tanto do profissional como do paciente, deve ser estudado. É necessário conhecer os mecanismos de estresse, os processos fisiológicos e neuroquímicos, bem como as estratégias para lidar com o estresse e superá-lo. Devemos lembrar que a Odontologia é uma profissão que está sujeita a uma grande quantidade de estressores que podem levar à exaustão profissional. O cirurgião-dentista precisa estar consciente desses estressores e tentar administrá-los, a fim de evitar uma insatisfação profissional que, quando repetida por sentimentos de frustrações recorrentes, leva à exaustão e subsequente depressão. Veremos os estressores mais comuns em Odontologia.

a - Estressores relacionados ao paciente

- Lidar com as expectativas do paciente
- Relacionar-se com o paciente
- Paciente que não aceitam o tratamento

- Lidar com a dor e a ansiedade do paciente
- Manejar comportamentos não colaboradores
- Lidar com o problema de faltas, cancelamentos e atrasos nas consultas
- Paciente que não segue as instruções de higiene bucal

b - Estressores relacionados às características da profissão

- Características do ambiente físico
- Exigências físicas da prática
- Longas horas de trabalho
- Treinamento e relacionamento com os auxiliares
- Competição entre profissionais
- Isolamento do cirurgião-dentista
- Busca da perfeição técnica
- Realizar frequentemente o mesmo trabalho
- Ter muitos ou poucos pacientes
- Não ganhar dinheiro suficiente para se manter

c - Estressores relacionados ao profissional

- Condições de saúde
- Aspectos emocionais
- Eventos da vida (doenças, mudança de residência, divórcio, morte em família etc.)
- Capacidade de realizar adaptações (*coping*) eficientes

Com base nestes dados, é fundamental oferecer ao aluno instrumentos para que ele possa reconhecer o que o faz se estressar para poder lidar da melhor maneira com o estresse, tanto o próprio como o do paciente. O estímulo à reflexão e ao autoconhecimento e o uso de técnicas de relaxamento e respiração têm se mostrado eficazes no combate ao estresse.

TÉCNICAS PARA A ADAPTAÇÃO DO COMPORTAMENTO DA CRIANÇA À EXPERIÊNCIA ODONTOLÓGICA

O uso de técnicas para a adaptação de comportamento tem por objetivo diminuir o medo e a ansiedade infantis, bem como promover um entendimento da necessidade de se restabelecer a saúde bucal e do processo necessário para atingi-la.

Segundo a Academia Americana de Odontologia Pediátrica (AAPD, 2002), é possível listar dez técnicas de controle comportamental da seguinte maneira:

1) controle da voz

2) diga-mostre-faça

3) reforço positivo

4) distração

5) comunicação não verbal

6) sedação consciente

7) anestesia geral

8) mão sobre a boca

9) sedação por inalação de oxigênio-óxido nitroso

10) contenção física

Sobre a sequência ideal de uso dessas técnicas, têm-se discutido pouco na literatura especializada. No entanto, é possível organizá-las didaticamente numa ordem gradativa de envolvimento do profissional com o paciente, o que torna mais fácil sua memorização e aplicação. Assim, a abordagem da criança para a adaptação comportamental em Odontopediatria pode ser dividida em três etapas:

1 - ABORDAGEM LINGUÍSTICA

2 - ABORDAGEM FÍSICA

3 - ABORDAGEM FARMACOLÓGICA

A abordagem linguística dispõe dos seguintes instrumentos: comunicação não verbal, reforço positivo, diga-mostre-faça, distração e controle da voz. A física conta com: contenção física e mão-sobre-boca. A farmacológica com: sedação consciente, sedação por inalação de oxigênio-óxido nitroso e anestesia geral. É possível, entretanto, sugerir uma sequência mais didática para utilizar esses recursos, conforme mostra o quadro 1.

Convém lembrar que ACS et al,[10] em um estudo da perspectiva do uso da técnica da mão sobre a boca (HOM) abrangendo os anos de 1989 a 1999, verificaram que houve diminuição do uso da técnica em 50%. Este fato se deve talvez à incerteza de quanto a técnica seja capaz de deixar sequelas psicológicas nos pacientes, e também possíveis problemas éticos e de natureza judicial. Portanto, um número significativo de programas de Odontopediatria nos Estados Unidos vem sistematicamente descontinuando a indicação da técnica HOM a seus estudantes.

As técnicas de manejo atuais baseiam-se em uma interação contínua entre dentista e paciente através da comunicação efetiva com a criança. Para o sucesso do emprego de tais técnicas, é importe que haja a formação de um vínculo sólido entre a criança e o cirurgião-dentista. Isso permite ao profissional realizar o tratamento necessário com segurança e eficiência, e promove na criança uma atitude positiva com a experiência odontológica. Dentro dos princípios da promoção de saúde, uma sequência lógica, para utilizar essas abordagens, deve ser a escolha da técnica menos invasiva para cada caso.

ODONTOLOGIA E CIDADANIA: O CD ATUANDO COMO UM EDUCADOR

Educar, educar e educar. Este é o caminho para o sucesso do tratamento odontopediátrico. Como dizia Teusher,[11] são três os objetivos básicos da Odontopediatria:

1. interessar e educar a criança nos cuidados de higiene bucal;
2. educar a criança para que aceite o tratamento necessário e periódico de seus dentes;
3. ajudar a criança para que aceite a responsabilidade pela sua saúde bucal. Poderia-se adicionar um quarto objetivo, que seria a busca do entendimento e aproximação entre cirurgiões-dentistas e crianças, pois estamos participando de um intercâmbio ativo com um ser humano em desenvolvimento. Passando ou não pela educação da saúde bucal, somos adultos que nos relacionamos durante períodos, mais ou menos prolongados, com crianças; fazemos parte de suas experiências cotidianas; participamos da construção de suas representações corporais; provocamos condições para que se sintam, ou não, respeitadas em sua integridade e individualidade.[8] Esta educação estende-se não só à criança, mas também à sua família. Podemos construir novos hábitos de dieta, higiene e cuidados dentais. Vamos, portanto, abrir nossa visão e ampliar nossa atuação na criança, na família e na sociedade.

A IMPORTÂNCIA DO USO DE TÉCNICAS RESTAURADORAS ATRAUMÁTICAS E DA REMOÇÃO QUÍMICA DO TECIDO CARIADO

A história da Odontologia tem demonstrado através dos tempos seu forte embasamento nos princípios técnicos que, até nossos dias, têm norteado o tratamento das principais doenças bucais que afetam o homem, entre elas, a cárie dentária. Com a evolução das pesquisas científicas e o avanço tecnológico dos equipamen-

Quadro 1: *Etapas gradativas da adaptação comportamental de acordo com o tipo de abordagem.*[22]

ABORDAGEM LINGUISTICA	ABORDAGEM FÍSICA	ABORDAGEM FARMACOLÓGICA
SUGESTÃO	CONTENÇÃO FÍSICA	SEDAÇÃO CONSCIENTE
Comunicação não-verbal Reforço positivo	MÃO-SOBRE-BOCA	SEDAÇÃO POR INALAÇÃO DE OXIGÊNIO-ÓXIDO NITROSO
PERSUASÃO		
Diga – mostre – faça Distração		ANESTESIA GERAL
COAÇÃO MORAL		
Controle da voz		

tos e dos materiais dentários, os tratamentos melhoraram as condições das sequelas deixadas pela história natural das doenças bucodentárias. Talvez, isso seja uma das razões pelas quais, em pleno século XXI, a cárie dentária ainda seja a causa primeira das sequelas mutilantes deixadas após sua instalação e progresso, principalmente em crianças.[12]

O tratamento restaurador convencional ainda domina a prática odontológica, e com ela antigos problemas continuam, como a necessidade de restaurações maiores e mais complexas, devido à invasão e retirada de tecido sadio e ao não-tratamento das causas principais da doença. Com a melhor formação científica dos profissionais e conscientização dos pacientes, uma Odontologia mais conservadora vai, entretanto, tomando lugar nos procedimentos de controle da doença cárie, que deve ser vista como uma doença infecciosa, passível de ser evitada e tratada. Dessa forma, ocorrerá um aumento progressivo da valorização do controle bacteriano, bem como da avaliação das necessidades individuais, com o intuito de aumentar a resistência do paciente.[13]

Com esta compreensão, técnicas restauradoras menos invasivas têm surgido como alternativas terapêuticas e a busca contínua por melhores resultados na diminuição da prevalência da cárie dentária.[14]

Apesar dos resultados animadores do estudo de Pinto,[15] sobre a diminuição da prevalência e incidência de cárie no Brasil, resultado de programas de atenção e prevenção para saúde bucal e a fluoretação das águas de abastecimento em muitas cidades brasileiras, as necessidades acumuladas ainda são grandes. Com frequência, após os exames iniciais, muitas crianças, ainda durante a dentição decídua, apresentam-se com alta atividade de cárie muitas vezes envolvendo o complexo dentino-pulpar. Nessas situações, os profissionais especialistas em Odontologia pediátrica não têm a oportunidade de condicionamento da criança com procedimentos como o controle de placa, a instrução de higiene bucal e a orientação de dieta e aplicações tópicas de flúor, oportunizando uma experiência positiva para a visita do paciente.[12] Entretanto, frente às circunstâncias de um quadro em que a doença está ativa, o profissional tem de intervir de imediato. Nesse ponto, é imprescindível ter em mente a visão holística do paciente doente aplicando medidas intervencionistas, porém conservadoras e preventivas, impedindo o progresso da doença e melhorando as condições gerais da criança. Portanto, a abordagem de tratamento

é baseada no modelo biomédico, em que são empregadas técnicas que estimulam o organismo a despertar seus próprios mecanismos de defesa e recuperação.[16]

Esse momento é também considerado, em um plano geral de tratamento, uma adaptação do paciente e sua família à filosofia do odontopediatra na promoção da saúde, visando o bem-estar geral do paciente, a longo prazo, e não uma recuperação localizada.[16,17] Ou, ainda, quando existe a necessidade de estabilização e equilíbrio de uma condição de alta atividade de cárie, o emprego da técnica do Tratamento Restaurador Atraumático (*Atraumatic Restorative Treatment* – ART) pode ser utilizado como um tratamento intermediário, até que a fase reabilitadora do plano de tratamento tenha condições de ser estabelecida.[16] Esses procedimentos iniciais podem ser também considerados como adequação do meio bucal e condicionamento do paciente ao tratamento odontológico.[12]

Os procedimentos que regem a técnica restauradora de mínima intervenção, atualmente também chamada "tratamento restaurador preventivo de cárie", estão fundamentados na ART, desenvolvido por Frencken[18]em meados de 1980 na Universidade de Dar es Salaan, na Tanzânia. Testado em 1991, em uma comunidade rural da Tailândia, foi avaliado e comparado com restaurações de amálgama, realizadas em unidades móveis com equipamento convencional. Os resultados revelaram sucesso clínico das restaurações realizadas com a técnica da ART.[18]

A Organização Mundial de Saúde, em 1993, reconheceu a importância dos trabalhos realizados até então e apresentou à comunidade científica e ao mundo um manual criteriosamente elaborado descrevendo a técnica da ART, seu emprego e suas indicações (OMS, 1993).[19]

Frencken et al.,[20] enumeram uma série de vantagens da ART: permite o uso de instrumentos manuais de baixo custo em substituição aos instrumentos rotatórios; remoção apenas do tecido desmineralizado ou desorganizado; procedimento conservador das estruturas dentárias sadias sendo, portanto, de natureza biológica. Como a técnica, na maioria das vezes, não induz sensibilidade, dispensa a anestesia local.

A ART é, portanto, um modelo de intervenção mínima que surgiu e se desenvolveu a partir da necessidade de interromper a doença cárie com restaurações efetivas e, ao mesmo tempo, preveni-la com o uso dos cimentos de ionômero de vidro como material restaurador liberador de fluoreto em pessoas de faixas etárias diversas de comunidades carentes, cujo único tratamento oferecido era a perda dos dentes através de exodontias.[21]

O manejo do paciente, visando a cooperação e aceitação do tratamento odontológico, tem sido uma preocupação há 30 anos, assim como ainda é nos dias de hoje. O comportamento humano é muito complexo, e muitos fatores estão envolvidos na situação odontológica. Para superar as dificuldades, uma abordagem multidiscipli-nar se faz necessária, pois a combinação dos conhecimentos de Psicologia e Odontologia poderá fazer que o aluno tenha competência para "atuar multidisciplinar, interdisciplinar e transdisciplinarmente com produtividade na promoção de saúde baseado na convicção científica, de cidadania e de ética" (Abeno, 2001).[1] Conciliar a técnica com a ética é fundamental para a vida profissional do cirurgião-dentista.

REFERÊNCIAS

1. Recomendações sobre a implementação das Diretrizes curriculares nacionais dos cursos de graduação em Odontologia. Brasília: ABENO, 2001.

2. Capra F. O Ponto de Mutação. São Paulo: Cultrix, 1982.

3. Baier K. Children's fear and behavior in private pediatric dentistry practices. Pediatric Dentistry 2004; 26(4):316-21.

4. Schachter R, McCauley C. Meu filho tem medo. 1 ed. São Paulo: Saraiva, 1990.

5. Delumenau J. A realidade e o mito. São Paulo: Folha de São Paulo – Caderno Mais! 15 de Agosto de 2004, p.8-10.

6. Inglehart MR, Tedesco LA. Behavioral research related to oral hygiene practices: a new century model of oral health promotion. Periodontology 2000; 8:15-23.

7. Hirata RA. A Importância do estudo da psicodontologia. In: Klatchoian DA. Psicologia Odontopediátrica. 2 ed. São Paulo: Ed. Santos, 2002.

8. Klatchoian DA. Psicologia odontopediátrica. 2 ed. São Paulo: Ed. Santos, 2002.

9. Machado DVM. Relacionamento médico-paciente. São Paulo: Sarvier, 1979.

10. Acs G. A 20-year perspective on the changing use of hand over mouth (HOM) and restraint in postdoctoral pediatric dental education. Pediatric Dentistry 2001; 23(4):301-06.

11. Teusher GW. The application of psychology in pedodontics. Den Clin North Am 533-38. 11:1961.

12. Bezerra ACB. Adaptação do paciente e o tratamento restaurador atraumático. In: Klatchoian DA. Psicologia Odontopediátrica. 2 ed. São Paulo: Ed. Santos, 2002.

13. Elderton RJ. Quando restaurar e quando tratar a doença cárie. In: Baratieri LN. Odontologia restauradora fundamentos e possibilidades. São Paulo: Ed. Santos, 2001, p.71-82.

14. Holmgren CJ, Pilot T. Discussion from the Symposium "Minimal Intervention Technique for Caries". J Public Health Dent 1996; 56(3):132-65.

15. Pinto VG. Epidemiologia das doenças bucais no Brasil. In: Krieger L. Promoção de saúde bucal. São Paulo: Artes Médicas, 1997. p.27-41.

16. Massara MLA. Técnica de mínima intervenção em lesões cariosas de dentina: Análise clínica ultra-estrutural e química [Tese de doutorado]. Belo Horizonte: Instituto de Ciências Biológicas da Universidade Federal de Minas Gerais, 2001.

17. Noronha JC. Diagnóstico e plano de tratamento. In: Toledo, OA. Odontopediatria: fundamentos para a prática clínica. 2 ed. São Paulo: Premier, 1996. p. 56-63.

18. Frencken JE. An atraumatic restorative treatment (ART) technique: evaluation after one year. Int Dent J 1994b; 47(5):460-64.

19. Organização Mundial de Saúde. Guia prático para o tratamento restaurador atraumático. Groningen, 1993.

20. Frencken JE. Atraumatic restorative treatment (ART): rationale, technique and development. J Public Health Dent 1996a; 56(3):135-40.

21. Holmgren CJ, Frencken JE. Painting the future for ART. Com Dent. Oral Epidemiol 1999; 27:449-53.

22. Noronha JC. Técnicas para adaptação do comportamento da criança à experiência odontológica. In: Klatchoian DA. Psicologia Odontopediátrica. 2 ed. São Paulo: Ed. Santos, 2002.

Capítulo 3

NUTRIÇÃO, DIETA E CÁRIE DENTÁRIA

Eliete Rodrigues de Almeida

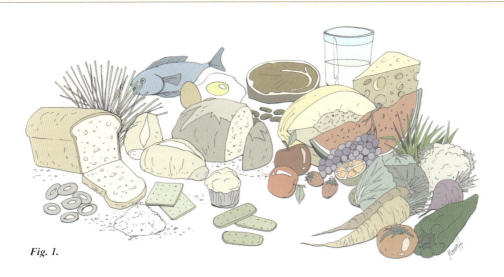

Fig. 1.

INTRODUÇÃO

A relação entre a cárie dentária e a ingestão de alimentos açucarados está plenamente estabelecida na literatura, conjuntamente a outros fatores relevantes para a instalação da doença, como as propriedades físicas e químicas destes alimentos, fisiologia salivar, higiene bucal e exposição aos fluoretos.[1,2]

Reconhecendo a importância da interação destes fatores para o desenvolvimento de lesões de cárie, alguns autores sugeriram que o declínio da incidência da cárie, observado em populações infantis, ocorreu independentemente do consumo de açúcar, argumentando que as médias nacionais da quantidade de açúcar consumido pelas pessoas têm pouca validade como fator de avaliação da dieta na incidência da cárie, uma vez que não fornece dados do consumo do açúcar por faixa etária, impedindo a pesquisa do seu consumo em crianças.[3,4]

A disponibilidade de água fluoretada de abastecimento público e de dentifrícios com flúor tem sido apontada como a principal responsável pela queda na incidência da cárie dentária.[5] O efeito protetor do flúor foi observado por Van Loveren et al.[6] em estudo que demonstrou a ausência de associação da atividade cariogênica com ingestão de alimentos açucarados, entre as crianças que realizavam escovações com creme dental fluoretado, pelo menos duas vezes ao dia. Este efeito não foi observado apenas quando as crianças escovavam seus dentes uma vez ao dia ou em menor frequência.

Julien[7] relatou os resultados da pesquisa conduzida nos Estados Unidos, onde 78% dos cirurgiões-dentistas foram questionados por seus pacientes a respeito dos efeitos dos alimentos sobre o desenvolvimento da cárie dentária e reconheceram a importância da orientação alimentar voltada para a promoção de hábitos alimentares mais saudáveis. A maioria destes profissionais declarou não incorporar a orientação da dieta alimentar na prática clínica, devido à falta de conhecimento científico, sendo que muitos recorreram ao nutricionista para obter as informações sobre o assunto.

Neste contexto, este capítulo pretende descrever os aspectos alimentares relacionados à saúde bucal e esclarecer as diferenças entre as influências da nutrição e da dieta na cárie dentária, contribuindo para sua prevenção e consequente melhoria nos padrões de saúde e qualidade de vida.[8]

INFLUÊNCIAS NUTRICIONAIS

A nutrição está relacionada ao equilíbrio entre a alimentação e o gasto fisiológico de energia e nutrientes de todas as células do corpo. As crianças, em geral, possuem menos quantidade de energia armazenada e apresentam mais exigências calóricas.[9,10]

Desta maneira, períodos de desnutrição prolongados, durante a infância, podem ocasionar a limitação do desenvolvimento de órgãos como o cérebro e as glândulas salivares, provocando diminuição do fluxo salivar, com exposição das estruturas de esmalte à desmineralização,[11] e o retardo de erupção dos dentes decíduos.[12,13] Na fase adulta, quando a formação dos órgãos está completa, os efeitos da desnutrição parecem estar relacionados à função celular, interferindo apenas na secreção salivar.

A literatura aponta alta prevalência de hipoplasia de esmalte entre as crianças desnutridas.[14,15] Esta anomalia, porém, pode não estar associada ao estado nutricional das crianças, pois a principal causa da hipoplasia de esmalte é atualmente atribuída aos distúrbios na homeostase do cálcio, um complexo mecanismo que regula os níveis séricos deste elemento, envolvendo o hormônio paratireóideo e a calcitonina.[9,16]

Apesar do papel que alguns nutrientes exercem na formação das estruturas dentárias, como o fósforo, o cálcio e a vitamina D, a influência da nutrição no desenvolvimento das lesões de cárie tem sido considerada muito pouca.[10] Alguns autores argumentam ainda que não é necessária uma estrutura dental "perfeita" para manter os dentes sem cárie, ressaltando a necessidade de pesquisas que utilizem um modelo de pesquisa padronizado, para compreender melhor este processo.[7,11,17]

Somam-se os resultados provenientes de estudos clínicos e epidemiológicos que relatam a ausência de associação entre as condições nutricionais e a cárie dentária.

São observados altos índices de cárie em regiões onde o estado nutricional dos indivíduos é bom, ao passo que em populações pobres a doença pode ser encontrada em baixíssima prevalência. O estado de fome e miséria destas populações significa, muitas vezes, nenhuma ingestão de mono ou dissacarídeos, justificando este quadro, que parece confuso, uma vez que contradiz o grande número de trabalhos realizados com animais, em que o tipo e o grau da deficiência nutricional podem ser mais controlados.[4]

No contexto mais abrangente da saúde bucal, vale ressaltar a influência dos alimentos na formação do paladar, interferindo na determinação de padrões alimentares futuros. Estudos da percepção do sabor de alimentos em prematuros, recém-nascidos e lactentes demonstram que a sensibilidade aos sabores surge em diferentes momentos do desenvolvimento. A sensibilidade ao sabor doce e a preferência por ele já são evidentes na fase pré-natal (como se deduz de estudos em prematuros); não se acredita em mudanças significativas no período pós-natal. A preferência pelos carboidratos doces parece ser inata; não existem evidências que indiquem que a exposição a substâncias doces, durante as primeiras etapas da vida, seja a causa de modificações substanciais nas preferências de lactentes e pré-escolares por este sabor. A recusa do sabor azedo é evidente a partir do nascimento, embora, por razões ainda não compreendidas, algumas crianças e adultos chegam a gostar do sabor de alimentos azedos. A sensibilidade pelos sabores salgado e amargo muda após o nascimento, sendo o salgado aquele que representa o exemplo mais claro dessa mudança.[18,19]

Reconhecendo os efeitos dos alimentos na saúde, o Departamento de Agricultura dos Estados Unidos desenvolveu e publicou, em 1992, a pirâmide alimentar, com o objetivo de auxiliar de forma correta o ser humano a se alimentar, promovendo melhoria da qualidade de vida. A pirâmide alimentar é apenas um exemplo do que deve ser consumido diariamente, sendo considerada um guia geral de uma dieta saudável (Fig. 2).

A pirâmide está dividida em várias partes; cada parte corresponde a um grupo alimentar e o espaço que cada grupo ocupa na pirâmide está associado à proporção que eles devem ser incluídos na alimentação diária.

Na base da pirâmide estão os alimentos que devem compor a base da nossa alimentação: pães, cereais, massas e raízes, que são alimentos ricos em carboidratos. Estes

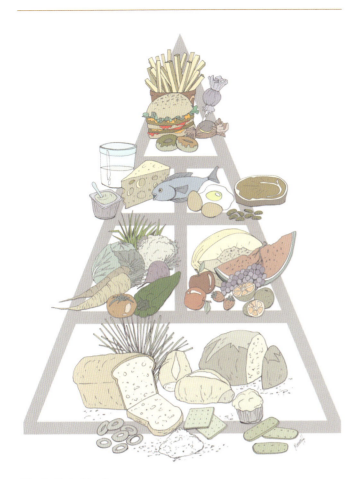

Fig. 2. Pirâmide alimentar.

servem de fonte de energia para as funções químicas do organismo e também para a síntese de vários aminoácidos e ácidos graxos.

Logo acima da base estão dois grupos, um formado por vegetais e o outro, por frutas. Estes alimentos sempre foram reconhecidos pelo alto teor de vitaminas e minerais que contêm. Os minerais desempenham papel importante na fase de maturação pós-eruptiva dos dentes, sendo que alguns desses minerais contribuem para a manutenção do equilíbrio ácido-base do organismo, como o sódio e o potássio. Os outros são básicos para a função de sistemas enzimáticos, como o zinco e o magnésio. O cálcio, o fósforo e o flúor são componentes básicos dos tecidos duros. As vitaminas estão presentes em pequenas quantidades nos alimentos, são consideradas essenciais para as funções vitais e podem ser classificadas em hidrossolúveis (vitamina C e complexo B) ou lipossolúveis (vitaminas D, E, K e A).

Acima das frutas e verduras estão o grupo do leite e seus derivados, o grupo das carnes e o grupo das leguminosas (feijão, lentilha, grão-de-bico etc.). Estes grupos são compostos por alimentos ricos em proteínas, que são formadas por vários aminoácidos. As proteínas são os componentes estruturais básicos das enzimas, dos hormônios e do material genético, e são responsáveis pelo crescimento, além de manter e renovar os tecidos do corpo. Dependem das proteínas a formação de unhas, cabelos, regeneração e formação da pele.

No topo da pirâmide estão os açúcares, os óleos e as gorduras, que devem ser ingeridos em pequenas quantidades. Os lipídeos contribuem para a proteção dos órgãos vitais contra a ação mecânica e a perda de calor. Alguns autores sugerem que as gorduras possam diminuir a atividade de cárie dentária a partir da modificação da superfície do esmalte, formando uma película protetora, limitando o acúmulo da placa ou se interpondo entre as superfícies dos dentes e os ácidos do biofilme. Já a influência dos açúcares na cárie dentária refere-se à sua capacidade de ser excelente fonte de energia para a fermentação de determinados microrganismos encontrados na saliva e no biofilme dental. A produção de ácido lático pelo metabolismo glicolítico dos açúcares é responsável pela iniciação do processo da doença.

INFLUÊNCIAS DIETÉTICAS

A dieta é caracterizada pela ingestão diária de alimentos sólidos e líquidos, exercendo influência local e direta nas estruturas dentárias. Além de responsável pela produção dos ácidos, pode alterar a composição de microrganismos, a quantidade e a qualidade do biofilme dental.[20]

Alguns estudos demonstram que a composição química dos alimentos é mais importante que suas características físicas. Stephan[21] observou que, cerca de 10 minutos após o consumo de açúcar, nota-se que o pH do biofilme diminui (pH = 5,0), voltando ao normal após 30-60 minutos. Conclui-se assim que, após cada ingestão de alimentos açucarados, este ciclo se repete, ocasionando o processo de desmineralização das estruturas dentárias.

Evidências científicas da associação entre o aumento da atividade cariogênica e o alto consumo de alimentos açucarados têm sido relatadas na literatura, enquanto se observa ausência ou baixa atividade de cárie dentária em indivíduos que, por diversas razões, sofreram restrição de açúcar em sua dieta.[22,23]

A relação entre o consumo de sucos e refrigerantes e a cárie dentária mostra-se evidente, em especial, quando ingeridos entre as principais refeições. Atualmente, atribui-se também a estas bebidas a capacidade de provocar erosões dentárias, pois os sucos ácidos possuem um pH baixo, assim como os refrigerantes. Os ácidos cítrico e fosfórico, acrescidos ao açúcar presente em sua composição, são capazes de provocar desgastes nas estruturas mineralizadas dos dentes. Assim, o consumo frequente de sucos e refrigerantes tem demonstrado associação com o desenvolvimento de erosões dentárias,[24-27] aumentando o risco de desenvolvimento de lesões de cárie em esmalte e dentina.

Em outros estudos conduzidos entre adolescentes, observou-se a associação entre o consumo de bebidas açucaradas, refrigerantes e salgadinhos entre as refeições e a alta prevalência de cárie dentária.[24,28,29]

Segundo Winn et al.,[30] muitos pacientes com mais de 60 anos de idade apresentaram lesões de cárie em superfície radicular, aumento do risco de doença periodontal e consequente perda de dentes. Estas condições bucais podem ser atribuídas à presença de uma dieta alimentar inadequada, do ponto de vista do valor nutricional e da consistência dos alimentos, comprometendo muitas vezes o estado nutricional do paciente idoso.[31]

Alguns dos estudos que puderam comprovar a influência da dieta no desenvolvimento da cárie dentária serão relatados a seguir.

ESTUDOS EPIDEMIOLÓGICOS

A maioria dos estudos transversais mostra uma relação mais fraca do que a esperada entre a ingestão de açúcar e a cárie dentária, tendo em vista as considerações teóricas que existem sobre o assunto.[4]

Essa fragilidade pode advir do fato de os dados da dieta serem obtidos por questionários ou entrevistas em que as pessoas relatam o que ingeriram no período que vai de um dia até alguns meses,[9,32] sendo importante lembrar que algumas pessoas omitem informações sobre a ingestão de açúcar, especialmente os obesos. Estudos com indivíduos que, por diversas razões, sofreram restrição de açúcar em sua dieta demonstraram ausência ou baixa atividade de cárie dentária.[33]

Em Hoppewood House, orfanato localizado na Austrália, as crianças apresentavam baixa prevalência de cárie, justificada pela presença de dieta lactovegetariana rica em pão de trigo integral, vegetais, frutas, ovos e leite, com abstenção de carnes e carboidratos refinados.

No entanto, esta prevalência aumentava drasticamente quando as crianças deixavam o orfanato e adquiriam hábitos alimentares sem qualquer restrição.

ESTUDO EXPERIMENTAL EM HUMANOS

O estudo de Vipeholm,[34] realizado em instituição para pessoas mentalmente deficientes na Suécia, foi realizado entre 1946 e 1951 e contou com a participação de 436 adultos, com idade média de 32 anos. Um grupo consumindo uma dieta controlada, contendo o mínimo de açúcar possível, apresentou incidência de lesões de cárie muito baixa. A adição de açúcar à dieta provocou aumento da atividade cariogênica em graus variados, dependendo do modo de consumo. O açúcar ingerido às refeições em bebidas adoçadas ou no pão teve pouco impacto na atividade cariogênica. O grupo que recebeu chocolate, 4 vezes ao dia, entre as refeições apresentou incremento moderado de lesões de cárie, ao passo que um aumento drástico ocorreu nos grupos que receberam 22 caramelos, 8 ou 24 balas após e entre as refeições. Portanto, o maior risco de cárie ocorreu com o açúcar consumido em altas concentrações, entre as refeições, de forma que ficasse retido na cavidade bucal, durante períodos longos.

A partir deste estudo, associações entre cárie dentária e consumo de açúcar puderam ser evidenciadas, tais como: o consumo de alimentos açucarados aumentando a atividade cariogênica; a consistência do alimento, o tempo de permanência na cavidade bucal e a frequência da sua ingestão.

O PAPEL DOS CARBOIDRATOS FERMENTÁVEIS

A relação existente entre a ingestão de carboidratos e a cárie dentária pode ser atribuída ao conteúdo de vários açúcares: monossacarídeos (glicose e frutose) os dissacarídeos (sacarose, maltose e lactose) e polissacarídeo (amido).

Todos os açúcares contidos na dieta difundem-se rapidamente no biofilme e são fermentados até a formação de ácido lático e outros ácidos, ou podem ser armazenados como polissacarídeos intracelulares pelas bactérias.[35-37]

A sacarose, proveniente da cana-de-açúcar ou do açúcar da beterraba, é o açúcar predominante na dieta e pode ser encontrada em bolos, balas, chocolates, sobremesas, geléias, refrigerantes ou "escondida" em outros alimentos, como o ketchup, alguns derivados do leite e temperos. Principal substrato para a produção de depósitos extracelulares de polissacarídeos, frutano e glicano; sendo também matriz insolúvel de polissacarídeos. Em consequência, a sacarose favorece a colonização de microrganismos orais e aumenta a viscosidade da placa, permitindo a sua aderência aos dentes em quantidades maiores. Esta característica faz a sacarose ter mais potencial cariogênico, comparada com os outros açúcares.

A glicose e a frutose são encontradas naturalmente no mel e nas frutas, podendo ser formadas durante a produção e armazenagem realizada pela hidrólise ácida de sacarose nos refrigerantes, marmelada e outros produtos ácidos. As frutas frescas apresentam potencial cariogênico reduzido quando ingeridas durante as refeições. Este fato pode ser atribuído ao alto conteúdo de água e à presença do ácido cítrico, que estimula o fluxo salivar. As frutas frescas apresentam variações do seu conteúdo de frutose. Enquanto uvas, bananas e maçãs possuem de 10 a 15% de frutose em seu conteúdo, as frutas cítricas possuem de 7 a 8% e as silvestres e as peras possuem menos quantidade, apenas 2%.[38] A lactose está presente no leite, e a maltose é derivada da hidrólise do amido.

O amido é um polissacarídeo da glicose. Os grânulos de amido das plantas são atacados apenas pela amilase salivar, porque o amido está sob a forma insolúvel e protegido pelas membranas de celulose. As suas principais fontes são: trigo, arroz, milho, aveia, raízes (batatas e mandioca) e as sementes (feijão, lentilha e ervilha).

Quando estes alimentos são cozidos ou assados, passam por aumento de temperatura que provocam a degradação parcial para uma forma solúvel, podendo ser totalmente dissolvidos pelas amilases salivar e bacteriana, transformando-se em maltose, maltotriose e pequenas quantidades de glicose.

O pH do biofilme cai muito pouco após a ingestão de amido cru, mas o amido solúvel e os alimentos que contém amido (p. ex. pães e macarrão) provocam a queda do pH pouco menor que a da sacarose.

Algumas combinações de sacarose e amido, presentes em bolos, sobremesas e bolachas doces, sugerem ser mais cariogênicas que a sacarose quando utilizada isolada, provavelmente em razão de seu aquecimento e retenção nas superfícies oclusais.[38]

A frequência e o tempo de permanência destes alimentos na cavidade bucal são fatores determinantes no processo da doença cárie.[17] Por exemplo, podemos citar a "cárie de acometimento precoce", que atinge as crianças durante a primeira infância, em decorrência do consumo frequente de líquidos açucarados com o uso da mamadeira, em especial, durante a noite. Quando os alimentos permanecem por mais tempo na cavidade bucal, o fluxo salivar e os movimentos musculares ficam reduzidos, comprometendo a capacidade de autolimpeza e tamponamento dos ácidos liberados pelos microrganismos acidogênicos.[13,39-41]

ALIMENTOS PROTETORES

Alguns alimentos possuem fatores inibidores da atividade de cárie dentária e são denominados protetores, apesar de não existirem evidências definitivas de efeito significativo em humanos.[36] Entre eles, podemos citar:

- as gorduras, que parecem reduzir a cariogenicidade dos alimentos através da formação de uma barreira protetora no esmalte dentário ou circundando os carboidratos, tornando-os menos disponíveis e facilitando a sua remoção da cavidade bucal;
- os alimentos duros e fibrosos, que estimulam a secreção salivar e o seu efeito tamponante frente aos ácidos produzidos por bactérias cariogênicas;
- os alimentos que possuem a capacidade de aumentar o pH do biofilme dental, como as castanhas, as nozes, o amendoim e o milho;
- o leite e os queijos, que contêm caseína, proteína que se une fortemente à hidroxiapatita, reduzindo sua solubilidade e dificultando a adesão de estreptococos mutans à superfície do esmalte, através da inibição da adsorção de glicosiltransferase à superfície da hidroxiapatita. A caseína pode agir como reservatório de fosfato de cálcio e possui efeito tampão sobre o pH do biofilme dental. A mastigação do queijo estimula o fluxo salivar, auxilia na redução da desmineralização do esmalte e o seu alto conteúdo de fósforo e cálcio contribui para o desempenho de suas propriedades cariostáticas.

ALEITAMENTO MATERNO

Pesquisas acerca da cariogenicidade do leite humano demonstraram que o aleitamento materno não é considerado o principal responsável pelo desequilíbrio do ambiente bucal e que desencadeia o processo da cárie dentária. O potencial cariogênico da lactose presente no leite humano está relacionado com o aumento da resposta acidogênica do biofilme dental em crianças com mais de 3 anos de idade, com livre demanda do leite, em especial, durante a noite.[4,42,43]

São recomendados estudos que possibilitem uma criteriosa pesquisa do potencial cariogênico do leite humano, de preferência em grupos de crianças sob aleitamento materno exclusivo.

ANÁLISE E ORIENTAÇÃO ALIMENTAR

O melhor instrumento utilizado para pesquisar a dieta alimentar é o recordatório alimentar,[32,44] pois apresenta o registro escrito de todos os alimentos ingeridos pelo paciente e possibilita uma análise do ponto de vista odontológico. Em Odontopediatria, tem sido empregado o "diário alimentar–três dias".[38]

A partir do preenchimento deste recordatório e da análise da dieta, pretende-se:

1. orientar sobre o consumo frequente de alimentos açucarados e sua relação com cárie dentária, evitando alimentos que apresentem a combinação sacarose/amido, presente em bolos, bolachas e sobremesas;

2. enfatizar a importância da higiene bucal após as refeições, incluindo os lanches entre as principais refeições e à noite, antes de dormir;

3. incentivar o consumo de vitaminas e minerais, em especial o ferro e o cálcio, fundamentais para o desenvolvimento dos tecidos mineralizados, a partir da ingestão de leite, manteiga, iogurtes, coalhadas e queijos com baixo teor de gordura, salientando a presença dos fatores de proteção ao esmalte dentário;

4. incentivar o consumo de alimentos ricos em fibras, como frutas frescas, vegetais e produtos de grãos integrais, que contribuem para a manutenção das estruturas de esmalte, através do estímulo da secreção salivar;

5. estimular refeições familiares e verificar as opções para os lanches fora de casa, sugerindo como opção os alimentos protetores (pipoca, amendoim, nozes e outras castanhas);

6. recomendar as gomas de mascar e balas que apresentam, na embalagem, o selo de proteção contra cárie dentária, representado pelo dente com guarda-chuva.

SUBSTITUTOS DO AÇÚCAR

A substituição do açúcar se faz necessária, em geral, para atender às necessidades de pessoas com distúrbios cardiovasculares, obesas, diabéticas e nas dietas para redução de peso,[24,45] sendo o consumo racional do açúcar considerado a forma mais adequada para prevenir a cárie dentária.

Vale ressaltar que todos os adoçantes pretendem ser menos cariogênicos que os açúcares e podem ser classificados em calóricos e não calóricos, uma vez que os primeiros proporcionam energia para o organismo (sorbitol, maltitol, lactitol e xilitol) e os últimos são compostos químicos com o mínimo ou nenhum valor energético (ciclamato, sacarina, aspartame, sucralose, acesulfame K e alitame).

Em 1983, a OMS recomendou o consumo de alimentos adocicados não cariogênicos em países com altos índices de consumo de açúcar.[46] Nesse contexto, foi criado, na Suíça, o logotipo "happy tooth" (Fig. 3), com o objetivo de identificar balas, gomas de mascar e guloseimas que tivessem sido submetidas a testes de pH e garantissem a ausência de potencial cariogênico e erosivo destes alimentos.[47]

Os produtos que apresentam a marca registrada (*TSI-Toothfriendly Sweets International*) são considerados "seguros" para os dentes, pois, além de não apresentarem açúcar na sua composição, apenas polióis, foram aprovados pelos testes científicos.[48]

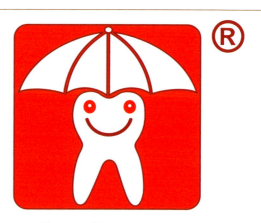

Fig. 3. Logotipo *"happy tooth"*.

REFERÊNCIAS

1. König KG. Diet and oral health. Int Dent J 2000; 50:162-74.

2. De Lorenzo JL, De Lorenzo A. Etiologia da cárie dental: base da prevenção atual. In: Cardoso RJA, Gonçalves EAN. Odontologia: Odontopediatria – Prevenção. São Paulo: Artes Médicas, 2002.

3. Marthaler TM. Changes in the prevalence of dental caries: how much can be attributed to changes in diet? Caries Res 1990; 24(1Suppl):3-18.

4. Pinto VG. Saúde Bucal Coletiva. 4 ed. São Paulo: Ed. Santos, 2000.

5. Narvai PC. Cárie dentária e flúor: uma relação do século XX. Ciência e Saúde Coletiva 2000; 5(2):382-92.

6. Van Loveren C. Diet and Dental Caries: cariogenicity may depend more on oral hygiene using fluorides than on diet or type of carbohydrates. European J Paed Dent 2000;1(2):55-62.

7. Julien M. Nutrition: its Role in Dental Training and Practice. J Can Dent Assoc 2000; 66(2):97-9.

8. Petersen PE. The World Oral Health Report 2003: continuous improvement of oral health in the 21st century-the approach of the WHO Global Oral Health Programme. Community Dent Oral Epidemiol 2003; 31(Suppl 1):3-24.

9. Thylstrup A, Fejerskov O. A dieta e o processo cariogênico. In: Cariologia Clínica, 2 ed. São Paulo: Ed. Santos, 1995.

10. Bezerra ACB, Toledo OA. Nutrição, Dieta e Cárie. In: Kriger L (org). Promoção de saúde bucal. São Paulo, ABOPREV – Artes Médicas, 1997.

11. Alvarez JO. Nutrition, tooth development and dental caries. Am J Clin Nutr 1995; 61(1Suppl):410-6.

12. Alvarez JO, Caceda J, Woolley TW, Carley KW, Baiocchi N, Caravedo L et al. A longitudinal study of dental caries in the primary teeth of children who suffered from infant malnutrition. J Dent Res 1993; 72:1573-6.

13. Rodrigues CS, Sheiham A. The relationships between dietary guidelines, sugar intake and caries in primary teeth in low income Brazilian 3-year-olds: a longitudinal study. Int J Paed Dent 2000; 10(1):47-55.

14. Holm AK. Diet and Caries in High-Risk Groups in Developed and Developing Countries. Caries Res 1990; 24(1Suppl):44-52.

15. Milgrom P, Riedy CA, Weinstein P, Tanner AC, Manibusan L, Bruss J. Dental caries and its relationship to bacterial infection, hypoplasia, diet and oral hygiene in 6-to 36-month-old children. Community Dent Oral Epidemiol 2000; 28(4):295-306.

16. DePaola DP. Nutrition in relation to dental medicine. In: Shils ME, Olson JA. Modern Nutrition in Health and Disease. 9 ed. Willians & Wilkins; 1999.

17. Almeida ER. Dieta saudável para o corpo e para os dentes. In: Cardoso RJA, Gonçalves EAN. Odontologia: Odontopediatria – Prevenção. São Paulo: Artes Médicas, 2002.

18. Mennella JA, Beauchamp GK. Maternal diet alters the sensory qualities of human milk and the nursling's behavior. Pediatrics 1991; 88:737-44.

19. Mennella JA, Beauchamp GK. The effects of repeated exposure to garlic – flavored milk on the nursling's behavior. Pediatric Res 1993; 34:805-8.

20. Tinanoff N, O'Sullivan DM. Early childhood caries: overview and recent fidings. Ped Dent 1997; 19(1):12-6.

21. Stephan RM. Changes in hydrogenion concentration on tooth surfaces and in caries lesions. J Am Dent Assoc 1940; 27:718-23.

22. Grindefjord M, Dahllof G, Nilsson B, Modeer T. Stepwise Prediction of Dental Caries in Children up to 3.5 Years of Age. Caries Res 1996; 30(4):256-66.

23. Oppermann RV. A cárie como processo saúde-doença. In: Kramer PF et al. Promoção da saúde bucal em Odontopediatria: Diagnóstico, Prevenção e Tratamento da Cárie Oclusal. São Paulo: Artes Médicas, 2000.

24. Rugg-Gunn AJ, Nunn JH. Nutrition, Diet and Oral Health. Oxford: Univ Press, 1999.

25. O'Sullivan EA, Curzon MEA. A comparision of acid dietary factors in children with and without dental erosion. J Dent Child 2000; 67:186-92.

26. Nunn JH, Gordon PH, Morris AJ, Pine CM, Walker A. Dental erosion – changing prevalence? A review of British national childrens' surveys. Int J Paed Dent 2003; 13(2):98-105.

27. May J, Materhouse PJ. Dental erosion and soft drinks: a qualitative assesment of knowledge, attitude and behaviour using focus groups of schoolchildren. A preliminary study. Int J Paed Dent 2003; 13(6):425-33.

28. Blay D, Astrom AN, Haugejorden. Oral hygiene and sugar consumption among urban and rural adolescents in Ghana. Community Dent Oral Epidemiol 2000; 28:443-50.

29. Waldman HB. More than "just" food: What are our youngsters eating? J Dent Child 2000; 67(1):18-20.

30. Winn D, Brunelle JA, Selwitz RH, Kaste LM, Oldakowski RJ, Kingman A et al. Coronal and root caries in the dentition of adults in the United States, 1988-1991. J Dent Res 1996; 75:642-51.

31. Enwonwu CO. Interface ol malnutrition and periodontal disease. Am J Clin Nutr 1995; 61:430-6.

32. Schröder U, Lindström LG, Olsson L. Interview or questionnaire? A comparison based on the relationship between caries and dietary habits in preschool children. Community Dent Oral Epidemiol 1981; 9(2):79-82.

33. Johansson G, Widerström L. Change from mixed diet to lactovegetarian diet: influence on IgA levels in blood and saliva. Scand J Dent Res 1994; 102(6):350-4.

34. Gustafsson BG, Quensel CE, Lanhe LS, Lundquist C, Graham H, Bonnow BE, Krasse B. The Vipeholm dental caries study. The effect of different levels of carbohydrate intake on caries activity in 436 individuals observed for five years. Acta Odontol Scand 1954; 11:232-64.

35. Bowen WH, Amsbaugh SM, Monell-Torrens S, Brunelle J, Kuzmiak-Jones H, Cole MF. A method to assess cariogenic potencial of foodstuffs. J Am Dent Assoc 1980; 100(5):677-81.

36. Newbrum E. Substrate: Diet and Caries. In: Cariology, 3 ed. Chicago: Quintess Publ, 1989.

37. Mundorff-Shrestha SA, Featherstone JD, Eisenberg AD, Cowles E, Curzon ME, Espeland MA, Shields CP. Cariogenic potential of foods. Caries Res 1994; 28:106-15.

38. Guedes-Pinto AC, Almeida ER. Hábitos alimentares em Odontopediatria. In: Guedes-Pinto AC et al. Reabilitação Bucal em Odontopediatria. São Paulo: Ed. Santos, 1999.

39. Schwartz SS, Rosivak RG, Michelotti P. A child's sleeping habit as a cause of nursing caries. J Dent Child 1993; 60:22-5.

40. Wyne AH, Adenubi JO, Shalan T, Khan N. Feeding and socioeconomic characteristics of nursing caries children in a Saudi population. Pediatric Dentistry 1995; 17(7):451-4.

41. Veerkamp JSJ, Weerheium KL. Nursing-bottle caries. J Dent Child 1995; 6: 381-6.

42. Degano MP, Degano RA. Breastfeeding and oral health. N Y State Dent J 1993;59(2):30-2.

43. Erikson PR, Mazhari E. Investigation oh the role of human breastmilk in caries development. Pediatr Dent 1999; 21(2):86-9.

44. Tashima AY, Verrastro AP, Ferreira SLM, Wanderley MT. Correlação entre o Aconselhamento Dietético-Nutricional e a Promoção de Saúde na Clínica de Odontopediatria. J Bras Odontop Odontol Bebê 2000; 3(16):505-12.

45. Tanzer JM. Adoçantes e cárie: alguns pontos emergentes. In: Bowen WH, Tabak LA. Cariologia para a década de 90. São Paulo: Ed. Santos, 1995.

46. WHO. Prevention Methods and Programs for Oral Diseases. Report of a WHO Expert Committee. Serie 713, Geneva, 1984.

47. Imfeld T, Guggenheim B. The Swiss Association for "Toothfriendly" Sweets. In: Rugg-Gunn. "Sugarless – The Way Forward". London: Elsevier, 1991. p. 197-210.

48. Bär, A. Toothfriendly: achievements after 10 years and future prospects. In: Sugarless – Towards the year 2000. Rugg-Gunn AJ, ed. Cambridge: The Royal Society of Chemistry, 1994, p. 1-13.

Capítulo 4

HISTOPATOLOGIA DA CÁRIE DENTÁRIA

Manoela Domingues Martins
Cristiane Miranda França

A cárie dentária é uma doença infecciosa crônica de caráter multifatorial que ocasiona a destruição localizada dos tecidos duros dos dentes (esmalte, dentina e cemento) e pode gerar respostas inflamatórias na polpa.

A lesão de cárie é o resultado da dissolução química da porção mineralizada do dente e o seu desenvolvimento envolve uma interação complexa entre inúmeros fatores dentro do ambiente bucal e os tecidos dentários. O processo carioso inicia-se com o depósito bacteriano e a fermentação dos carboidratos por estes microrganismos, que resulta na produção de vários ácidos orgânicos e leva à queda do pH. Vários mecanismos de neutralização tendem a se contrapor às alterações do pH: sistema tampão salivar, sistema tampão do material orgânico da placa e do cálculo, se estiver presente. Na presença de pH ácido (abaixo de 5,5) ao redor do dente, ocorre subsaturação de íons Ca e P da saliva e da placa fazendo com que haja a saída desses íons dos tecidos mineralizados dos dentes durante o tempo em que o pH permanecer baixo (processo de desmineralização). Com a neutralização do pH pela saliva, há a restituição desses íons para o tecido dentário (processo de remineralização). Um desequilíbrio entre o processo de desmineralização e remineralização acarreta desde pequenas perdas minerais em nível ultra-estrutural até lesões visíveis ou mesmo a destruição total da estrutura dental, caso não se intervenha no processo carioso. Portanto, a lesão de cárie é considerada o efeito cumulativo de uma série de dissoluções com pH baixo e reprecipitação parcial quando o pH aumenta.

Como em qualquer doença infecciosa, o grau de destruição da cárie depende de vários fatores relacionados ao hospedeiro e ao agente agressor. Esses fatores são: capacidade estrutural local dos tecidos de resistirem à destruição; capacidade dos fatores imunológicos ou sistêmicos de combater a infecção e a virulência dos microrganismos causadores da doença. Portanto, a integridade estrutural do esmalte e da dentina e os mecanismos de defesa sistêmicos regulam a velocidade de destruição dos tecidos dentários pelos microrganismos. A interação destes fatores fazem o desenvolvimento da lesões de cárie não possuir um único processo de desmineralização, mas um curso intermitente de desmineralização misturado com períodos de remineralização.

Quanto ao curso, as lesões de cárie podem ser classificadas em agudas (ativas), crônicas e processo carioso interrompido. A cárie aguda progride rapidamente e acomete principalmente pacientes jovens e dentes menos maduros. No esmalte, a desmineralização na cárie aguda é observada pela lesão de aspecto branco e opaco, e na dentina exibe consistência amolecida, amarelada ou levemente acastanhada. O processo pode estar permanentemente instalado sob algumas condições favoráveis denominadas cáries crônicas. Estas possuem evolução lenta e intermitente afetando pacientes adultos e dentes mais maduros. Dependendo da extensão da injúria produzida pela cárie, as lesões crônicas apresentarão aspectos clínicos variando de manchas acinzentadas, branco-opacas no esmalte e lesões escuras na dentina exposta. O processo carioso interrompido afeta poucos jovens e representa um processo destrutivo que foi remineralizado.

Neste capítulo serão abordados os aspectos histopatológicos e estruturais das lesões de cárie de esmalte e dentina com o intuito de dar subsídios para a compreensão do desenvolvimento do processo carioso, auxiliar na escolha da modalidade terapêutica empregada para cada tipo de cárie e entender a resposta do tecido frente a terapêuticas diferentes.

CÁRIE DE ESMALTE

O conhecimento da histologia normal do esmalte é uma ferramenta fundamental para compreender melhor a patogênese e os aspectos clínicos da cárie de esmalte, bem como este tecido responde à terapêutica empregada no tratamento dessas lesões.

O esmalte origina-se do componente ectodérmico do germe dentário e é um tecido mineralizado, avascular e acelular formado 98% por material inorgânico (hidroxiapatita) e 2% por material orgânico.

O esmalte normal e hígido é translúcido e deve ser compreendido como uma estrutura mineralizada sólida, organizada em prismas (unidade estrutural do esmalte) e no esmalte interprismático. Os prismas são compostos por cristais de hidroxiapatita (cristal hidratado de fosfato de cálcio) densamente arranjados, que são depositados e substituem a matriz orgânica durante o processo de maturação do esmalte. Entre os cristais podem-se observar espaços preenchidos por material orgânico e água denominados espaços *intercristalitos*. Estes espaços juntos formam os microporos ou poros do esmalte. As bordas periféricas dos prismas são denominadas *bainha dos prismas*, que são zonas delgadas e não mineralizadas. Essas regiões (microporos e bainhas dos prismas) compostas por material orgânico tornam o esmalte uma membrana semipermeável e são consideradas vias de difusão porque permitem o transporte seletivo de pequenos íons e moléculas para dentro e para fora de seus compartimentos internos. Essa permeabilidade facilita o desenvolvimento da lesão de cárie e sua propagação para a dentina e polpa.

Além das vias de difusão já descrita anteriormente, existem outras denominadas lamelas do esmalte, fusos adamantinos e estrias de Retzius.

As lamelas são defeitos na formação do esmalte representados por estruturas orgânicas que se estendem desde a superfície até a junção amelodentinária (JAD). Alguns autores acreditam que as lamelas são falhas no processo de calcificação dentro dos prismas, enquanto outros acreditam serem ameloblastos aprisionados.

Os fusos do esmalte ou fusos adamantinos são segmentos terminais dos odontoblastos dentro da dentina ao longo da JAD. Eles podem servir de vias de difusão da cárie de esmalte para a dentina.

As estrias de Retzius ou linhas incrementais de crescimento dos prismas durante a amelogênese são interrupções periódicas no processo normal de maturação de todos os prismas que estão se desenvolvendo em um mesmo período. Esses intervalos de maturação estão provavelmente relacionados a períodos refratários na função ameloblástica e formam porções com menos minerais dentro dos prismas. Em cortes por desgaste, são observadas como linhas concêntricas e acastanhadas que se iniciam na JAD e terminam na superfície do esmalte ou vão de um lado da JAD ao outro.

Se o equilíbrio entre o esmalte e o meio externo for mantido, esta estrutura semipermeável permanece inalterada; entretanto, se for rompido, começam a ocorrer alterações destrutivas em nível ultraestrutural, que podem progredir para a manifestação clínica da lesão de cárie. Isto ocorre quando há a exposição do esmalte a ácidos provenientes do biofilme por um determinado tempo, levando à desmineralização dos cristais e à ampliação dos espaços intercristalitos.

O processo de desenvolvimento de cárie de esmalte é dinâmico e envolve sequências de dissolução mineral e remineralização. O influxo de minerais da saliva, incluindo flúor, é um fator que contribui para o desenvolvimento do aspecto estrutural das lesões.

Na lesão de cárie de esmalte, ocorre aumento da porosidade da superfície do esmalte associado à área de maior perda de minerais abaixo da microssuperfície externa. Esta porosidade gera modificações nas propriedades ópticas do esmalte de forma que a luz, quando incide, é dissipada, ficando menos translúcido e clinicamente esbranquiçado (opaco), caracterizando a mancha branca (Fig. 1).

Inicialmente, uma série de alterações histológicas e ultraestruturais ocorre *in vivo*, não sendo evidenciadas

Aspecto clínico da mancha branca do esmalte

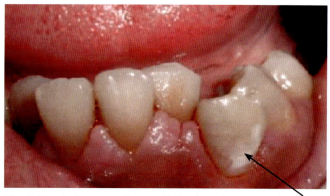

Fig. 1. *Mancha branca na face vestibular do canino mostrando o aspecto opaco e rugoso do esmalte (seta).*

em clínica (macroscopicamente). Isto ocorre na primeira semana do acúmulo de biofilme específico para a doença cárie acrescido de dieta cariogênica. Esta alteração inicial representa a dissolução parcial da periferia dos cristais individuais, o que resulta no aumento dos espaços intercristalitos. Utilizando luz polarizada pode-se observar a pequena alteração na porosidade do esmalte devido à pouca perda de minerais a uma profundidade de 20-100 μm da superfície externa.

Com a manutenção do biofilme e das suas atividades metabólicas na superfície do dente, após 14 dias, as perdas minerais tornam-se visíveis clinicamente após a secagem com ar mostrando uma superfície mais opaca (perda maior de minerais). Este estágio é denominado **mancha branca** que representa a desmineralização maior da subsuperfície.

Após 3-4 semanas, a microssuperfície externa exibe a dissolução total das periquemácias, e ocasiona irregularidades nos processos de Tomes e orifícios focais associado ao aumento dos espaços intercristalitos e maior porosidade de toda a superfície. Este estágio da mancha branca é visualizado clinicamente mesmo sem a secagem da superfície.

As descrições clássicas da morfogênese das cáries de esmalte representam as observações feitas no estágio de mancha branca, situada principalmente em superfícies lisas logo abaixo do ponto de contato onde as lesões normalmente se iniciam. Estas lesões porosas são observadas como defeito em forma de cunha, com a base na superfície do esmalte e que se espalham lateralmente no tecido interno. Este aspecto cônico das lesões interproximais pode ser entendido como o resultado dos diferentes estágios de penetração da lesão. A dissolução no processo carioso segue a direção dos prismas e, desta forma, do ponto mais superficial até o mais profundo, é traçada uma linha denominada linha transversal central e, nesta região, nota-se sempre o maior grau de porosidade (porção mais antiga da lesão), enquanto na periferia da lesão observa-se o estágio menos avançado.

Baseado em estudos histológicos sob luz polarizada, Darling[1] delineou quatro zonas de alterações na lesão de mancha branca não cavitária denominadas: superficial intacta, corpo da lesão, escura e translúcida (Fig. 2). A distribuição de minerais dentro das lesões de esmalte varia muito. Silverstone[2] e Silvertone et al.[3] consideram que as zonas superficial e a escura são formadas como resultado de processos de remineralização, enquanto o

Zonas histopatológicas da cárie de esmalte

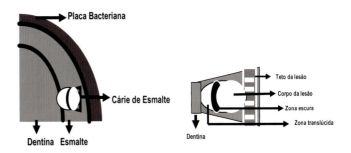

Fig. 2. *Diagrama mostrando as quatro zonas de alterações histopatológicas observadas na lesão de mancha branca, baseado em estudos histológicos sob luz polarizada descritos por Darling (1956).*

corpo da lesão e a zona translúcida são resultados de desmineralização.

A zona superficial é bem mineralizada pela reposição de íons a partir da placa e da saliva. A microscopia eletrônica de varredura tem mostrado que a superfície da cárie de esmalte não é intacta, pois apresenta características de superfície com dissolução mostrando espaços intercristalitos expandidos, o que explica o aspecto poroso das lesões de mancha branca ativas. A zona superficial que parece intacta varia de 20-50 μm de largura e com poros representando cerca de 5% da região.

A preservação da zona superficial, aparentemente intacta nas lesões de cárie de esmalte, é um dos fenômenos mais complexos que ocorre nas lesões de cárie. Este processo foi objeto de muitos estudos utilizando principalmente sistemas *in vitro* (lesões de cárie artificiais) e avaliação através de microrradiografias, experimentos sob luz polarizada, microdureza e microscopia eletrônica. Mesmo após tantos estudos, ainda não existe uma única explicação para este fato, mas algumas hipóteses foram sugeridas:

1) Fatores estruturais e inerentes ao próprio dente vias de difusão: a estrutura normal do esmalte favorece a difusão de toxinas para a subsuperfície. As toxinas da superfície passam pelas microporosidades e lamelas, acessam as estrias de Retzius e atingem os cristalitos dentro dos prismas da subsuperfície. Além disso, parece que na superfície os prismas são desprovidos de bainhas porque possuem cristalitos mais compactos. Isso significa que apenas as áreas de matriz intercristalitos e uma lamela ocasional proporcionam a difusão subsuperficial. Quando as toxinas atingem, porém, a subsuperfície, temos um número maior de vias de difusão e progressão da cárie.

2) Alta concentração de fluoretos na superfície: proteínas (macromoléculas) protetoras presentes na saliva, que atuam na precipitação de fosfato de cálcio e inibem a desmineralização, não conseguem penetrar na subsuperfície e, portanto, agem apenas nas primeiras camadas estruturais do esmalte (15 a 20 µm da superfície), o que dificulta a sua dissolução e preserva a estrutura superficial.

3) Transporte de minerais internos durante a dissolução: no momento em que há a desmineralização da subsuperfície, os íons dissolvidos da superfície interna são reprecipitados na superfície preservando a sua integridade.

O **corpo da lesão** é pouco mineralizado e os poros representam até 20% do volume desta região. Nas observações em microscopia eletrônica de varredura (MEV) e microscopia eletrônica de transmissão (MET), observa-se a destruição do esmalte prismático.

Pesquisas extensas foram feitas sobre a dissolução dos cristais de hidroxiapatita do esmalte. Holmen et al.[4] sugeriram em estudo de MEV que os cristais de hidroxiapatita são destruídos através da dissolução periférica dos cristais individualmente, os quais serão reduzidos em espessura e comprimento, o que resulta no aumento dos espaços intercristalitos. Entretanto, a maioria dos autores, entre eles Lee & Lê Geros[5] e Simmerlink & Nygaard,[6] sugere que a dissolução inicial dos cristais ocorre na porção central do cristal. Mais estudos, porém, são necessários para verificar a natureza exata da dissolução inicial dos sítios de cristais de apatita.

A **zona escura** é uma característica da frente de avanço das lesões cariosas em esmalte mais constante que a zona translúcida. Consequentemente, a zona escura ocorre em 90-95% das lesões e, se a zona translúcida estiver presente, fica localizada entre ela e o corpo da lesão. Sob luz polarizada, nota-se um volume de poros em cerca de 10% na zona escura. Esta zona representa o resultado de inúmeros fenômenos de desmineralização e reprecipitação. O seu nome (zona escura) deve-se ao fato de esta região aparecer com coloração marrom-escura em cortes sob luz transmitida após a absorção de quinolina. As moléculas de quinolina não conseguem penetrar em todos os microporos porque estes estão impermeáveis à molécula de quinolina, resultante da precipitação de minerais nos locais de desmineralização dentro da lesão, diminuindo os poros maiores antes existentes. Lesões cariosas *in vivo* com progressão lenta possuem zonas escuras muito amplas.

A **zona translúcida** está situada bem na profundidade da lesão e é notada na região de avanço desta. Esta zona varia de 5 a 100 µm de largura e cerca de 1% do seu volume são poros; portanto, existe uma pequena perda de minerais nesta zona.

Os primeiros sinais de colapso da superfície do esmalte estão associados às forças mastigatórias, aos traumatismos ou à sondagem descuidada. Se tais áreas não forem mantidas sem placa bacteriana, o processo continuará, as bactérias irão se alojar nas microcavidades e resultará na ampliação da cavidade.

A invasão bacteriana ocorre após a destruição dos centros dos prismas e da substância interprismática, e ao longo do eixo longitudinal dos prismas. Isso envolve vários grupos de prismas com contornos irregulares. Inúmeros microrganismos Gram-positivos preenchem as áreas de esmalte destruído. De acordo com Frank,[7] as bactérias só são observadas após a cavitação, entretanto Bränström et al.,[8] e Seppä et al.[9] identificaram bactérias na subsuperfície de lesões de esmalte sem cavitação na superfície. O papel das bactérias na destruição tecidual é pequeno quando comparado com o das bactérias presentes na dentina necrótica.

Estudos têm demonstrado que, para controlar a lesão *in vivo*, é fundamental o controle da placa cariogênica e dos sítios retentivos. As lesões inativas que possui como sinônimos os termos interrompidas, estacionárias ou crônicas em esmalte são descritas como lesões remineralizadas porque remineralização é entendida como mecanismo de reparo, defesa e interrupção do processo carioso. Isto ocorre após a exposição do esmalte ao meio ambiente oral, que resulta em rápidas alterações de superfície, que podem ser observadas por MEV como uma cobertura na camada mais externa de cristais.

Clinicamente, a lesão de mancha branca inativa possui aspecto esbranquiçado, brilhante e superfície dura (Fig. 1). Essas alterações clínicas associadas ao controle da lesão são explicadas pelo desgaste e polimento da microsuperfície externa parcialmente dissolvida da lesão ativa. Portanto, o que ocorre não é o depósito de minerais, mas a abrasão mecânica dos cristais da superfície e exposição dos cristais das superfícies mais mineralizadas.

Exames sob luz polarizada mostram que a parte interna também fica menos porosa após a remoção da placa e seus produtos. A porosidade interna da lesão torna-se diminuída devido ao retorno dos fluidos do esmalte para a supersaturação em relação às apatitas, provocando troca de equilíbrio e reprecipitação de minerais nos locais de desmineralização.

O tratamento clínico das lesões de esmalte inclui higiene bucal e uso de soluções e vernizes fluoretados. Este tratamento resultará na remineralização e no desaparecimento macroscópico da lesão subsuperficial. Entretanto, histologicamente, mesmo após 3 meses, a parte interna não se encontra totalmente mineralizada. Isso ocorre porque uma rápida remineralização da superfície impede a remineralização total da subsuperfície. Desta forma, a camada superficial parece funcionar como uma barreira para a difusão de minerais para a subsuperfície, portanto as lesões controladas com superfície intacta permanecem como cicatrizes no tecido.

Mooler & Schröder[10] estudaram a cárie de esmalte antes e após o tratamento com flúor e observaram que a superfície das lesões clinicamente após 8-10 semanas do tratamento se mostrava lisa e lustrosa. Na microscopia eletrônica de varredura, observaram que a superfície remineralizada (pós-tratamento) tinha um aspecto mais regular e homogêneo, com cristalitos mais densos e largos quando comparado com as lesões de cárie não tratadas. Quando comparam as lesões inativas clinicamente visíveis com aquelas clinicamente não visíveis (reparadas), não foram observadas diferenças quanto à superfície. Isso indica que o reparo clínico não so depende das alterações da superfície, mas também das alterações das camadas mais profundas da cárie de esmalte.

CÁRIE DE DENTINA

Os termos cárie de esmalte e cárie de dentina, clinicamente, têm sido interpretados como duas entidades independentes. No entanto, os efeitos na dentina das cáries de esmalte podem ser vistos em lesões precoces do esmalte, antes do rompimento do teto da lesão e da invasão bacteriana. Há importantes considerações a fazer: as cáries de esmalte são um processo claramente dinâmico, e o tecido é acelular e, portanto, incapaz de reagir de modo vital. Entretanto, este não é o caso da dentina, que deve ser considerada um tecido integral com a polpa e, assim, capaz de responder de maneira vital às agressões. Além disso, o processo de cárie de dentina envolve a desorganização do componente orgânico das fibras colágenas, o que ocorre em velocidade aproximadamente duas vezes mais rápida que no esmalte.

A dentina tem origem mesenquimal e é composta por odontoblastos e substância intercelular. As propriedades físicas e químicas da dentina assemelham-se às do osso. A sua composição orgânica é muito maior que a do esmalte, chega a cerca de 30%, e consiste em fibrilas colágenas e mucopolissacarídeos. O componente mineral, cerca de 70% da dentina, é composto principalmente por hidroxiapatita. Os cristais de mineral, todavia, são muito menores que os do esmalte e comparam-se em tamanho com aqueles vistos no osso.

Inicialmente, pensava-se que quando a cárie de esmalte atingia a junção amelodentinária (JAD), a lesão iria se espalhar em sentido lateral ao longo das áreas de menor resistência, minando o esmalte sadio por baixo e lançando as bases para a lesão de dentina. Atualmente, sabe-se que a desmineralização da dentina não ocorre até que a lesão de esmalte tenha alcançado a JAD. Estudos de Bjornal & Thylstrup (1995) provaram que a zona da desmineralização da dentina é sempre confinada à área de contato com a lesão de esmalte e que não se espalha ao longo da JAD. Os autores verificaram que não há bases histológicas para afirmar que a expansão rápida ao longo da JAD seja aumentada, seja pela presença dos componentes orgânicos que caracterizam esta interface, seja pela menor quantidade de componente mineral da dentina do manto. Mesmo que vários fatores – tais como tamanho, carga, concentração e solubilidade da difusão iônica – contribuam para a permeabilidade dentinária, os túbulos são a via mais importante de difusão de solutos através da dentina. Assim, a cárie segue a curvatura primária dos túbulos dentinários, de modo que o seu ápice alcança a superfície pulpar em nível mais cervical que a lesão na JAD.

Em linhas gerais, nos estágios precoces da cárie de dentina, não há invasão bacteriana, o que ocorre apenas quando há cavitação do esmalte adjacente. Como o esmalte cariado é bastante poroso em relação ao esmalte sadio, os ácidos são capazes de se difundirem na dentina próxima à lesão. Esse fato, associado aos outros estímulos, causa a resposta do complexo dentina-polpa e, neste estágio, a lesão de cárie dentinária pode ser dividida em duas zonas (zona de esclerose tubular e corpo da lesão). Já as lesões avançadas da cárie de dentina consistem em duas camadas distintas (zona translúcida e corpo da lesão) que têm estrutura química e aspectos microscópicos diferentes. No corpo da lesão, a camada externa é altamente infectada por bactérias que se localizam, em especial, dentro dos túbulos dentinários. As fibras colágenas estão desnaturadas, e a matriz orgânica não é passível de remineralização. A camada mais interna é pouco infectada, afetada pelos ácidos da placa. Ela ainda contém grandes concentrações de sais minerais, e pode ser remineralizada.

CARACTERÍSTICAS MICROSCÓPICAS DA CÁRIE DE DENTINA EM RELAÇÃO À DESTRUIÇÃO TECIDUAL (FIG. 3)

Cárie de Dentina Precoce

As evidências histológicas mostram que a primeira alteração da dentina é a zona hipermineralizada que se desenvolve antes de a lesão de esmalte alcançar a JAD. A **zona de esclerose tubular** contorna a lesão cariosa, a isola da dentina sadia adjacente e limita a difusão de enzimas proteolíticas e bactérias pelos túbulos. Essa zona é vista como uma área translúcida ao microscópio de luz e não deve ser confundida com a zona translúcida do esmalte, porque esta é um evento físico-químico, enquanto a da dentina é o resultado de uma resposta vital a um estímulo médio. Estudos determinaram que a dureza da camada transparente da dentina é muito menor que a da dentina normal. Os valores de dureza no centro da camada são, muitas vezes, a metade dos valores da dentina sadia. Quando observados em microscopia eletrônica, os cristais de apatita das dentinas peri e intertubular têm grande diminuição em seu tamanho e número, associada a aumento nos intervalos entre eles. Este é um sinal óbvio de desmineralização e amolecimento.

Embora os túbulos dentinários da zona translúcida sejam preenchidos por novos cristais, eles não são de apatita, mas de *whitelockita*. Estes cristais de *whitelockita* têm dureza e densidade de cálcio muito menores que os de hidroxiapatita.

Já neste estágio, uma outra resposta de defesa do complexo dentina-polpa pode ser vista a alguma distância da lesão e é a dentina reparadora ou reacional localizada na dentina circumpulpar.

A segunda zona da cárie precoce de dentina é o corpo da lesão. Esta região não é infectada, uma vez que as bactérias só têm acesso à dentina após a cavitação do esmalte. Na porção superficial do corpo da lesão, tanto a dentina peritubular como a intertubular estão parcialmente desmineralizadas. Esta região também pode ser chamada de "tratos mortos", por não ter prolongamentos de odontoblastos. Pelo baixo índice refratário que o ar possui, a região dos tratos mortos nos cortes descalcificados observados com microscopia de luz como uma zona escura.

Cárie de dentina avançada

Após a cavitação do esmalte, há a invasão de microrganismos na dentina e a velocidade de progressão da doença aumenta. A trajetória de invasão dos primeiros microrganismos segue os túbulos dentinários, o primeiro grupo de bactérias a invadir a dentina é acidogênico e posteriormente a microbiota torna-se mista. O ácido produzido penetra profundamente até a zona translúcida da dentina, e o corpo da lesão pode ser dividido em três regiões, dando um total de quatro zonas discretas da cárie de dentina, que, da superfície para a profundidade, são (Fig. 4):

Zonas histopatológicas da cárie de esmalte

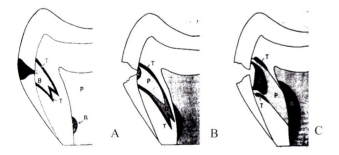

Fig. 3. Diagrama mostrando a progressão da cárie de dentina; (A) lesão precoce abaixo da superfície de esmalte intacto, onde T é a zona translúcida, B o corpo da lesão, R a dentina reacional e P a polpa. (B) mostra a lesão de cárie de dentina profunda com ruptura do esmalte. Nota-se a zona translúcida (T) ao redor da periferia da lesão e o corpo da lesão pode ser dividido em: D - zona de desmineralização, P - zona de penetração bacteriana e Z - zona de destruição. (C) mostra as lesões avançadas da cárie de dentina, onde há pouca zona translúcida (Z) e o corpo da lesão consiste em zona de penetração bacteriana (P), zona de destruição (Z). Há formação de dentina reacional (R). Modificado de Silverstone & Hicks, 1985.

Zonas histopatológicas da cárie avançada de dentina

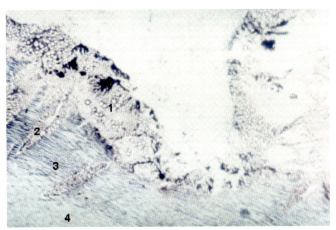

Fig. 4. Fotomicrografia de cárie avançada de dentina mostrando zona de necrose (1) com desorganização da parte orgânica e perda de definicação dos túbulos dentinários. Na zona de infecção, notam-se, colônias bacterianas destruindo túbulos devido à disseminação lateral (2) e túbulos ainda com seu formato preservado, mas preenchido por bactérias (3). A zona afetada da dentina mostra túbulos alargados quase sem bactérias em seu interior (4). (Gram - 10x).

Zona de infecção da cárie avançada de dentina

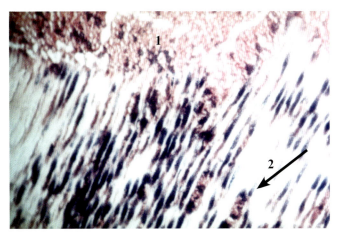

Fig. 5. Detalhe da zona de infecção. Zona de necrose (1), túbulos rompidos pelas colônias bacterianas (seta) e túbulos dentinários preenchidos por bactérias (2). As Gram positivas estão coradas em vermelho e as Gram negativas, coradas em azul. (Gram 40x).

1. *Corpo da lesão*

- *zona de destruição* (zona de necrose) – zona de desorganização avançada da dentina, progressivamente formada através de diferentes mecanismos. Os túbulos dentinários preenchidos por bactérias aumentam seu diâmetro pela invasão progressiva da dentina intertubular e pela reabsorção periférica das suas paredes, que posteriormente confluem originando espaços largos, ricos em microrganismos. Após a dissolução dos cristais de hidroxiapatita da dentina intertubular, fibrilas típicas de colágeno com estriações cruzadas são observadas em íntimo contato com os microrganismos Gram-positivos invasores.
- *zona de infecção* (zona de dentina infectada) – essa camada de dentina opaca superficial pode ser corada pela fucsina e representa uma camada rica em microrganismos, sendo caracterizada pela presença de bactérias Gram-positivas dentro de túbulos dentinários. Esses microrganismos geralmente seguem as ramificações laterais dos túbulos antes de se infiltrarem pela dentina intertubular (Fig. 5).
- *zona de desmineralização* (zona de dentina afetada) – essa zona é a parte mais profunda do corpo da lesão, é livre de bactérias e caracteriza-se pelo alargamento dos túbulos dentinários desmineralizados devido à ação de ácidos bacterianos.

2. *Zona translúcida*

Adjacente à dentina normal interna, essa zona possui os lúmens dos túbulos dentinários mais ou menos calcificados. A calcificação intratubular ocorre tanto pela mineralização inicial dos espaços periodontoblásticos, seguida da calcificação dos processos odontoblásticos, como pela calcificação inicial intracitoplasmática e depois mineralização periodontoblástica. Além da presença de cristais de hidroxiapatita intratubulares, cristais largos romboédricos de *whitelockita* são frequentemente vistos dentro dos túbulos dentinários escleróticos.

Nas lesões avançadas, os processos destrutivos sobrepõem-se às respostas de defesa do complexo dentina-polpa. A zona translúcida é desorganizada pelos ácidos e pelas enzimas bacterianas e converte-se em uma discreta camada ao redor da lesão de cárie. O corpo da lesão cresce e consiste principalmente em zona de infecção e de necrose. Há aumento da inflamação pulpar e, se ocorre formação de dentina terciária, ela é bastante distrófica e pode apresentar invasão microbiana.

CARACTERÍSTICAS MICROSCÓPICAS DA CÁRIE DE DENTINA EM RELAÇÃO À SUA VELOCIDADE DE PROGRESSÃO

O desenvolvimento das lesões de cárie não é um processo contínuo de desmineralização, mas um curso intermitente desta intercalado com remineralização. Lesões em progressão são denominadas lesões ativas e o fator que prevalece é a desmineralização tecidual. Em dependência de vários fatores, há uma desmineralização maior, acompanhada ou não, por respostas do complexo dentina-polpa. Isso altera o quadro clínico e histopatológico da cárie e, por consequência, a abordagem clínica e tratamento.

LESÕES DE PROGRESSÃO LENTA
(CÁRIE CRÔNICA DE DENTINA)

Nas lesões de cárie de dentina de progressão lenta, há aumento da mineralização da dentina subjacente. Essa é uma resposta típica da dentina primária a um estímulo externo, leve ou moderado, de qualquer natureza. As lesões de dentina sem sintomas clínicos, que são duras, secas e castanho-escuras são lesões típicas de cáries interrompidas ou lesões de progressão lenta, em que a profundidade da dentina desmineralizada é frequentemente limitada. Pode haver bactérias remanescentes nos túbulos dentinários de tais lesões. Estas lesões podem não requerer intervenção imediata e devem ser mantidas sob observação.

As principais alterações da dentina neste tipo de lesão cariosa envolvem a secreção de dentina peritubular altamente mineralizada, o que reduz o tamanho dos túbulos. Esta secreção ocorre antes da desmineralização da dentina. Os depósitos minerais intratubulares dentro da dentina desmineralizada podem também ocluir os túbulos e serem identificados como cristais de hidroxiapatita e de *whitelockita*. Estes depósitos representam a reprecipitação de alguns minerais dissolvidos pelos ácidos e são mecanismos de defesa importantes porque reduzem a permeabilidade da dentina, o que por sua vez reduz as oportunidades de ingresso de antígenos bacterianos e agentes que possam levar a respostas inflamatórias da polpa. Além dessa deposição mineral, há a formação da dentina terciária subjacente à dentina afetada.

LESÕES DE PROGRESSÃO RÁPIDA
(CÁRIE AGUDA DE DENTINA)

As respostas da dentina associadas a lesões de cárie de progressão rápida são aquelas em que a desorganização do esmalte e da dentina afetados ocorrem em meses, ou talvez em anos, e que resultam em mudanças na região dos odontoblastos e da pré-dentina, incluindo destruição dos odontoblastos e falta de formação da dentina terciária.

As lesões de progressão rápida são amolecidas, úmidas e de coloração amarelo-clara, em geral dolorosas, e a desmineralização pode penetrar profundamente na dentina. Embora haja o desenvolvimento da zona translúcida nestas lesões, a importância relativa dos depósitos intratubulares, como uma barreira contra bactérias e agentes tóxicos ou alergenos, é baixa. Estas lesões devem receber atenção imediata.

LESÕES DE CÁRIE INTERROMPIDAS

Nas cáries interrompidas de dentina, foram identificados cristais largos nos túbulos dentinários entre a dentina amolecida e a endurecida. Este processo parece ocorrer em algumas etapas:

Primeiro estágio: os ácidos produzidos pelas bactérias invasoras dissolvem o mineral que circunda a dentina intertubular. Os fluidos tubulares tornam-se saturados com cálcio, magnésio e íons fosfato. A lesão progride, a menos que o nível de metabolismo das bactérias seja reduzido. Se menos ácido é produzido, ocorre o segundo estágio.

Segundo estágio: a solução saturada precipita, produzindo cristais grandes de fosfato tricálcico. Estes cristais são comparativamente solúveis, mas nunca obstruem o túbulo.

Terceiro estágio: os processos odontoblásticos, protegidos pelos grandes cristais que obstruem os túbulos, secretam colágeno dentro do túbulo dentinário. Pequenas placas de cristais de hidroxiapatita acumulam-se, e são menos solúveis que o fosfato tricálcico e, assim, obstruem os túbulos de maneira mais efetiva. Ao mesmo tempo, ocorre o crescimento dos cristais da dentina intertubular.

CONSIDERAÇÕES FINAIS

Todos os estágios entre as lesões de cárie interrompidas e as lesões ativas podem ser encontrados, e esta situação faz do plano de tratamento um desafio.

Um aspecto fundamental do tratamento odontológico é a escolha entre diferentes abordagens para dentes cariados. Se as lesões de cárie progridem até o ponto em que necessitam de intervenção restauradora, é importante entender as alterações teciduais que ocorreram no esmalte e na dentina durante o desenvolvimento da lesão para optar pela técnica e tipo de material restaurador mais adequados a serem utilizados.

Baseados no conhecimento das regiões histopatológicas da cárie de esmalte, sabe-se que as lesões desmineralizadas podem existir bem antes da sua manifestação clínica e, até o rompimento do teto da lesão, estas são completamente remineralizáveis, permitindo intervenções conservadoras. Isso não é possível após o desabamento do teto da lesão.

Quanto à cárie de dentina, as alterações intratubulares, bem como a formação da dentina terciária, afetarão o desempenho do tratamento restaurador. A avaliação de tais respostas teciduais deve ser considerada no plano de tratamento.

Até o momento, poucas filosofias de tratamento fazem muitas distinções entre o tratamento restaurador de lesões ativas e o das crônicas ou interrompidas. Todavia, as duas condições representam alterações teciduais significativas, e diferentes, no complexo dentina-polpa. Em casos de cárie ativa, quando os túbulos dentinários abertos e permeáveis persistem, ou quando o preparo resulta na abertura da dentina não afetada, um cuidado maior deve ser considerado em todas as fases do procedimento restaurador, mais do que nos casos em que a dentina é pouco permeável, como se vê nas cáries crônicas. Uma abordagem ótima das condições clínicas em questão só pode ser feita com base no conhecimento da biologia do complexo dentina-polpa.

Dessa forma, o olhar sobre a doença cárie alarga-se com os conhecimentos da sua etiopatogenia e os aspectos microscópicos, proporcionando a atuação mais apropriada e específica a cada tipo de lesão, com mais chances de preservação das estruturas dentais saudáveis remanescentes e proteção da polpa.

REFERÊNCIAS

1. Darling AI. Studies of the early lesions of enamel caries with transmitted light, polarized light and radiography. Br Dent J 1956; 101:289-329.

2. Silverstone LM. The structure of carious enamel including the early lesion. Oral Sci Rev 1973; 4:100-160.

3. Silverstone LM, Hicks MJ, Featherstone MJ. Dynamic factors affecting lesion initiation and progression in human dental enamel. The dynamic nature of enamel caries. Quint Int 1988; 19:683-710.

4. Holmen L, Thyltrup A, Ogaard B, Kragh F. A scanning electron microscopic study of progressive stages of enamel caries in vivo. Caries Res 1985; 19:355-367.

7. Brannström M, Gola G, Nordenval KJ, Torstenson B. Invasion of microorganism and some structural changes in incipient enamel carie. Caries Res 1980; 14:276-284.

5. Lee DD, LeGeros RZ. Microbeam electron difraction and lattice fringe studies of defect structures in enamel apatites. Calcif Tissue Int 1985; 37:651-658.

6. Simmelink JW, Nygaard VK. Ultrastructure of striations in carious human enamel. Caries Res 1982; 16:179-188.

7. Frank RM. Estructural events in the caries process in enamel, cementum, and dentin. J Dent Res 1990; 69(Spec Iss):559-566.

8. Brannström M, Gola G, Nordenval KJ, Torstenson B. Invasion of microorganism and some structural changes in incipient enamel carie. Caries Res 1980: 14:276-284.

9. Seppä L, Alakuijala P, Karvonen I. A scanning electron microcopic study of bacterial penetration of human enamel in incipient caries. Arch Oral Biol 1985; 30:595-598.

10. Möller H, Schröder, U. Early natural subsurface caries. Caries Res 1986; 20:97-102.

Capítulo 5

ASPECTOS BIOQUÍMICOS DA CÁRIE DENTÁRIA

Fausto Medeiros Mendes
Fernando Neves Nogueira

ESTRUTURA DO ESMALTE

As lesões de cárie dentária, na maioria das vezes, iniciam-se no esmalte dentário. Este é a estrutura que recobre a coroa dos dentes e o tecido mais duro e mineralizado do organismo, possuindo mais de 95% da sua massa de componentes inorgânicos, todos eles no estado cristalino. O restante da sua composição é formado basicamente por proteínas não colágenas e água.

O tecido origina-se de células epiteliais, e após totalmente formado não possui células na sua estrutura. A sua espessura varia de 1 a 3 mm, de acordo com o local do dente. Macroscopicamente, o esmalte possui uma superfície aparentemente contínua, firme e comprimida. No entanto, em aumentos maiores, podemos verificar diversos níveis estruturais deste tecido.[1,2]

O esmalte é formado por prismas que se estendem do limite amelodentinário até a superfície do dente. Entre esses prismas, existem regiões interprismáticas, que possuem composição semelhante à do esmalte prismático.

Cada prisma é formado por cristais firmemente unidos, dispostos de maneira organizada. A diferença entre o esmalte prismático e interprismático está apenas na orientação desses cristais. Apesar da aparência de forte união, os cristais são separados por espaços estreitos intercristalinos, que são preenchidos por água ou material orgânico. Estes espaços formam os poros ou microporos do esmalte. Os cristais do esmalte possuem comprimento de 100 μm e espessura de 20 μm, aproximadamente. A seção transversal dos cristais é hexagonal.[1-4]

O componente mineral principal do esmalte é a apatita. Apatita é o nome genérico para uma classe mineral, representada pela fórmula D_5T_3M, em que D é um cátion divalente (Ca^{4+}, Ba^{4+}), T um ânion composto trivalente (PO_4^{3-}, AsO_4^{3-}), e M um ânion monovalente (OH^-, F^-, Cl^-).

Como a unidade básica do cristal contém duas unidades da fórmula descrita, têm-se a fórmula $D_{10}T_6M_2$.[5]

As apatitas encontradas nos organismos vivos em geral são as hidroxiapatitas cálcicas, com fórmula representada por $Ca_{10}(PO_4)_6OH_2$. Métodos analíticos possibilitaram a verificação de grande quantidade de carbonato (CO_3) e outros elementos menores, tais como magnésio, flúor, cloro, zinco, sódio, estrôncio, entre outros. Desse modo, as apatitas biológicas devem ser descritas como hidroxiapatita carbonatada, e são representadas pela fórmula:[5]

$$[(Ca, Mg, Na, X)_{10}(PO_4, HPO_4, CO_3)_6(OH, Cl)_2]$$

Outro aspecto importante das apatitas biológicas é que a relação molar entre cálcio e fósforo da apatita do esmalte e da dentina é mais baixa (entre 1,62 e 1,64) do que o valor estequiométrico de 1,67 para hidroxiapatita sintética. Essa relação mais baixa ou deficiência de cálcio das apatitas dentárias pode ser atribuída à incorporação de HPO_4^{2-}.

A hidroxiapatita do esmalte difere das apatitas que formam o osso e a dentina em muitas propriedades: cristalinidade, maior no esmalte; concentração de elementos menores, principalmente carbonato e magnésio que estão em concentrações maiores na dentina e no osso; e solubilidade em tampões ácidos, que ocorre em menor grau no esmalte.[5]

A incorporação de elementos menores alteram significativamente algumas propriedades do esmalte. A incorporação do carbonato é de especial interesse, pois este é o menor componente mais prevalente no esmalte. Parece que ele é absorvido no esmalte substituindo o fosfato (PO_4). Tal incorporação, assim como a substituição de cálcio (Ca) por sódio (Na), aumenta a solubilidade do esmalte. Estudos semelhantes mostram que o magnésio (Mg) integrado em quantidades limitadas diminui o tamanho do cristal e também aumenta a solubilidade. Além disso, a incorporação de Mg e CO_3 tem efeito sinérgico na cristalinidade e propriedades de dissolução das apatitas sintéticas.[3,5]

Em torno dos cristais de hidroxiapatita, fazem parte íons adsorvidos de diferentes cargas, tais como cálcio, fosfato, carbonato, flúor, entre outros. Na parte externa do cristal, está presente uma camada de hidratação firmemente ligada ao cristal. Essa camada de hidratação só é separada do cristal em altíssimas temperaturas (Fig. 1).[6]

O esmalte dos dentes decíduos apresenta algumas características diferentes da dos permanentes. A espessura do esmalte dos dentes decíduos é aproximadamente a metade da encontrada nos permanentes. Além disso, observações feitas com microscópio de luz polarizada em secções de dentes decíduos mostram regiões com conteúdo mineral menor do que nos permanentes. Outras técnicas demonstraram um conteúdo mineral do esmalte do dente decíduo em torno de 87%, enquanto no dente permanente essa porcentagem variou em torno de 92%. A concentração de alguns elementos-traço, tais como potássio, manganês, sódio, zinco, também são diferentes entre os dois tipos de dente.[4,5]

O tamanho dos prismas no dente decíduo varia de 4 a 7 μm, enquanto no dente permanente essa variação é entre 6 e 10 μm. Uma camada de esmalte aprismático está presente de forma mais regular nos dentes decíduos, com espessura em torno de 7 μm. Embora esta camada esteja presente no esmalte dos dentes permanentes, ela é mais irregular e com espessura em torno de 4 a 5 μm.[2,5]

Essas características do esmalte, bem como as diferenças entre dentes decíduos e permanentes, são muito importantes no início e na progressão da lesão de cárie no dente.

ESTRUTURA DA DENTINA

A dentina está presente logo abaixo do esmalte. É um tecido menos mineralizado do que o esmalte dentário possuindo cerca de 70% da sua massa de componentes inorgânicos, 12% de água e 18% de material orgânico. Entre os materiais orgânicos encontrados, 85% são constituídos de colágeno do tipo I, 5% de colágenos dos tipos III e V e os outros 10% de proteínas não colágenas. Entre essas proteínas, podemos citar proteoglicanas, fosfoproteínas, proteínas morfogenéticas, glicoproteínas ácidas, fosforinas, sialoproteínas, GLA-proteínas e proteínas séricas. A sua estrutura assemelha-se muito a do osso, sendo, porém mais duro.[2]

A dentina apresenta estrutura tubular, que é importante por conferir elasticidade, possibilitando o amortecimento dos esforços mastigatórios.

A estrutura tubular é resultante do processo de mineralização em que os odontoblastos secretam a matriz dentinária ao redor de seu prolongamento, havendo a mineralização desta, permanecendo este prolongamento dentro da dentina, formando um túbulo. Dessa forma, haverá menos conteúdo orgânico nesse tecido, onde serão encontrados espaços ocupados pelo odontoblasto. O padrão de mineralização é diferente no tecido dentinário. Histologicamente, são encontrados 2 tipos de dentina. A primeira é a peritubular, presente ao redor dos túbulos, e a segunda é a intertubular, localizada entre os túbulos. A dentina peritubular apresenta mais conteúdo mineral, havendo poucas fibras colágenas. Na dentina intertubular, acontece o inverso. Há menos conteúdo mineral e grande quantidade de fibras colágenas. Vale lembrar que a dentina peritubular é a maior parte da dentina presente no dente.[2,6]

O mineral da dentina também á a apatita, sendo a hidroxiapatita, assim como no esmalte, a principal apatita presente. Porém, são encontradas maiores quantidades de apatitas ricas em carbonato e magnésio, sendo

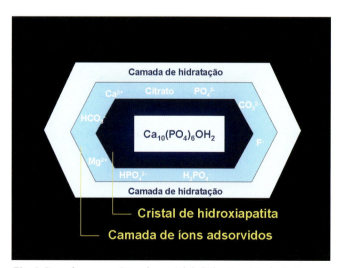

Fig. 1. Desenho esquemático do cristal de hidroxiapatita do dente e sua camada de hidratação. Modificado de Jenkins.[6]

essas duas mais solúveis em meio ácido do que a hidroxiapatita.[2,5]

Diferente do esmalte, a dentina é um tecido vivo, pois possui relação íntima com o tecido pulpar através dos prolongamentos odontoblásticos. Dessa forma, como veremos a seguir, a resposta à injúria provocada pela cárie na dentina é diferente do que ocorre no esmalte dentário.

A DOENÇA CÁRIE E A FORMAÇÃO DA LESÃO CARIOSA NO ESMALTE

A cárie dentária é uma doença que afeta os tecidos duros do dente e atinge grande parcela da população. Algumas bactérias presentes na cavidade bucal são capazes de se aderirem à superfície do dente. Quando o indivíduo ingere alimentos contendo carboidratos (especialmente sacarose), estes microrganismos metabolizam esse substrato produzindo ácidos orgânicos, principalmente ácido láctico. Isso causa queda de pH no ambiente bucal e no fluido do biofilme (Fig. 2).[4,7-9]

Apesar de o esmalte dentário ser um tecido acelular, ele não é um material inerte na cavidade bucal, mas sim um sistema químico ativo que participa de uma série de reações de trocas iônicas entre seus constituintes e o meio ao redor. Além disso, apesar da aparência contínua da superfície do esmalte, esta é formada por inúmeros cristais de hidroxiapatita carbonatada separados entre si por espaços intercristalinos diminutos preenchidos por água e material orgânico. Esses espaços servem como o primeiro caminho de entrada dos ácidos do biofilme no esmalte, e, portanto, constituem a via de difusão primária para a dissolução ácida inicial que resulta na lesão de cárie.[4,9]

Com o início da dissolução, a remoção mineral começa a ocorrer na periferia dos cristais, diminuindo-os de tamanho. Consequentemente, os espaços intercristalinos aumentam, proporcionando uma via mais ampla de difusão de ácidos provenientes do meio externo ao dente. Isso faz que a perda de mineral seja maior nesse momento. Enquanto o pH do fluido do biofilme estiver baixo, ocorrerá perda mineral (Fig. 2). Com os sistemas tampões presentes na cavidade bucal, os ácidos são neutralizados, e o meio volta a um pH mais alto, que deixa de favorecer a saída de minerais do esmalte para o meio, e passa a favorecer a reposição dos minerais perdidos.[7]

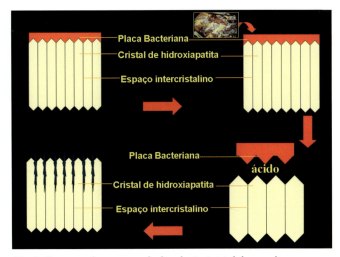

Fig. 2. *Esquema do processo de dissolução inicial do esmalte provocado pela cárie dentária.*

Isso ocorre porque em determinada faixa de pH, os produtos de solubilidade da hidroxiapatita são supersaturadas em relação à concentração desses elementos na saliva e no fluido do biofilme. Abaixo desse pH, ocorre o inverso, e isso favorece a saída de íons do esmalte. Esse valor de pH em que ocorre essa inversão da direção do transporte de íons é denominado de pH crítico. Esses valores dependem da concentração de cálcio, fosfato e flúor no meio bucal, e das propriedades de solubilidade do mineral nas diferentes regiões do dente, e estão entre 5,3 e 5,5.[4]

A reação química do equilíbrio entre os minerais da hidroxiapatita e os seus produtos de solubilidade na saliva e no fluido do biofilme pode ser descrita simplificadamente da seguinte forma:

$$Ca_{10}(PO_4)_6(OH)_2 \leftrightarrow 10\ Ca^{2+} + 6\ PO_4^{3-} + 2\ OH^-$$

A formação da lesão de cárie deve-se a um desequilíbrio dessa reação, em que a reprecipitação mineral é menor que a perda que ocorre em pH abaixo do crítico. Arends & Ten Cate[3] descreveram bem o processo de cárie. Os autores consideraram **D** a quantidade de esmalte perdido e **R** a de mineral depositado. Quando **D < R**, temos equilíbrio; nos casos em que **D > R**, ocorre desmineralização pronunciada, levando eventualmente à formação de lesão de cárie no esmalte. Em estágios mais avançados, segue-se a formação de cavidade. Quando temos **D < R**, os defeitos presentes no esmalte são remineralizados pela saliva.

Esse desbalanceamento favorecendo a perda mineral pode levar meses ou anos para se manifestar clinicamente. A perda mineral inicial só é observada ultraestruturalmente. Com a progressão da perda mineral, ocorre a manifestação clínica. Essa primeira manifestação recebe o nome de lesão de mancha branca ou lesão de cárie incipiente. Essa aparência deve-se às propriedades ópticas do esmalte dentário. O índice de refração da hidroxiapatita é de 1,62. Apesar da água contida nos espaços intercristalinos, que possui índice de refração mais baixo (1,33), essa quantidade é pequena e não interfere no aspecto óptico do esmalte sadio. No entanto, quando ocorre aumento desses espaços devido à progressão da lesão de cárie, aumenta a quantidade de água. Quando esse aumento é considerável, nas regiões onde há aumento da porosidade do esmalte, este adquire uma aparência mais esbranquiçada, por causa da diferença do índice de refração entre água e hidroxiapatita. Quando secamos essa região, a água é substituída por ar, que possui índice de refração ainda menor (1,00), e o esmalte fica ainda mais esbranquiçado.[4,8,10]

A lesão de mancha branca apresenta uma superfície aparentemente intacta. Quando esse tipo de lesão é secionada transversalmente e examinada por microscópio, observa-se perda de mineral abaixo da superfície, enquanto esta permanece sem grandes modificações comparadas com o esmalte hígido. Essa particularidade da lesão subsuperficial é a principal característica da lesão de cárie em esmalte. O formato da lesão na imagem histológica é triangular. A região de maior perda mineral, abaixo da camada superficial, foi denominada corpo da lesão (Figs. 3 e 4).

Além dessas duas zonas, outras duas regiões foram atribuídas às lesões de mancha branca, quando observadas em microscópio de luz polarizada. São as zonas escura e translúcida. Estas zonas são mais bem observadas quando as seções do dente são embebidas em um meio com índice de refração semelhante ao do esmalte. Uma substância bastante adequada é a quinolina. A zona escura localiza-se após o corpo da lesão e é o resultado de inúmeros ciclos de perda e ganho de mineral. Com isso, a quinolina não consegue penetrar nos poros diminutos dessa região, o que confere à região um aspecto escuro em relação ao esmalte sadio e ao restante da lesão embebida em quinolina (Fig. 5).

Já a zona translúcida, quando é observada, fica logo após da zona escura. Ela representa a frente de avanço da lesão, ou seja, o início da desmineralização naquele local. A aparência deve-se à maior penetração da quinolina nessa região (Fig. 5).[4]

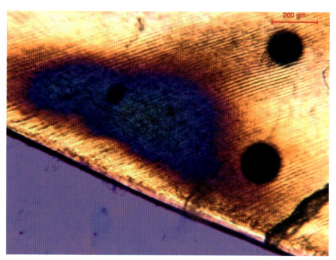

Fig. 3. Aspecto histológico da lesão de cárie de mancha branca evidenciando o formato da lesão de cárie.

Estudos subsequentes observaram em microscópio eletrônico de varredura que, no esmalte sadio, o diâmetro dos cristais varia de 35 a 40 µm; na zona translúcida, são menores e varia de 25 a 30 µm. Já na zona escura, os cristais são significativamente maiores, entre 50 e 100 µm. No corpo da lesão, o diâmetro dos cristais é muito menor, de 10 a 30 µm, enquanto na zona superficial os diâmetros dos cristais são maiores do que no esmalte sadio, variando de 40 a 80 µm.[4]

A formação da lesão subsuperficial com a manutenção da superfície relativamente intacta é um fenômeno complexo. Estudos têm demonstrado que a dissolução ácida inicial ataca a superfície causando um "amolecimento", um pouco diferente da lesão subsuperficial. Isso faz as vias de difusão iniciais serem ampliadas. Esse fenômeno tem sido observado principalmente em lesões formadas de maneira rápida, como em lesões de cárie artificiais ou lesões induzidas *in vivo*, e mostram perda mineral preferencial na região intercristalina. Em lesões de mancha branca formadas durante períodos prolongados, a superfície é mais mineralizada.[7]

Muitas teorias têm sido formuladas para explicar o desenvolvimento da lesão subsuperficial, tais como: ultrapassagem dos cristais da superfície por metabólitos bacterianos, proteção da superfície por material adsorvido – como proteínas salivares, flúor ou outros protetores –, diferenças na estrutura anatômica ou na composição mineral fazendo com que a região subsuperficial seja mais

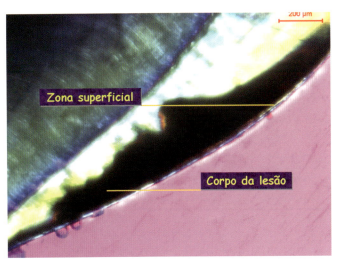

Fig. 4. Lesão de cárie de mancha branca evidenciando a zona superficial e corpo da lesão. Meio de embebição - água destilada.

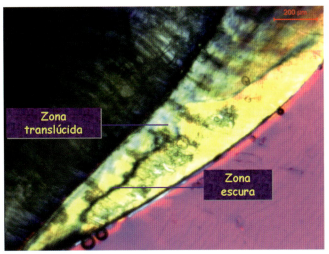

Fig. 5. Mesma lesão de cárie observada na figura 4, mas com meio de embebição quinolina, evidenciando as zonas escura e translúcida.

solúvel do que a superfície são alguns modelos propostos. No entanto, formação de lesões artificiais na ausência de flúor, ou em pastilhas de hidroxiapatita sintética prensadas, ou ainda em esmalte com a superfície removida por desgaste contrariam esses modelos.[7]

Uma outra teoria propõe que o cálcio e o fosfato, que vão para fora da região subsuperficial, são precipitados na camada mais externa superficial na forma de uma fase mais estável de cálcio e fosfato, preservando a camada superficial. Segundo Zero,[9] esta é a teoria mais aceita. Já Arends & Christoffersen[7] afirmaram que a combinação dessa teoria com a da presença de inibidores na superfície é a melhor explicação para a formação da lesão subsuperficial. No entanto, a maioria dos autores concorda que esse fenômeno é muito mais complexo e, em lesões formadas naturalmente na cavidade bucal, a combinação de outros fatores devem estar associados.

REMINERALIZAÇÃO DE LESÕES DE CÁRIE

Muitos termos têm sido atribuídos ao fenômeno de depósito mineral dentro ou sobre o esmalte desmineralizado, tais como remineralização, recalcificação, reendurecimento, reprecipitação ou recristalização. A remineralização das lesões de cárie em esmalte tem sua analogia no fenômeno de cicatrização que ocorre em tecidos moles. Segundo Thylstrup & Fejerskov,[4] o termo remineralização não deve ser usado para designar o fenômeno de paralisação das lesões de mancha branca, pois o reparo a ou reconstrução total geralmente não ocorre, mas sim a paralisação do avanço da lesão. A mancha branca, nesses casos permaneceria como uma "cicatriz" no esmalte. Outros autores definiram a remineralização como a reparação do dano ácido do esmalte por íons minerais de origem salivar. A remineralização poderia paralisar as lesões de cárie e reduzir as manchas brancas.[11]

Poucos trabalhos conseguiram um reparo total de lesões de cárie em esmalte, tanto as naturais como as artificiais.[8,12] De acordo com esses autores, se remineralização fosse definida como aumento de mineral em uma lesão de cárie e se uma lesão mostrando qualquer incorporação de mineral é julgada remineralizada, então esta certamente poderia ser alcançada. Por outro lado, se a remineralização fosse definida como uma recuperação total ou significante da perda mineral, principalmente no corpo da lesão, então pouca evidência apoiaria a remineralização.[8,12]

A discussão em relação ao termo possui pouco ou nenhum significado clínico, pois a recuperação total da lesão não é necessária. A paralisação do desenvolvimento da lesão e um subsequente ganho de mineral limitado, principalmente à superfície, conferem tanto resistência química como mecânica à lesão. No entanto utilizaremos o termo remineralização, pois a maioria dos artigos revisados é estudos *in vitro* que conseguem uma incorporação mineral não limitada à superfície. Nos estudos de lesões de cárie em esmalte, tanto na cavidade bucal como em laboratório, o termo remineralização nos parece adequado, principalmente quando os mecanismos de reparação são bem entendidos.

As primeiras observações de que a saliva era capaz de recuperar superfícies de esmalte atacadas por ácidos foram relatadas por Head e datam do início do século XX, em 1912. Experimentos *in vitro* demonstraram que a superfície do esmalte desmineralizado recuperava parte de sua dureza quando exposta à saliva ou a soluções com alguns componentes minerais presentes na saliva.

Em um estudo muito importante para a literatura, o autor examinou superfícies vestibulares de primeiros molares permanentes de crianças de 8 anos de idade para verificar lesões de mancha branca, presença de cavidade de cárie ou superfícies hígidas. Quando essas mesmas crianças foram examinadas novamente aos 13 anos de idade, o autor verificou que tanto o número de cavidades como o de superfícies hígidas havia aumentado, enquanto o número de lesões de mancha branca havia diminuído. Esse trabalho mostrou uma importante evidência científica de que as lesões de mancha branca podem evoluir tanto para a formação de cavidade, como para a paralisação.[13]

A partir disso, muitos estudos foram realizados para tentar entender os mecanismos de remineralização de lesões cariosas e os fatores que influenciam esse mecanismo. Estudou-se soluções remineralizadoras para serem utilizadas em pesquisas *in vitro* ou no tratamento dessas lesões na cavidade bucal. Estes estudos foram realizados tanto em lesões de cárie artificiais como em lesões de mancha branca formadas na cavidade bucal.[3]

Estudos expondo lesões naturais de mancha branca à saliva e a soluções remineralizadoras foram realizados. As lesões respondiam melhor às soluções formuladas que à saliva, e a saliva de indivíduos sem cárie remineralizavam mais do que indivíduos com lesões de cárie. A remineralização foi verificada pela redução do tamanho do corpo da lesão e espessamento da zona escura, observada com microscópio de luz polarizada.[3]

A remineralização se dá por depósito direto de hidroxiapatita. No entanto, há evidências de que a hidroxiapatita não seja estequiométrica, mas seja deficiente de cálcio ou rica em fosfato. Diversos trabalhos verificaram que ocorre um depósito inicial maior, diminuindo em algumas semanas.[3]

O local preferencial de depósito do mineral depende da composição da solução remineralizadora. Processos de difusão e precipitação estão envolvidos. A precipitação iria se realizar de maneira mais rápida e na parte mais externa da lesão, enquanto a difusão nas partes mais internas. Na remineralização com baixas concentrações de cálcio e fosfato (por volta de 1 mM), a remineralização ocorre mais profundamente. Se aumentarmos essa concentração, verifica-se uma superfície mais mineralizada e pouca alteração na profundidade da lesão.[3]

A adição de flúor à solução causa alterações nos padrões e na velocidade de remineralização. A incorporação de 1 ppm de flúor à solução aumenta significativamente a velocidade de remineralização. Além disso, favorece a incorporação de uma apatita mais rica em cálcio. Isso pode ocorrer porque o flúor dificultaria a entrada de fosfato na lesão. Concentrações maiores de flúor ou de outros componentes, como o cálcio e fosfato, favorecem a precipitação na superfície. Esse seria um dos fatores que impedem ou dificultam a entrada de íons no corpo da lesão.[3]

Larsen & Fejerskov[12] listaram alguns fatores prováveis que impedem a remineralização total das lesões de cárie. Segundo os autores, embora a saliva e a solução remineralizadora sejam supersaturadas com relação à apatita, a quantidade total de mineral dissolvido é pequena. Somado a isso, o gradiente de concentração da solução e do esmalte é pequeno, que indica uma difusão lenta, dentro e fora da lesão. Além disso, o ganho de cálcio e fosfato pelos cristais de apatita do esmalte é tão rápido que, por estimativa, a fase aquosa dentro dos poros pode ser apenas marginalmente supersaturada nas partes mais profundas da lesão.

A camada superficial das lesões de esmalte também pareceu um sério obstáculo para a remineralização, de forma que a região subsuperficial permanece hipomineralizada depois da exposição à remineralização salivar. Além disso, o mecanismo de nucleação de novos cristais de apatita para substituir cristais perdidos ainda é um enigma. Foi verificado que, durante a remineralização, mineral é inicialmente depositado perto da superfície, mas durante lavagem ou remineralização prolongada, este depósito é facilmente removido. Ainda segundo esses autores, é possível que as condições de precipitação sejam favoráveis na região de mínimas diferenças de densidade mineral entre a lesão e o esmalte sadio.[3]

Outras condições de remineralização também têm sido estudadas. Estudos verificaram experimentalmente que a remineralização pode ocorrer em temperaturas variadas. Arends & Ten Cate[3] descreveram a remineralização de lesões artificiais em temperaturas de 25 a 50 °C, sendo que nas temperaturas mais altas, maior deposição mineral foi verificada. Robinson et al.[11] verificaram que a remineralização *in vitro* poderia ser aumentada tratando a superfície do esmalte com hipoclorito de sódio. Isso levou os autores a concluírem que material orgânico presente na superfície, provavelmente de origem proteica, atuaria como uma barreira de difusão de íons. Não se sabe, no entanto, se esse material é derivado da película ou do biofilme, ou se são proteínas do esmalte, em especial dentro da lesão.

Foi observado experimentalmente que a remineralização pode ocorrer em lesões profundas no esmalte ou que já atingiram a dentina, embora esta ocorra de forma bastante lenta. O autor verificou uma incorporação de mineral relativamente maior na dentina que no esmalte, em secções finas com lesões de cárie artificiais, remineralizadas durante 200 dias.[14]

Clinicamente, podemos observar lesões remineralizadas ou inativas na cavidade bucal, que permanecem como "cicatrizes" no tecido, com baixa probabilidade de evoluírem. Essas lesões, que possuem aspecto liso e brilhante (Fig. 6) – algumas vezes pigmentadas (Fig. 7) –, devem ser diferenciadas das lesões ativas, com aspecto rugoso e opaco (Figs. 8 e 9). Dessa forma, o diagnóstico e tratamento serão mais adequados para o paciente. Quando a lesão atinge a dentina, o hospedeiro começa a apresentar uma resposta frente à injúria, como veremos a seguir.

LESÃO DE CÁRIE EM DENTINA

Quando o avanço da lesão cariosa ultrapassa o limite amelodentinário, diferenças fundamentais no padrão de desenvolvimento da lesão de cárie dentária são observadas. Tem sido observado que o avanço da lesão nesse tecido é mais rápido, uma vez que apresenta menos conteúdo mineral e mais conteúdo orgânico.

Quando a lesão de cárie atinge a dentina, a porção superficial do tecido sofre a desmineralização inicial. O órgão dentinopulpar, na tentativa de conter a invasão bacteriana futura, inicia o depósito de minerais dentro dos túbulos, mesmo antes de a lesão chegar no tecido.[15] Com a evolução dos processos, as bactérias ganham o interior dos túbulos dentinários e continuarão produzindo ácidos e prosseguindo com a desmineralização dentinária, inclusive da dentina esclerótica depositada dentro do túbulo.[4]

Outro mecanismo de defesa do hospedeiro frente ao avanço da lesão de cárie é a formação da dentina terciária ou reacional. Estudos têm demonstrado que moléculas bioativas aprisionadas na matriz dentinária mineralizada atuam como agentes sinalizadores para a formação de dentina reacional ou reparadora. Com a desmineralização provocada pela cárie, a concentração dessas moléculas aumenta, induzindo os odontoblastos a formarem dentina terciária. As principais moléculas envolvidas nessa sinalização são os **TGF-β** (*Transforming Growth Factor-Beta*).[16]

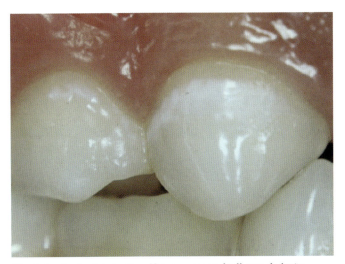

Fig. 6. *Lesão de cárie inativa. Notar o aspecto brilhante da lesão.*

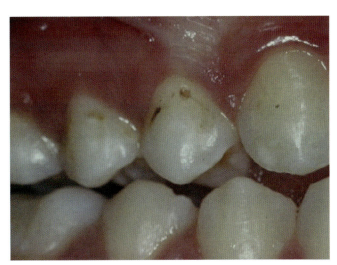

Fig. 7. *Lesão de cárie inativa pigmentada.*

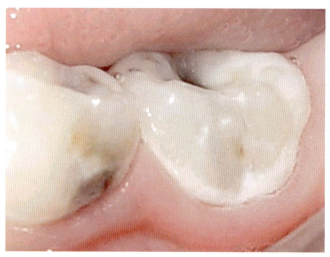

Fig. 8. Lesões de cárie ativas – Notar o aspecto opaco e a continuidade com a margem gengival.

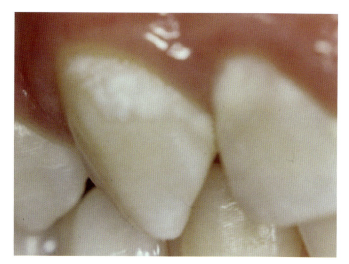

Fig. 9. Lesões de cárie ativas – Notar o aspecto opaco e a continuidade com a margem gengival

A lesão de cárie em dentina pode possuir camadas distintas, fundamentais para o clínico, uma vez que norteiam até onde deve ser feita a remoção do tecido no ato do tratamento operatório. Fusayama et al.[17] dividiram, clinicamente, essas áreas, distinguíveis histologicamente, em dois grupos:

- dentina infectada: que compreende a zona necrótica, a zona desmineralizada avançada e a de invasão bacteriana.
- dentina afetada: que compreende a zona de desmineralização inicial, a zona de esclerose dentinária e a dentina reacional.

A dentina infectada caracteriza-se pela consistência amolecida, coloração amarelada, aspecto umedecido, alta concentração de bactérias e degradação das fibras colágenas pelos ácidos e enzimas proteolíticas produzidos pelas bactérias. Por já ter sofrido destruição e desorganização da matriz colágena, não é mais passível de remineralização. A sua consistência amolecida permite a sua fácil remoção com curetas para dentina (Fig. 10).

A dentina afetada, ainda que superficialmente apresente certo grau de desmineralização, tem a sua matriz orgânica intacta (colágeno íntegro) e com poucas bactérias, além de aspecto seco. As suas características clínicas são coloração mais acastanhada, consistência endurecida, que, se curetada, sai em lascas (Fig. 11). Frente a isso, com a paralisação do processo carioso, é possível a remineralização desta camada dentinária (Fig. 12). Os melhores critérios para o clínico diferenciar entre essas camadas

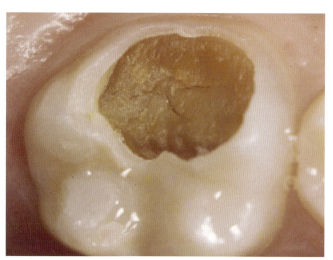

Fig. 10. Camada infectada da dentina cariada em uma lesão de cárie ativa em dentina.

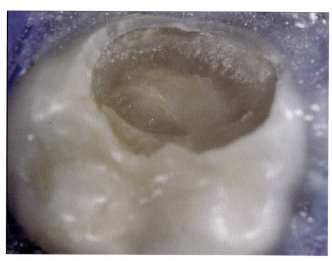

Fig. 11. Camada afetada da mesma lesão de cárie, após remoção parcial do tecido cariado.

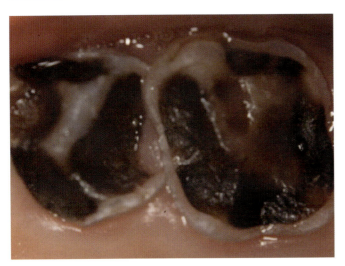

Fig. 12. Lesão de cárie profunda em dentina paralisada.

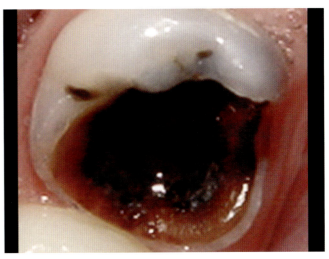

Fig. 13. Lesão de cárie inativa (paralisada) profunda em dentina. A inativação da lesão ocorreu sem intervenção do cirurgião-dentista, pela simples exposição do dente à saliva e a um menor acúmulo de biofilme após a formação da cavidade aberta.

ainda são a consistência e a coloração, embora alguns autores apontem-nos como critérios subjetivos.[18]

Assim como as lesões incipientes em esmalte, lesões com cavidade em dentina, mesmo muito profundas, podem ser paralisadas. A simples higienização das lesões são capazes de inativá-las.[19] Em lesões oclusais, devido ao padrão de progressão da lesão, dificilmente se consegue uma boa higienização e, portanto, dificilmente se consegue paralisar as lesões sem a colocação de algum material para selar a cavidade. Em dentes decíduos, no entanto, em virtude da espessura menor do esmalte, este se rompe com facilidade e a simples exposição da cavidade ao meio bucal, proporcionando melhor higienização dessa região, menor acúmulo do biofilme bacteriano e alimentos e maior acesso à saliva, faz com que lesões extensas sejam paralisadas. Nessas situações, tratamentos mais conservadores são indicados e apresentam melhor prognóstico (Fig. 13).

CONSIDERAÇÕES FINAIS

O conhecimento das estruturas dentárias e da base bioquímica do processo carioso é fundamental para o clínico poder executar um diagnóstico e tratamento adequado aos seus pacientes. Um pleno conhecimento da doença cárie, sua etiologia e forma de manifestação dos sinais clínicos são importantes para que se proceda adequadamente qualquer medida de tratamento e controle desta, pois de nada adianta a resolução das sequelas deixadas se a causa do problema em si não tiver sido solucionada.

A simples detecção de sinais clínicos provocados pela cárie e o tratamento restaurador desses sinais levavam os pacientes a um ciclo restaurador repetitivo,[20] filosofia que não mostrou melhoras na saúde bucal da população. Os pacientes, muitas vezes, retornavam ao consultório com lesões de cárie secundárias, pois não se preocupavam em tratar a doença (Fig. 14). O simples reconhecimento desses sinais, sem reconhecer o processo, é uma tarefa do dentista prático, sem nenhum conhecimento científico da doença que está abordando. O conhecimento da base bioquímica, que envolve os tecidos dentários e a doença cárie, faz os cirurgiões-dentistas, mesmo exclusivamente clínicos, serem muito mais que meros dentistas práticos; faz com que sejam verdadeiros profissionais de saúde.

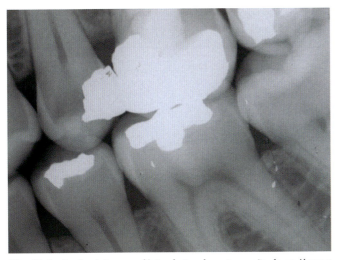

Fig. 14. Lesão de cárie secundária abaixo de restauração de amálgama no segundo pré-molar superior.

REFERÊNCIAS

1. Einspahr HM, Bugg CE. Enamel, apatite and caries – a crystallographic view. In: Menaker L, editor. The biologic basis of dental caries: an oral biology textbooket al. Hagerstown: Harper & Row, 1980. p. 191-207.

2. Katchburian E, Arana V. Histologia e embriologia oral. São Paulo: Panamericana, 1999.

3. Arends J, Ten Cate JM. Tooth enamel remineralization. J Crystal Growth 1981; 53(2):135-47.

4. Thylstrup A, Fejerskov O. Textbook of clínical cariology. 2nd ed. Copenhagen: Munksgaard, 1994.

5. LeGeros RZ. Calcium phosphates in demineralization/ remineralization process. J Clin Dent 1999; 10(2):65-73.

6. Jenkins GN. The physiology and biochemistry of the mouth. Oxford: Blackwell, 1978.

7. Arends J, Christoffersen J. The nature of early caries lesions in enamel. J Dent Res 1986; 65(1):2-11.

8. Fejerskov O. Concepts of dental caries and their consequences for understanding the disease. Community Dent Oral Epidemiol 1997; 25(1):5-12.

9. Zero DT. Dental caries process. Dent Clin North Am 1999; 43(4):635-64.

10. Kidd EAM, Fejerskov O. What constitutes dental caries? Histopathology of carious enamel and dentin related to the action of cariogenic biofilms. J Dent Res 2004; 83(Número especial C):C35-C8.

11. Robinson C, Hallsworth AS, Shore RC, Kirkham J. Effect of surface zone deproteinisation on the access of mineral ions into subsurface caries lesions of human enamel. Caries Res 1990; 24(4):226-30.

12. Larsen MJ, Fejerskov O. Chemical and structural challenges in remineralization of dental enamel lesions. Scand J Dent Res 1989; 97(4):285-96.

13. Backer-Dirks O. Posteruptive changes in dental enamel. J Dent Res 1966; 45(3):503-11.

14. Ten Cate JM. Remineralization of caries lesions extending into dentin. J Dent Res 2001; 80(5):1407-11.

15. Ogawa K, Yamashita Y, Ichijo T, Fusayama T. The ultrastructure and hardness of the transparent layer of human carious dentin. J Dent Res 1983; 62(1):7-10.

16. Smith AJ. Pulpal responses to caries and dental repair. Caries Res 2002; 36(4):223-32.

17. Fusayama T. Two layers of carious dentin: diagnosis and treatment. Oper Dent 1979; 4:63-70.

18. Maltz M, Oliveira EF, Fontanella V, Bianchi V. A clinical, microbiologic and radiographic study of deep caries lesions after incomplete caries removal. Quintessence Int 2002; 33(2):151-9.

19. Nyvad B, Fejerskov O. Assessing the stage of caries lesion activity on the basis of clínical and microbiological examination. Community Dent Oral Epidemiol 1997; 25(1):69-75.

20. Elderton RJ. Ciclo restaurador repetitivo. In: Kriger L, editor. ABOPREV – Promoção de saúde bucal. São Paulo: Artes Médicas, 1997. p. 195-200.

Capítulo 6

O PROCESSO CARIOSO EM DENTINA

Flávia Cohen Carneiro

COMPLEXO DENTINO PULPAR

A dentina pode ser definida como um tecido conjuntivo mineralizado e avascular, que na porção coronária do dente é recoberto por esmalte e, na porção radicular, por cemento. Juntamente com a polpa, constitui a maior parte do órgão dentário. Estes dois tecidos (dentina e polpa) possuem relação íntima desde o estágio de formação embrionária, pois ambos se originam da papila dentária. Funcionalmente, desempenham papel conjunto na defesa, nutrição e reparo dental. Qualquer agressão superficial na dentina será um estímulo para resposta de defesa pulpar. Os mecanismos de transmissão dos estímulos dentinários para a polpa estão relacionados à presença de prolongamentos dos odontoblastos – células pulpares – nos canalículos dentinários. Além disso, a teoria hidrodinâmica de movimentação de fluidos dentro dos túbulos dentinários é a mais aceita na justificação do processo da dor dentinária. É certo que eventos muito precoces de estímulo, como um simples acúmulo de biofilme bacteriano sobre a superfície de esmalte imaturo, podem levar a uma resposta pulpar, como será visto adiante neste capítulo.[1,2]

DENTINOGÊNESE

A formação da dentina é mediada pelas células pulpares – odontoblastos – que secretam uma matriz orgânica, chamada pré-dentina, que é gradualmente mineralizada. O processo de mineralização realiza-se pela formação de núcleos de mineralização com crescimento e deposição de cristais de hidroxiapatita. Estes núcleos de mineralização são conhecidos por calcosferitos. Quando ocorre falha na coalescência de alguns destes centros irradiadores da mineralização, permanecem, no dente maduro, áreas com defeito de mineralização conhecidas como dentina interglobular.[2]

Durante a dentinogênese, a primeira camada de dentina formada é conhecida como dentina do manto. Os odontoblastos que secretam a matriz orgânica neste estágio são células ainda não polarizadas e com prolongamentos rudimentares. Consequentemente, os túbulos dentinários, quando presentes, são relativamente pequenos e não são perpendiculares à junção amelo-dentinária (JAD). O grau de mineralização da dentina do manto é menor que o da dentina formada posteriormente. Portanto, a sua elasticidade é maior, o que melhora as propriedades mecânicas na interface esmalte-dentina. Tem sido demonstrado que uma zona de 200 µm de espessura de dentina abaixo da JAD suporta maiores tensões que a dentina central subjacente. Da mesma forma, a microdureza aumenta desde a junção cemento-dentina até uma porção central da dentina, localizada a 700-800 µm da JAD, e daí decresce até as proximidades da polpa.[3]

A maior porção de dentina situada abaixo da dentina do manto, e que reveste a polpa, recebe o nome de dentina circumpulpar. A medida em que o odontoblasto secreta a matriz orgânica e se retrai, seu prolongamento celular fica aprisionado na matriz mineralizada. Surge daí a estrutura tubular característica da dentina, com túbulos perpendiculares à JAD e confluentes para a polpa.[2]

COMPOSIÇÃO E ESTRUTURA DENTINÁRIA

A dentina é composta basicamente por uma matriz de colágeno mineralizada. Em termos percentuais apresenta, quanto ao peso, 70% de material inorgânico, 18% de material orgânico e 12% de água. Em volume, a proporção é de 50% de material inorgânico, 25% de material orgânico e 25% de água.

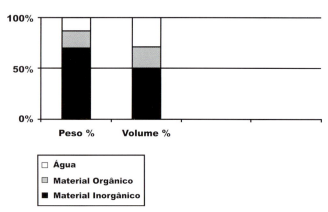

Fig. 1. Gráfico mostrando os percentuais em peso e volume da composição da dentina (Adaptado de MJÖR & FEJERSKOV, 1990).[2]

O número de túbulos por mm² aumenta a partir das zonas mais superficiais para as regiões mais profundas da dentina. Isto porque a área de superfície da dentina próximo à JAD é maior que a área próxima à polpa, portanto a confluência dos túbulos leva a uma maior concentração de túbulos por área nas regiões mais profundas. Além disso, existe um processo de mineralização progressiva, com deposição de minerais no interior dos túbulos dentinários, o que pode levar à oclusão da luz dos túbulos nas regiões próximas à JAD. Há cálculos indicando que aproximadamente 15.000 túbulos por mm² estão presentes no terço mais externo da dentina, ao passo que 35.000 a 55.000 túbulos por mm² são encontrados próximos à polpa. Consequentemente, a permeabilidade da dentina aumenta em direção à polpa. A percentagem da superfície da dentina ocupada por túbulos varia de menos de 1% próximo à JAD, a mais de 22% próximo à polpa.[3]

A maior parte da dentina circumpulpar, tanto na coroa quanto na porção radicular, resulta da transformação da pré-dentina em dentina. Esta estrutura rica em colágeno está localizada entre os túbulos e consequentemente é denominada dentina intertubular. Fibras colágenas do tipo I formam 90% da matriz orgânica da dentina intertubular. Entre estas fibras, foram identificadas ligações cruzadas tipicamente encontradas em tecidos duros mineralizados, mas não em tecidos moles. Tais ligações conferem ao colágeno excepcional estabilidade, alto grau de insolubilidade e resistência à degradação. Acrescente-se a isto a mineralização da dentina que é um fator adicional de proteção contra qualquer tratamento ácido ou quelante.[3] Os minerais que se depositam ao longo das fibras colágenas, durante o processo de mineralização da pré-dentina, são principalmente os cristais de hidroxiapatita, de tamanho menor que no esmalte.[2]

A dentina peritubular forma a parede dos túbulos e possui propriedades químicas e morfológicas distintas das descritas acima. A porção orgânica que a compõe não é formada por fibras colágenas, mas por uma matriz amorfa de fosfoproteínas dentinárias. A fase mineral é rica em carbonato e magnésio e, portanto, extremamente solúvel em ácidos ou agentes quelantes. A dentina peritubular forma uma parede contínua ao redor do prolongamento odontoblástico, com espessura que varia de 0,5 a 2 μm.[3] O processo de deposição mineral ao redor das paredes dos túbulos é contínuo ao longo da vida, o que aumenta o grau de mineralização, com a redução da luz dos túbulos no sentido da JAD à polpa. Uma rede de canalículos colaterais estabelece ligações entre os túbulos.[1] A ausência de fibras colágenas dá à dentina peritubular um aspecto mais homogêneo e denso que à dentina intertubular.

Em relação à presença celular na dentina, os prolongamentos odontoblásticos juntamente, com a presença de fibras nervosas dentro dos túbulos dentinários, conferem a característica de vitalidade a este tecido. Entretanto, há relatos de que tais processos não se estendem até a JAD, estando presentes apenas no terço interno ou até a metade interna da dentina.[3]

Classificação dos diferentes tipos de dentina

De acordo com o estímulo de formação, a dentina pode ser classificada em três tipos distintos: primária, secundária e terciária. A dentina primária é produzida desde o final da formação da dentina do manto até o momento em que o dente está completamente formado e alcança sua posição funcional na arcada. Caracteriza-se por túbulos dentinários amplos e regulares, com diâmetro de 1 a 3 μm. A dentina secundária é produzida por estímulos fisiológicos de baixa intensidade após o período de erupção dentária, tal como o estímulo funcional da mastigação. É formada por toda a vida, levando a uma diminuição progressiva da luz da câmara pulpar. Possui túbulos dentinários mais estreitos e tortuosos que a dentina primária. Já a dentina terciária ou reparadora é produzida como resposta de defesa a um estímulo agressor patológico, como o processo carioso ou um trauma dentário. Sua deposição está relacionada apenas aos túbulos dentinários afetados pelo estímulo patológico, levando a uma redução localizada da luz da câmara pulpar. Dependendo da intensidade do estímulo agressor

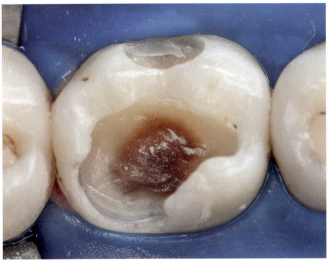

Fig. 2. Dente 36 mostrando área de dentina primária – coloração amarelo claro – e área de esclerose dentinária, consequência do processo carioso – área de cor amarronzada.

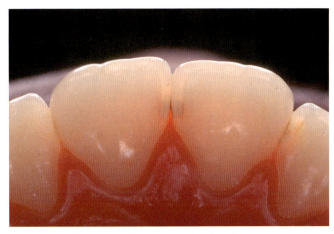

Fig. 3. Início da desmineralização superficial em dentina, mesmo sem presença de cavidade em esmalte. Por se tratar de lesão não cavitada inativa em esmalte, não necessita de intervenção operatória.

e da velocidade de formação, a dentina reparadora pode apresentar túbulos acentuadamente tortuosos e estreitos ou até mesmo atubular.[4]

O termo dentina esclerosada se refere às zonas de dentina onde a deposição mineral progressiva levou à obliteração da luz dos túbulos dentinários. Tal situação pode ocorrer como consequência normal do processo de envelhecimento dentário, a exemplo da camada mais superficial de dentina, sendo conhecida como dentina esclerosada fisiológica. Ou como consequência de estímulos patológicos, recebendo o nome de dentina esclerosada patológica ou reacional.[1,4]

CÁRIE EM DENTINA

DA MANCHA BRANCA ATIVA À LESÃO CAVITADA EM DENTINA

O processo carioso se reflete na dentina muito antes de haver cavitação em esmalte. Foi demonstrado que as reações pulpares à cárie são um evento muito precoce neste processo. A razão para tanto reside no fato de o esmalte dental ser um tecido mineralizado microporoso, permitindo a passagem de estímulos ao complexo dentino-pulpar. À medida que aumenta o grau de desmineralização no esmalte, aumenta a permeabilidade dos ácidos bacterianos para a dentina subjacente.[5]

O reflexo inicial deste processo em dentina é o estímulo à esclerose dos túbulos subjacentes à lesão cariosa. A deposição de minerais e obliteração dos túbulos dentinários tem sido explicada com base em dois processos distintos. O primeiro, decorrente de um fenômeno físico-químico de saturação e precipitação de minerais durante o processo de desmineralização, ocorreria mesmo em dentes não vitais. O segundo ocorreria apenas em dentes vitais, com resposta mediada pelos odontoblastos, e deposição de dentina terciária reparadora centralmente em direção pulpar.[6-8] A resposta acelerada por um processo carioso agudo pode levar ao surgimento de regiões conhecidas por tratos mortos, onde o prolongamento odontoblástico sofreu retração ou se degenerou sem que houvesse tempo suficiente para a esclerose completa do túbulo. De toda forma, tais reações acabam por retardar a invasão bacteriana e a difusão de toxinas em direção à polpa.[9]

Ainda antes da cavitação em esmalte, ocorre, por perfusão dos ácidos bacterianos, o início da desmineralização superficial da dentina (Fig. 3). Radiograficamente pode-se identificar uma radiolucidez em dentina, subjacente à imagem radiolúcida em esmalte.[10]

As lesões não cavitadas em esmalte e dentina são controladas e se tornam inativas com a simples remoção regular do biofilme bacteriano e a adoção de medidas de higiene bucal. Com o distúrbio mecânico do biofilme da superfície da lesão cariosa, a produção de ácidos bacterianos fica comprometida e nenhuma desmineralização adicional ocorre no interior da lesão, levando à paralisação do processo carioso.[5] Tem sido sugerido que o termo "remineralização", utilizado com frequência nestes casos, seja usado com cautela, uma vez que a inativação da lesão não se deve a um questionável ganho mineral externo, mas à remoção mecânica da placa cariogênica. Recentemente, tem se justificado a regressão clínica de manchas brancas ativas por um processo de abrasão superficial do esmalte poroso, por meio da escovação, levando a uma superfície brilhante e polida.[11] De fato, a camada superficial das lesões não cavitadas em esmalte, por possuir um grau de mineralização maior que o corpo da lesão subjacente, funciona como uma barreira de difusão contra a entrada de minerais externos ao interior da lesão.[12] O que não impede alterações sutis nos locais desmineralizados, como a reprecipitação de minerais, durante o processo de inativação.

Se os fatores ambientais não forem modificados e o desafio cariogênico permanecer com a produção de ácidos orgânicos, os primeiros sinais de colapso superficial do esmalte aparecerão. A destruição progressiva do esmalte e a acavitação são resultados da produção contínua de ácidos da biomassa bacteriana combinada à microtraumas mecânicos, tais como a mastigação, o desgaste interdental ou até mesmo uma sondagem descuidada da superfície da lesão. As bactérias então alojadas na cavidade ficam menos acessíveis à higiene e um ambiente que favorece a seleção de bactérias anaeróbias e acidogênicas é criado.[13]

DIVISÃO HISTOLÓGICA E CLÍNICA DA CÁRIE EM DENTINA

A exposição da dentina à biomassa bacteriana presente na cavidade leva à invasão superficial de bactérias nos túbulos dentinários. Na dentina, a progressão da lesão cariosa ocorre como consequência de dois eventos: a desmineralização do conteúdo inorgânico e a desnaturação proteica do conteúdo orgânico. Os ácidos orgânicos produzidos pela biomassa bacteriana levam à desmineralização superficial da dentina, expondo a matriz de colágeno aos ácidos e enzimas bacterianas. O colágeno exposto sofre desnaturação protéica levando ao surgimento de uma "zona de destruição", com tecido necrosado e grande invasão bacteriana.[14,15] Abaixo da zona de destruição, encontra-se uma camada de dentina que sofreu desmineralização parcial do conteúdo inorgânico, por ação da difusão dos ácidos orgânicos, mas permanece ainda organizada pela matriz de colágeno, que poderá estar apenas reversivelmente afetado. Tais camadas sucessivas têm sido descritas como o fronte de desmi-

Quadro 1. Características de dentina infectada versus dentina afetada. (Massler, 1967; Fusayama, 1979).

Dentina cariada externa Dentina infectada Irreversivelmente desnaturada	Dentina cariada interna Dentina afetada Reversivelmente desnaturada
Não remineralizável	Remineralizável
Muito infectada	Pouco infectada
Não sensível e morta	Sensível e vital

neralização que precede o fronte de invasão bacteriana. Abaixo destas camadas, que podem ser chamadas de corpo da lesão, encontra-se uma camada de dentina esclerosada também chamada de zona translúcida, por assim se apresentar em microscopia ótica.[9]

Na década de 1960, alguns pesquisadores propuseram a divisão da dentina cariada em apenas duas camadas. A dentina mais superficial, bastante destruída pelo processo carioso, foi chamada de dentina cariada externa ou dentina infectada. A porção mais profunda foi chamada de dentina cariada interna ou dentina afetada. O quadro 1 destaca as diferenças entre ambas.

Esta divisão se torna bastante útil sob o ponto de vista clínico, uma vez que, durante a remoção do tecido cariado, a primeira deve ser removida e a segunda deve ser mantida. A razão para a camada externa não ser capaz de sofrer remineralização está relacionada à desestruturação completa da rede de fibras colágenas, que funciona como substrato para a deposição ordenada de minerais, durante o processo de mineralização.[16]

É interessante ressaltar que como as fibras nervosas já estão totalmente degeneradas na dentina cariada externa, sua remoção é indolor e não requer anestesia.[17] É possível que o paciente sinta algum desconforto no final da remoção do tecido cariado, indicando o alcance da dentina afetada, sensível e vital, que deve ser mantida. Paralisado o processo carioso, a dentina cariada interna ou afetada é remineralizada por deposição ordenada de minerais oriundos da polpa. Esta dentina remineralizada volta a ter a dureza e o conteúdo mineral da dentina sadia, ou mesmo maior.[8,16]

REAÇÕES PULPARES AO PROCESSO CARIOSO

Apesar das reações pulpares serem um evento muito precoce no processo carioso, a maioria dos autores concorda que danos irreversíveis à polpa só ocorrem tardiamente ao avanço da cárie.[18] Mesmo em lesões profundas em dentina, têm-se observado um bom arranjo da camada odontoblástica, ausência de inflamação pulpar e formação de dentina reparadora.[19,20]

Em uma extensa revisão acerca das reações pulpares à cárie dental, Massler[20] reuniu os achados de 11 anos de pesquisa em mais de 800 dentes humanos estudados, chegando às seguintes conclusões:

- em lesões ativas incipientes em esmalte, só são observadas reações dentinárias em dentes recém-erupcionados. Essa resposta restringe-se ao conteúdo tubular da dentina e à camada odontoblástica, podendo responder com dor aguda, efeito que regride com a simples remoção de placa e inativação da lesão;
- a dor dentinária é comum em lesões superficiais em dentina, especialmente em dentes jovens, com túbulos dentinários muito abertos. A resposta da polpa à carie é a esclerose dos túbulos dentinários e a formação de dentina reparadora;
- lesões dentinárias profundas, resultado de um processo destrutivo lento, são muito menos dolorosas que as iniciais;
- a polpa sob uma lesão paralisada antiga tende a ser quase normal, mesmo quando a área de destruição é grande e profunda;
- a exposição pulpar, como resultado direto da lesão cariosa, ocorre apenas em lesões agudas, de progressão rápida e dolorosa, e raramente em cárie crônica de progressão lenta.

Sabe-se que, mesmo em lesões cavitadas profundas, numa distância tão próxima da polpa quanto 1 a 0,5 mm, não é possível detectar presença de bactérias invadindo a polpa. As respostas inflamatórias visíveis na região subodontoblástica são decorrentes da difusão de produtos bacterianos e caracterizam, neste estágio, um processo reversível.[20-22]

LESÕES ATIVAS E INATIVAS

O processo carioso em dentina ocorre de forma intermitente, com períodos de atividade e períodos de inativação. A resposta fisiológica do dente com esclerose tubular, produção de dentina reparadora e diminuição da permeabilidade tecidual pode levar à inativação da maior parte da lesão, com paralisação do processo.

Algumas justificativas têm sido formuladas para o escurecimento da dentina em lesões inativas. A primeira razão seria a incorporação de pigmentos extrínsecos, provenientes da dieta, durante a deposição de minerais na dentina.[23] Uma outra possível razão seria a mudança estrutural na conformação da molécula do colágeno, quando exposta ao açúcar, durante o desafio cariogênico. A reação química que se processa, nomeada reação de Maillard, tornaria o colágeno mais resistente à degradação enzimática ao mesmo tempo, levando ao escurecimento da lesão cariosa[15] (Fig. 4).

As lesões ativas diferem das inativas tanto no tipo de ácido predominante como no pH. Enquanto na dentina cariada de lesões ativas o ácido predominante é o lactato e o pH médio 4,9, nas lesões inativas os ácidos predominantes são o acetato e o propionato, com um pH médio significativamente mais elevado que 5,7.[14]

Deve-se ressaltar que lesões dentinárias grandes podem apresentar áreas completamente inativas e áreas ativas sob placa cariogênica. Em regiões onde permanece esmalte socavado e o acesso à higiene é dificultado, a retenção de placa bacteriana mantém a atividade cariogênica. Há uma série de critérios clínicos que diferenciam lesões ativas de inativas em dentina (Quadro 2).

CRITÉRIOS CLÍNICOS PARA REMOVER DENTINA CARIADA

O tratamento de lesões de cárie cavitadas em dentina inclui o tratamento operatório, mas não se restringe a ele. Lesões com fácil acesso à higiene e sem comprometimento estético podem ser controladas com a simples remoção mecânica da placa cariogênica. A dentina exposta ao ambiente bucal e livre do acúmulo bacteriano sofre um processo de esclerose tubular, com aumento da lisura, do brilho e da dureza superficial, adquirindo aparência vítrea. Este tem sido o tratamento de escolha de lesões de cárie em superfície radicular[24,25] (Fig. 5).

A indicação de tratamento restaurador está relacionada a três aspectos essenciais: favorecer o controle de placa e higiene bucal pelo paciente, resolução estética e restabelecimento da função mastigatória. Assim, sob o

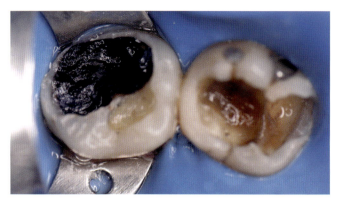

Fig. 4. Coloração escura de lesões cavitadas inativas nas oclusais de molares inferiores.

Quadro 2: *Características das lesões de cárie ativas e inativas em dentina (Carneiro & Nadanovsky, 2003).*

Lesão Ativa	Lesão Inativa
Dor presente provocada por mudança de temperatura, ingestão de açúcar, impacção alimentar e/ou à sondagem.	Ausência de dor.
Cor: marrom-claro.	Cor: marrom-escuro ou preto
Consistência: amolecida e friável.	Consistência: firme/semelhante a couro.

ponto de vista de controle da doença cárie, o tratamento operatório teria a finalidade de eliminar cavidades retentivas de placa.[26]

Diante dos conhecimentos discutidos até aqui, sabemos que, durante o tratamento operatório de lesões de cárie cavitadas em dentina, existe uma porção da dentina cariada que deve ser removida – a dentina cariada externa – e uma porção que deve ser mantida para o reparo e remineralização. Como distinguir, porém, clinicamente as duas camadas?

O uso do corante evidenciador de cárie

Pensando em um recurso que possibilitasse distinguir as duas camadas da dentina cariada, Fusayama e Terachima[27] desenvolveram um corante evidenciador de cárie. A solução básica de fuccina a 0,5% foi posteriormente substituída por uma solução de vermelho ácido a 1% em propilenoglicol, por possuir potencial carcinogênico. O mecanismo de ação do evidenciador de cárie estaria relacionado à capacidade de corar o colágeno irreversivelmente desnaturado, presente na dentina cariada externa, possuindo uma correlação com a presença da infecção bacteriana[27-29] (Fig. 6).

A grande vantagem atribuída ao corante evidenciador é que este é o único método objetivo para a distinção clínica das camadas da dentina cariada.

Entretanto, ele tem sido questionado justamente pela falta de especificidade em corar apenas o tecido infectado. De fato o evidenciador tem mostrado capacidade de corar áreas de dentina não infectada, como a JAD e a dentina circumpulpar profunda, mesmo em dentes hígidos.[30-32] Tais regiões possuem naturalmente menos conteúdo mineral e menos dureza que o restante da dentina sadia.

Em estudos clínicos comparando os critérios de dureza e coloração da dentina com o uso do evidenciador de cárie, o evidenciador corou aproximadamente metade dos preparos cavitários considerados clinicamente livres de cárie. A região corada com maior frequência foi a JAD, mas outras regiões, especialmente em cavidades profundas, eram também coradas.[30,33]

Foi demonstrado que o uso do evidenciador de cárie pode levar ao desgaste desnecessário da estrutura dental, especialmente as áreas profundas, aumentando o risco de exposição pulpar. Em relação à quantidade de bactérias remanescentes no preparo cavitário, não há diferença estatisticamente significante entre áreas de dentina corada pelo evidenciador e áreas adjacentes de dentina não corada, após a remoção da dentina cariada pelo critério clínico de dureza.[31,32]

Coloração da dentina

A dentina apresenta clinicamente colorações que variam do amarelo claro, ao marrom e ao preto. Mas esta coloração pode ser um critério para guiar a remoção da

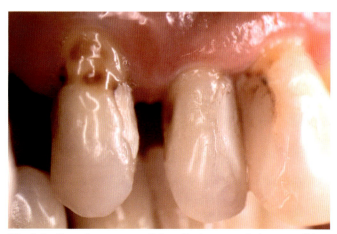

Fig. 5. Lesão cariosa em superfície radicular, controlada por medidas adequadas de higiene.

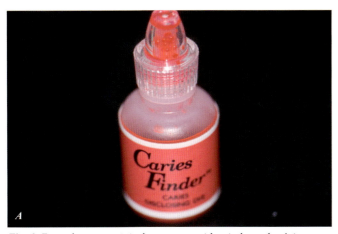 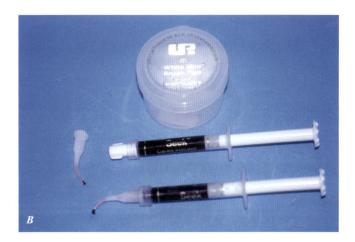

Fig. 6. Exemplos comerciais de corantes evidenciadores de cárie.

dentina cariada? Os livros de dentística afirmam que todo tecido amolecido e/ou pigmentado da JAD representa cárie ativa (tecido infectado e desmineralizado) e deve ser removido, e a cavidade preparada para a colocação da restauração.[34,35] Entretanto, este conceito foi questionado pela própria autora Kidd em 1993:[36] "a validade desse enfoque de tratamento ainda não foi estabelecida e, se esse conceito estiver errado, os preparos cavitários atuais podem ser desnecessariamente destrutivos".

Buscando testar a validade dos critérios clínicos utilizados como guias na remoção do tecido cariado e definir quais os critérios de maior relevância, Kidd et al.[36] realizaram um estudo clínico com validação microbiológica. Concluíram que os critérios de maior relevância para o diagnóstico de dentina infectada na JAD são: a visibilidade da lesão ao exame radiográfico (lesões visíveis apresentavam maior infecção bacteriana); a consistência da lesão (quanto mais amolecida maior a infecção bacteriana da dentina); e o grau de umidade da dentina (lesões com aspecto úmido apresentavam mais bactérias que lesões com aspecto seco). Em relação à coloração da dentina, não encontraram correlação desta com o grau de infecção bacteriana.

Existem vários fatores que contribuem para a pigmentação da dentina e que não estão relacionados à infecção bacteriana no processo carioso. A dentina parcialmente desmineralizada, adjacente a restaurações, pode incorporar pigmentos da dieta, como chá e café, ou do uso prolongado da clorexidina.[36,37] Íons metálicos, como estanho e zinco, provenientes de restaurações de amálgama, atravessam a dentina amolecida e necrótica superficial e se depositam seletivamente na camada mais interna da dentina cariada, que deve ser mantida.[38] As lesões de cárie inativas são caracteristicamente escuras.[20] Tais evidências confirmam que a coloração da dentina não deve ser critério para guiar a remoção de tecido cariado, nem é um fator indicativo para o diagnóstico de cárie secundária (Fig. 7).

DUREZA DA DENTINA

A consistência ou grau de dureza da dentina tem sido apontada como o critério clínico de maior relevância na remoção da dentina cariada. Possui correlação negativa com o grau de infecção bacteriana, o que significa que quanto mais endurecida a dentina menor a infecção.[30,36]

A dureza da dentina pode ser avaliada com o uso de uma sonda exploradora ou com um escavador ou colher de dentina. A dentina é considerada amolecida/cariada quando a sonda penetra sob pressão firme, e endurecida/sadia quando a sonda não penetra.[30]

A classificação da dentina segundo a consistência pode ser melhor compreendida no quadro 3.

Uma desvantagem apontada na adoção deste critério para a remoção da dentina cariada é que, como na maioria dos conceitos clínicos, existe um grau de subjetividade envolvida.[30] Entretanto, a adoção de parâmetros para a definição dos conceitos de consistência da dentina (Quadro 3), aliada ao treinamento clínico, permite um grau elevado de concordância entre avaliadores diferentes.[39] Desta forma o critério de dureza da dentina tem sido utilizado em estudos científicos como padrão ouro na determinação da presença de tecido cariado no preparo cavitário[17,40] (Fig. 8).

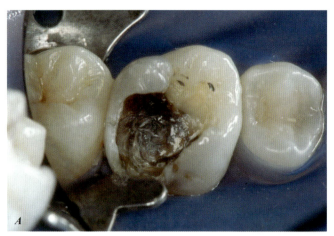 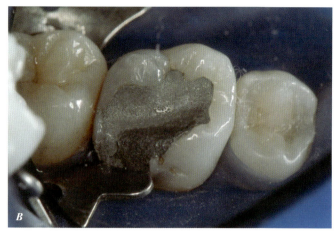

Fig. 7. Dentina esclerosada e pigmentada por íons metálicos abaixo de restaurações de amálgama. Este tecido deve ser preservado.

UMIDADE DA DENTINA

O grau de umidade da dentina foi apontado como um critério para a avaliação da dentina cariada por Kidd et al.[36] em 1993, apresentando uma correlação positiva com a infecção bacteriana. Desta forma, o aspecto úmido da dentina é indicativo de atividade da cárie, ao passo que o aspecto seco denota pouca infecção bacteriana e lesão paralisada.

É evidente que esta avaliação deve ser feita sob isolamento do campo operatório, não permitindo que a saliva banhe a cavidade. O amolecimento e umidade da dentina cariada numa lesão ativa seriam, então, consequência de um processo de degeneração e necrose teciduais (Fig. 9).

BRILHO DA DENTINA

Uma última característica da dentina a ser considerada é o brilho de superfície. Tal característica não serve como critério para remoção da dentina cariada, uma vez que não está relacionada ao processo carioso, mas ao tipo de instrumento utilizado no preparo cavitário.

O corte da dentina hígida com broca carbide de alta rotação leva a uma superfície bastante lisa e brilhante. O brilho, neste caso, está relacionado também ao corte de túbulos dentinários vitais e ao extravasamento de fluido dentinário na superfície. Outras técnicas de preparo cavitário, como o *laser*, jato de ar abrasivo, uso de instrumentos manuais e remoção químico-mecânica do tecido cariado, deixam uma superfície microrrugosa com aspecto clínico fosco.[39,41-43] Nestes casos os túbulos dentinários encontram-se obliterados pela camada de detritos superficiais, a *smear-layer* (Fig. 10).

TRATAMENTO EXPECTANTE E SELAMENTO DE TECIDO CARIADO

O tratamento expectante consiste na remoção do tecido cariado em duas sessões, com intervalo de tempo que permita à polpa reações de reparo e defesa, como remineralização e produção de dentina terciária. Essa abordagem tem sido preconizada desde 1939, especialmente no tratamento de lesões profundas, com risco de exposição pulpar, e tem sido eficaz na prevenção desta exposição.[44-46]

Numa primeira sessão é feita a remoção superficial do tecido infectado, deixando sobre a parede pulpar tecido amolecido e úmido. A cavidade é então selada por uma restauração temporária e reaberta, após o período de semanas, para a remoção completa do tecido cariado e a restauração definitiva. O tempo de selamento utilizado em pesquisas clínicas varia de quatro semanas a dois anos, mas a maioria dos autores utiliza um tempo em torno de seis meses.[44-47]

Quadro 3: Parâmetros clínicos para definir a consistência da dentina.

Consistência da dentina	Parâmetro clínico
Amolecida.	Removida facilmente por escavadores utilizados sem pressão.
Firme/Consistência de couro.	Removida em lascas com escavadores utilizados sob pressão. Lesões crônicas = Lascas finas Lesões agudas = Lascas espessas
Endurecidas.	Não removível por instrumento manuais (escavadores de dentina). Raspas = Pó.

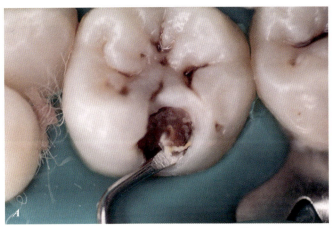 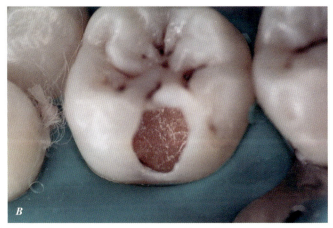

Fig. 8. Remoção da dentina cariada com o uso de colher de dentina. A. Dentina de consistência de couro sendo removida em lascas; B. Aspecto final da dentina endurecida.

Na reabertura das cavidades, a avaliação das características clínicas e microbiológicas da dentina cariada remanescente no preparo tem demonstrado a inativação do processo carioso. A dentina antes amolecida e infectada apresenta, após o período de selamento, consistência endurecida ou semelhante a couro, coloração escurecida e pequeno número de bactérias viáveis.[45,47]

Diante destas verificações, atualmente tem sido questionada a necessidade de reabertura da cavidade no tratamento expectante, uma vez que a reabertura implica nova agressão mecânica no preparo do dente e custo adicional de uma sessão clínica.[47]

Também tem sido questionada a necessidade de remoção da dentina infectada durante o preparo cavitário.[48,49] Para Kidd et al.,[49] "as evidências parecem demonstrar que contanto que a cavidade seja suficientemente acessível para a remoção de placa, ou que a restauração inserida sele a cavidade de forma adequada, a dentina infectada e parcialmente amolecida pode ser deixada no local. Isso não prejudica a saúde pulpar e o processo carioso não progride".

De fato, diversos estudos têm avaliado a viabilidade de bactérias seladas com restaurações, mostrando uma redução significativa no número de bactérias viáveis.[45,50-53] As bactérias remanescentes possuem uma capacidade limitada de dar continuidade ao processo carioso, uma vez que, aprisionadas entre a restauração e túbulos dentinários esclerosados, possuem um acesso muito limitado aos nutrientes.[50,53]

Embora haja evidência científica de que não há necessidade de remoção da dentina infectada para a paralisação do processo carioso, existem poucos estudos clínicos longitudinais que tenham acompanhado o selamento de lesões cariosas como forma de tratamento para a cárie em dentina.[54-59] Nestes estudos, o selamento da dentina amolecida e infectada foi suficiente para o controle das

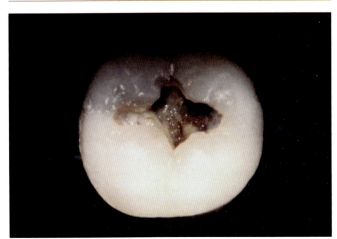 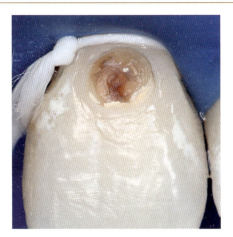

Fig. 9. Aspecto úmido de lesão ativa em dentina.

Fig. 10. Aspecto brilhante da dentina após preparo cavitário com broca carbide em alta rotação; ver aspecto fosco após o uso de instrumentos manuais cortantes (Fig. 8B).

lesões cariosas, durante o período de acompanhamento que variou de um a dez anos.

Entretanto, o selamento adequado da dentina infectada é essencial para a inativação do processo carioso;[53] a adesão à dentina cariada é inferior a adesão à dentina sadia;[60] e a dentina cariada externa não é capaz de sofrer remineralização.[8,16] Tais observações indicam que seria prudente remover toda a dentina clinicamente amolecida da JAD e das paredes laterais do preparo, a fim de garantir uma boa adaptação e selamento do material restaurador. Na parede pulpar, toda a dentina capaz de sofrer remineralização deve ser mantida. Isso significa chegar a um tecido razoavelmente firme, com consistência de couro (Quadro 4). Nos casos de lesões profundas, o tratamento expectante é preferível a uma remoção de cárie completa em uma única sessão, por reduzir significativamente o número de exposições pulpares. Em relação à necessidade ou não de reabertura da cavidade após a primeira sessão, parece razoável considerar que ela é desnecessária e potencialmente mais danosa à estrutura dentária, uma vez que a restauração esteja bem selada e o processo carioso paralisado.

SÍNTESE DOS CRITÉRIOS PARA REMOVER A DENTINA CARIADA

O quadro 4 apresenta uma sugestão de parâmetros a serem adotados durante a remoção da dentina cariada, com base nas informações discutidas até aqui.

Quadro 4: *Critérios clínicos de maior relevância para remover a dentina cariada.*

Localização da dentina cariada	Parâmetros a serem seguidos
Paredes laterais do preparo e JAD	Alcançar dentina endurecida (critério clínico de dureza) Não se guiar pela coloração e por evidenciadores
Parede pulpar	Remoção cuidadosa até alcançar dentina firme / consistência de couro; com aspecto seco
Cavidades profundas em dentes vitais (com risco de exposição pulpar)	Remoção parcial do tecido cariado e tratado expectante

REFERÊNCIAS

1. Anderson MH, Charbeneau GT. A comparison of digital and optical criteria for detecting carious dentin. J Prosthet Dent. v. 53, n. 5, p. 643-6, 1985.

2. Armengol V, Jean A, Rohanizadeh R et al. Scanning electron microscopic analysis of diseased and healthy dental hard tissues after Er: YAG laser irradiation: in vitro study. J Endodon. v. 25, n. 8, p. 543-6, 1999.

3. Bjørndal L, Larsen T, Thylstrup A. A clinical and microbiological study of deep carious lesions during stepwise excavation using long treatment intervals. Caries Res, v. 31, p. 411-7, 1997.

4. Bjørndal L, Thylstrup A. A structural analysis of approximal enamel caries lesions and subjacent dentin reactions. Eur J Oral Sci, v. 103, p. 25-31, 1995.

5. Bjørndal L, Thylstrup A. A practice-based study on stepwise excavation of deep carious lesions in permanent teeth: a 1-year follow-up study. Community Dent Oral Epidemiol, v. 26, p. 122-8, 1998.

6. Carneiro FC, Nadanovsky P. O processo carioso na dentina. In: Dentística ultraconservativa: fundamentos e técnicas de tratamento da cárie em dentina. 1 ed. São Paulo: Ed. Santos, 2003. Cap. 2, p. 7-14.

7. Carneiro FC, Teixeira F, Guimarães L et al. Pilot reliability study of diagnosing caries presence after cavity preparation. J Dent Res, v. 79, n. 5, p. 1080, abstract A-093, 2000.

8. Charbeneau GT. Principles and practice of operative dentistry. Philadelphia: Lea & Febiger, 1981, p. 208.

9. Ericson D, Zimmerman M, Raber H et al. Clinical evaluation of efficacy and safety of a new method for chemo-mechanical removal of caries. A multi-centre study. Caries Res, v. 33, p. 171-7, 1999.

10. Fejerskov O, Nyvad B, Kidd EAM. Características clínicas e histológicas da cárie dentária. In: Cárie dentária: a doença e seu tratamento clínico. 1 ed. São Paulo: Ed. Santos, 2005. Cap. 5, p. 71-97.

11. Fisher FJ. The viability of micro-organisms in carious dentine beneath amalgam restorations. Brit Dent J, v. 121, n. 9, p. 413-6, 1966.

12. _____. The viability of micro-organisms in carious dentine beneath amalgam restorations. An appendix Brit Dent J, v. 126, n. 8, p. 355-6, 1969.

13. Frank RM. Structural events in the caries process in enamel, cementum, and dentin. J Dent Res, v. 69, Special Issue, p. 559-66, 1990.

14. Fusayama T. Two layers of carious dentin: diagnosis and treatment Oper Dent, v. 4, n. 2, p. 63-70, 1979.

15. _____. Intratubular crystal deposition and remineralization of caries dentin. J Biol Buccal, v. 19, n. 3, p. 255-62, 1991.

16. Fusayama T, Kurosaki N. Structure and removal of carious dentin. Int Dent J, v. 22, n. 3, p. 401-11, 1972.

17. Fusayama T, Terachima S. Differentiation of two layers of carious dentin by staining. J Dent Res, v. 51, n. 3, p. 866, 1972.

18. Goldberg M. Effects of mild chemical treatments on sound and carious dentin surfaces. In: Tissue preservation in caries treatment. 1 ed. Quintessence Publishing Co Ltda., 2001. Cap. 6, p. 105-121.

19. Hara AT, Morais PMR, Serra MC. Alternativas para o tratamento da cárie radicular. RBO, v. 56, n. 5, p. 229-33, 1999.

20. Henz S, Maltz M. Evidenciadores de cárie vêem cárie? J ABOPREV, v. 1, n. 1, Encarte Científico, jan., 1998.

21. Hojo S, Komatsu M, Takahashi N, Yamada T. Acid profiles and pH of carious dentin in active and arrested lesions. J Dent Res, v. 73, n. 12, p. 1853-57, 1994.

22. Horsted-Bindslev PH, Mjör IA. Dentística operatória moderna. 2 ed. São Paulo: Ed. Santos, 1993. Cap. 2, p. 16-54: Cárie dental.

23. Kato S, Fusayama T. Recalcification of artificially decalcified dentin in vivo. J Dent Res, v. 49, n. 3, p. 1060-7, 1970.

24. Kidd EAM. The operative management of caries. Dent Update, v. 25, n. 3, p. 104-110, 1998.

25. _____. How "clean" must a cavity be before restoration? Caries Res, v. 38, p. 305-313, 2004.

26. Kidd EAM, Fejerskov O, Mijör IA. Remoção de tecido cariado e o complexo dentinopulpar. In: Kidd EAM, Fejerskov O. Cárie dentária: a doença e seu tratamento clínico. 1 ed. São Paulo: Ed. Santos, 2005. Cap. 17, p. 267-274.

27. Kidd EAM, Joyston-Bechals S, Smith SR et al. The use of a caries detector dye in cavity preparation. Brit Dent J, v. 167, n. 4, p. 132-4, 1989.

28. Kidd EAM, Joyston-Bechals S, Beighton D. The use of a caries detector dye during cavity preparation: a microbiological assessment. Brit Dent J, v. 174, n. 7, p. 245-8, 1993a.

29. _____. Microbiological validation of assessments of caries activity during cavity preparation. Caries Res, v. 27, n. 5, p. 402-8, 1993b.

30. _____. Marginal ditching and staining as a predictor of secondary caries around amalgam restorations: a clinical and microbiological study. J. Dent Res, v. 74, n. 5, p. 1206-11, 1995.

31. Kidd EAM, Smith BGN. Pickard's manual of operative dentistry. Oxford: Oxford University Press, 1990, p. 78.

32. Kleter GA, Damen JJM, Buijs MJ et al. Modification of amino acid residues in carious dentin matrix. J Dent Res, v. 77, n. 3, p. 488-95, 1998.

33. Kuboki Y, Liu CF, Fusayama T. Mechanism of differential staining in carious dentin. J Dent Res, v. 62, n. 6, p. 713-4, 1983.

34. Larsen MJ, Fejerskov O. Chemical and structural challenges in remineralization of dental enamel lesions. Scand J Dent Res, v. 97, p. 285-96, 1989.

35. Leksell E, Ridell K, Cvek M et al. Pulp exposure after stepwise versus direct complete excavation of deep carious lesions in young posterior permanent teeth. Endod Dent Traumatol, v. 12, n. 4, p. 192-6, 1996.

36. Linde A. Dentine and dentine reactions in the oral cavity. 1 ed. Oxford: IRL Press, 1987. Session 1, p. 17-26: Dentin: structure, chemistry and formation.

37. Macgregor A, Marsland EA, Batty I. Experimental studies of dental caries. Brit Dent J, v. 101, p. 230-5, 1956.

38. Maltz M et al. A clinical, microbiologic, and radiographic study of deep caries lesions after incomplete caries removal. Quintessence Int, v. 33, p. 151-159, 2002.

39. Massler M. Pulpal reactions to dental caries. Inter Dent J, v. 17, p. 441-60, 1967.

40. McDonald SP, Sheiham A. A clinical comparison of non-traumatic methods of treating dental caries. Inter Dent J, v. 44, n. 5, p. 465-70, 1994.

41. Mertz-Fairhurst EJ, Williams JE, Schuster GS et al. Ultraconservative sealed restorations: three-year results. J Public Health Dent, v. 51, n. 4, p. 239-50, 1991.

42. Mertz-Fairhurst EJ, Smith CD, Williams JE et al. Cariostatic and ultraconservative sealed restorations: six-year results. Quint Inter, v. 23, n. 12, p. 827-38, 1992.

43. Mertz-Fairhurst EJ, Adair SM, Curtis JW et al. Cariostatic and ultraconservative sealed restorations: nine-year results among children and adults. J Dent Child, v. 62, n. 2, p. 97-107, 1995.

44. Mertz-Fairhurst EJ, Curtis JW Jr., Ergle JW et al. Ultraconservative and cariostatic sealed restorations: results at year 10. J Am Dent Assoc, v. 129, n. 1, p. 55-66, 1998.

45. Miller WA, Massler M. Permeability and staining of active and arrested lesions in dentin. Br Dent J, v. 112, p. 187-197, 1962.

46. Mjör IA. Dentine and dentine reactions in the oral cavity. 1 ed. Oxford: IRL Press, 1987. Session 1, p. 27-31: Reaction patterns of dentin.

47. Mjör IA, Fejerskov O. Dentina e polpa. In: Embriologia e histologia oral humana. 1 ed. São Paulo: Panamericana, 1990. Cap. 4, p. 90-129.

48. Nadanovsky P, Carneiro FC, Mello FS. The removal of caries using only hand instruments: a comparison of mechanical and chemo-mechanical methods. Caries Res, v. 35, n. 5, p. 384-9, 2001.

49. Nyvad B, Fejerskov O. Active root surface caries converted into inactive caries as a response to oral hygiene. Scand. J Dent Res, v. 94, n. 3, p. 281-4, 1986.

50. Ogawa K, Yamashita T, Ichijo T et al. The ultrastructure and hardness of the transparent layer of human carious dentin. J Dent Res, v. 62, n. 1, p. 7-10, 1983.

51. Patterson RC, Watts A. Caries, bacteria, the pulp and plastic restorations. Brit Dent J, v. 151, p. 54-8, 1981.

52. Reeves R, Stanley HR. The relationship of bacterial penetration and pulpal pathosis in carious teeth. Oral Surg, v. 22, p. 59-65, 1966.

53. Ribeiro CCC, Baratieri LN, Perdigão J et al. A clinical, radiographic, and scanning electron microscopic evaluation of adhesive restorations on carious dentin in primary teeth. Quint Inter, v. 30, n. 9, p. 591-9, 1999.

54. Schouboe T, MacDonald JB. Prolonged viability of organisms sealed in dentinal caries. Arch Oral Biol, v. 7, p. 525-6, 1962.

55. Shovelton DS. The maintenance of pulp vitality. Brit Dent J, v. 133, p. 95-101, 1972.

56. Thylstrup A, Bruun C, Holmen L. In vivo caries model – mechanisms for caries initiation and arrestment. Adv Dent Res, v. 8, n. 2, p. 144-157, 1994.

57. Thylstrup A, Qvist V. Dentine and dentine reactions in the oral cavity. 1 ed. Oxford: IRL Press, 1987. Session 1, p. 3-16: Principal enamel and dentine reactions during caries progression.

58. Weerheijm KL, Groen HJ. The residual caries dilemma. Community Dent Oral Epidemiol, v. 27, n. 6, p. 436-41, 1999.

59. Weerheijm KL, Kreulen CM, de Soet JJ et al. Bacterial counts in carious dentine under restorations: 2-year in vivo effects. Caries Res, v. 33, n. 2, p. 130-4, 1999.

60. Wennerberg A, Sawase T, Kultje C. The influence of Carisolv™ on enamel and dentin surface topography. Eur J Oral Sci, v. 107, p. 297-306, 1999.

61. Yoshiyama M et al. Comparison of conventional vs self-etching adhesive bonds to caries-affected dentin. Oper Dent, v. 25, p. 163-169, 2000.

Capítulo 7

REAÇÃO PULPAR FRENTE AO PROCESSO CARIOSO

Kristianne Porta Santos Fernandes

A doença cárie apresenta uma destruição localizada e progressiva da estrutura dental que, quando negligenciada, se torna a causa mais comum de injúria pulpar. Em geral, a progressão da cárie ocorre de maneira lenta e intermitente, caracterizando um estímulo agressor de baixa intensidade ao órgão pulpar. Durante este processo de invasão, os produtos bacterianos caminham pelos túbulos dentinários e começam a atingir o tecido pulpar. A polpa defende-se deste estímulo bloqueando as vias de acesso dos agentes injuriantes, ou seja, bloqueando os túbulos dentinários e produzindo mais dentina. Concomitantemente a este processo, ocorre a ativação de outro sistema de defesa: o sistema imunológico.

As substâncias oriundas dos agentes infecciosos que chegam à polpa via túbulos dentinários serão reconhecidas pelos componentes da imunidade inata (sistema complemento, fagócitos e outros) que induzirão uma resposta inflamatória na região. Esta resposta normalmente é crônica, localizada e de pequena monta e, posteriormente, devido à ausência de tratamento, pode evoluir para uma extensão maior.

Nos quadros de inflamação crônica, o tecido pulpar passa a alojar células da imunidade adaptativa (linfócitos T e plasmócitos), que foram geradas para o reconhecimento específico do antígeno que gerou a sua ativação e por uma grande quantidade de macrófagos que estarão prontos a fagocitar restos teciduais e exercerão um papel muito importante na reparação das regiões lesadas. Assim, se a cárie for tratada, o tecido pulpar já possuirá meios de eliminar e restaurar as áreas degradadas pelo processo inflamatório localizado.

Quando a cárie não é tratada ou quando ela apresenta uma progressão muito rápida (cárie aguda), ela acaba por atingir a dentina reacional e, por fim, a própria polpa dental. Nestes casos, o processo inflamatório passa a ter um caráter agudo e expande-se circunferencialmente no tecido pulpar. Estes quadros são sintomáticos e podem levar à necrose pulpar, havendo, portanto, a necessidade da remoção deste tecido por meio de terapêutica endodôntica.

Neste capítulo, abordaremos, com mais detalhes, estes mecanismos de defesa da polpa dental frente à cárie. Iniciaremos pelas respostas de bloqueio das vias de acesso dentinárias e depois descreveremos os mecanismos imunológicos de defesa, que incluem a imunidade inata, a resposta inflamatória e a imunidade adaptativa.

ALTERAÇÕES ODONTOBLÁSTICAS

Em um dente intacto, o esmalte e a dentina fornecem proteção ao órgão pulpar contra qualquer invasão bacteriana. Quando a cárie se instala, a progressão das bactérias pelos túbulos dentinários pode ser restringida pelos processos odontoblásticos, pelos cristais de mineralização e por macromoléculas (incluindo as imunoglobulinas), mas os produtos bacterianos já terão efeitos sobre a polpa muito antes de chegarem até ela.[7, 9, 10, 53, 72, 73, 74, 100, 102, 106, 153]

Assim, quando as bactérias invadem o esmalte e a dentina, os odontoblastos já começam a sofrer alterações, como a redução em seu número e tamanho e de seu formato. Os corpos celulares, normalmente colunares, se achatam assumindo uma forma cuboide. Podemos observar, também, sinais de injúria celular, como vacuolização, degeneração das mitocôndrias e redução no número e no tamanho das organelas citoplasmáticas, levando assim à redução da atividade metabólica celular destas células.[80, 152]

Histologicamente, pode-se notar uma linha hipercrômica ao longo da margem pulpar da dentina, delineando a região onde os odontoblastos primários sucumbem ao processo carioso e são substituídos pelas células progenitoras da região celular da polpa.[80, 82]

A evolução deste processo dependerá da velocidade de progressão e da profundidade da lesão cariosa. Como já citamos, existem três respostas básicas de defesa pulpar frente às cáries: diminuição da permeabilidade dentinária; neoformação de dentina e resposta imunológica.[80]

DIMINUIÇÃO DA PERMEABILIDADE DENTINÁRIA

A diminuição da permeabilidade dentinária, também conhecida por *dentina esclerosada* ou *dentina translúcida* é a principal resposta pulpar frente à cárie e ocorre quando os odontoblastos passam a obliterar parcial ou totalmente os túbulos dentinários por meio de depósitos minerais, protegendo a polpa da irritação causada pelas bactérias e seus produtos. Este depósito também pode ocorrer sem um motivo aparente, sendo produto do envelhecimento ou da fisiologia de secreção dos odontoblastos.[4, 80, 138, 142, 152]

NEOFORMAÇÃO DENTINÁRIA

A neoformação dentinária ocorrida em resposta à cárie é conhecida como *dentina terciária*. Esta dentina difere da dentina primária, que é formada durante o desenvolvimento dental, e da secundária ou fisiológica, que é formada continuamente após a formação dental em continuidade à primeira. A dentina terciária é produzida em resposta a alguma irritação; esta dentina é depositada na base dos túbulos dentinários correspondentes à área onde o dente está sendo sujeitado à irritação que pode ser cárie, abrasão, traumatismo ou outras lesões teciduais.

A dentina terciária pode ser ainda subclassificada com base no tipo de célula responsável pela sua produção, assim temos a dentina terciária reacional e a dentina terciária reparadora. A dentina reacional é aquela formada pelos odontoblastos primários que sobreviveram a estímulos brandos ou medianos, já a dentina reparativa é a secretada pelos odontoblastos neoformados (vindos da transformação de células progenitoras oriundas da zona rica em células), normalmente decorre de estímulos mais potentes que causam a morte dos odontoblastos originais. Mesmo nas cáries de progressão lenta, a resposta pode ser uma mistura de dentinogênese reacional e reparadora. A formação dentinária dependerá muito de fatores como a espessura de dentina residual, a idade do paciente e a extensão da dentina lesada.[15, 37, 90, 138, 142]

A qualidade da dentina terciária é muito variável e depende da natureza e magnitude da irritação e do estado da polpa. Se a polpa está saudável, normalmente a dentina formada é de boa qualidade, já que a matriz é secretada pelos odontoblastos primários. Se a polpa está inflamada ou apresenta alterações degenerativas, a qualidade da dentina é mais variável.[152]

DENTINA TERCIÁRIA REACIONAL

A formação da dentina reacional representa aumento na regulagem da atividade secretora dos odontoblastos sobreviventes na região afetada pelo estímulo nocivo. A intensidade da resposta secretora reflete o grau e a duração do estímulo que a causou. Acredita-se, hoje, que a difusão de agentes injuriosos (como os ácidos gerados pelo metabolismo bacteriano) pela matriz dentinária causando sua dissolução ou degradação é capaz de liberar moléculas bioativas armazenadas em piscinas dentro desta matriz. Estas moléculas bioativas encontrarão receptores nos odontoblastos ativando, assim, a produção de dentina, estimulando a secreção de matriz e a diferenciação dos odontoblastos.[137, 139]

Entre estas moléculas bioativas, destacam-se as famílias dos fatores de crescimento: **TGFβ** (*transforming growth factor*) (**TGFβ-1**, **TGFβ-2** e **TGFβ-3**); **IGF** (*insulin-like growth factor*) (**IGF-I** e **IGF-II**); as proteínas ósseas morfogenéticas (BMPs); e outros fatores de crescimento angiogenéticos, todos presentes na matriz dentinária.[96, 130, 137, 139, 154]

DENTINA TERCIÁRIA REPARADORA

Nas polpas não expostas, a dentinogênese reparadora pode ser uma sequência da reacional ou pode ocorrer independentemente se a lesão for de grande intensidade. Já no caso de exposição pulpar, a resposta reparadora sempre ocorrerá devido à perda dos odontoblastos e à necessidade de formar uma ponte de dentina. A dentina reparadora envolve uma sequência muito mais complexa de eventos biológicos que a dentina reacional, uma vez que células progenitoras da polpa devem ser recrutadas, induzidas a se diferenciarem em odontoblastos e estimuladas a produzir matriz dentinária.[46, 83, 84, 138]

O recrutamento das células progenitoras deve-se às substâncias presentes na matriz (podendo ser por exemplo o **TGFβ**) ou àquelas substâncias produzidas pelas células inflamatórias presentes no local da lesão.[138]

A diferenciação das células progenitoras em odontoblastos deve ser induzida pela própria matriz dentinária (autoindução) quando da liberação de substâncias como o **TGFβ** e as BMPs. Outros fatores de crescimento e os citocinas derivados de células inflamatórias ou da lise dos odontoblastos podem também participar desta diferenciação.[138]

A matriz secretada durante a dentinogênese reparadora apresenta características morfológicas variadas indo desde uma matriz tubular regular até uma matriz muito displásica, inclusive sem túbulos.

Na dentição humana, após a perda dos odontoblastos primários, há um período de 20 a 40 dias antes que a dentina reparadora comece a ser depositada. Esta dentina é menos tubular e menos calcificada que a primária e pode, inicialmente, não formar túbulos, sendo chamada de *fibrodentina*.

Frequentemente, a neoformação dentinária ocorre em combinação com a obliteração dos túbulos, é proporcional à quantidade de dentina primária destruída e inversamente proporcional à velocidade de progressão da cárie. Por esta razão, a exposição pulpar por cárie é mais comum em cáries agudas.[80]

A velocidade de progressão do processo carioso pode ser de tal monta que impossibilite estas respostas, e quando isto ocorre, podemos observar os chamados *tratos mortos*: túbulos dentinários sem processo odontoblástico; estes túbulos são altamente permeáveis, tornando-se uma via fácil para as bactérias e seus produtos caminharem em direção à polpa. Felizmente, a polpa saudável possui outros meios de proteção.[80, 100, 152]

Assim, mesmo se houver uma exposição pulpar traumática que permita a penetração bacteriana, a velocidade de invasão de dentina quando a polpa é vital será menos de 2mm após 15 dias, e, ainda, a distribuição dos túbulos infectados não será uniforme, túbulos não infectados são vizinhos de túbulos tomados por microrganismos. Entretanto, se a polpa estiver necrosada, os túbulos dentinários serão rapidamente invadidos por microrganismos.[22, 138]

Estas proteções de origem pulpar proveem das respostas expostas até aqui e das respostas de defesa comuns a todos os tecidos conjuntivos, ou seja, da ativação do sistema imunológico.

RESPOSTA IMUNE

Existe muita controvérsia em relação ao momento em que a cárie ativa a resposta imune, mas, de maneira geral, as mudanças começam a ocorrer quando a cárie invade a dentina. A polpa reagirá a diversas substâncias oriundas das bactérias e da destruição tecidual.[80]

Como já citamos, as lesões cariosas constituem geralmente um processo intermitente e que pode perdurar por vários anos, assim a resposta pulpar normalmente é uma inflamação crônica de baixa intensidade.

Quando a profundidade da cárie aumenta e passa a invadir a dentina reparadora, a resposta pulpar passa a ser aguda. Todas estas respostas são exercidas pelos componentes do sistema imunológico, cuja função é proteger o hospedeiro contra as infecções.

Os principais eventos durante uma infecção incluem a entrada do microrganismo, a invasão e a colonização nos tecidos do hospedeiro, no caso o órgão dental, a evasão das defesas do hospedeiro e o dano tecidual ou funcional decorrente dessas ações. Muitas características bacterianas determinam sua virulência e diversos mecanismos contribuem para a patogenia da infecção dental e estão abordados em outros capítulos deste livro.

Diferentemente do que ocorre em outras partes do organismo, no dente as bactérias que invadem o esmalte e a dentina podem crescer e se multiplicar sem serem atacadas pelo sistema de defesa do organismo. Somente após a invasão pulpar é que elas passam a ser vulneráveis ao sistema imunológico.

Como resposta imune, podemos entender: a imunidade inata; a resposta induzida (que compreende a inflamação) e a resposta adquirida ou específica que pode ser humoral ou celular (Fig. 1).

Estudos imunológicos demonstraram a presença de componentes pulpares consistentes com uma resposta imune, incluindo linfócitos, plasmócitos, IgG (imunoglobulina G), IgA (imunoglobulina A) e proteínas do sistema complemento.[7, 62, 117, 118, 123, 141]

IMUNIDADE INATA

A imunidade inata difere da específica ou adaptativa por já existir no organismo, por ser inespecífica e por

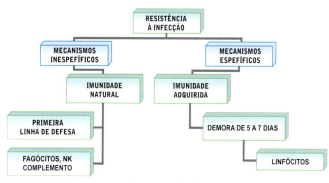

Fig. 1. Mecanismos de resistência à infecção.

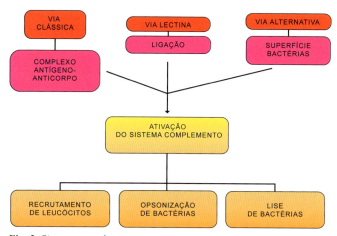

Fig. 2. Sistema complemento.

não gerar memória imunológica, ou seja, proteção futura. Enquanto a imunidade adaptativa pode reconhecer qualquer antígeno, a resposta inata só reconhece um pequeno número de antígenos que são comuns a um grande número de microrganismos. Este reconhecimento é feito por meio de receptores de superfície (receptores toll), como os receptores para: LPS; peptidiglicano; ácidos lipoteicoicos e manose.[152]

O sistema inato ou imunidade natural é representado pelo sistema complemento, pelas células NK (*natural killer*) e pelos fagócitos.

Sistema Complemento

O complemento é um sistema de proteínas plasmáticas que pode ser ativado pela ligação de suas proteínas à superfície de microrganismos (via alternativa), pela ligação da lectina (proteína do soro) à manose na superfície de microrganismos (via MB lectina) ou pela ligação do anticorpo ao antígeno (via clássica, demora de 5 a 7 dias, pois requer anticorpo). Uma vez ativado, esse sistema gera mediadores inflamatórios, como C3a, C4a e C5a, que aumentam a permeabilidade vascular; recrutamento de fagócitos; ativação de mastócitos e basófilos promovendo liberação de histamina, leucotrienos e prostaglandinas; opsonização (ligação covalente à superfície bacteriana) de bactérias facilitando sua fagocitose; e pode também lesar diretamente certas bactérias, criando poros em suas membranas (Fig. 2).[1, 69]

As bactérias Gram-positivas contêm nas suas paredes celulares um peptidoglicano que ativa a via alternativa do complemento, pois promove a formação da convertase C3 da via alternativa. O LPS da parede das células Gram-negativas ativa a via alternativa do complemento na ausência de anticorpo. As bactérias que expressam a manose na sua superfície podem induzir a ativação do complemento pela via da lectina.[1, 69]

Devido à natureza transitória das proteínas deste sistema, os autores têm encontrado dificuldade para seu isolamento no tecido pulpar, embora já existam relatos indicando a presença de C3 e C4 no tecido dentinário.[7, 117, 118, 123, 141]

Células NK (Natural Killer)

As células NK matam as células infectadas por microrganismos intracelulares por liberação do conteúdo tóxico de seus grânulos, gerando apoptose nas células-alvo. Embora possam ser isoladas em indivíduos não infectados, a sua atividade é aumentada de 20 a 100 vezes quando expostas aos IFN (interferon) α e β, fator ativador de NK ou IL (interleucina)-12 (produzida por macrófagos e linfócitos B).[69]

A IL-12, em sinergia com o TNFα (fator de necrose tumoral), também pode induzir a produção de grandes quantidades de IFNγ pelas células NK, e este IFNγ (ativador de macrófagos) é crucial para o controle de algumas infecções, antes que as células T tenham sido ativadas para a síntese dessa citocina.[1]

Fagócitos

Os fagócitos podem ser macrófagos ou neutrófilos (leucócitos neutrofílicos polimorfonucleares). Os neutrófilos podem fagocitar de 5 a 20 bactérias antes de morrer, enquanto os macrófagos ativados podem fagocitar até 100 bactérias. Os fagócitos ligam-se às bactérias extracelulares através de vários receptores de superfície, e às opsonizadas pelos receptores do complemento.[1]

Os macrófagos originam-se de promonócitos na medula, amadurecem continuamente a partir dos monócitos circulantes e abandonam a circulação para migrar aos tecidos em todo o corpo. Fagocitam e matam um grande número de microrganismos, além de removerem restos celulares e resíduos provenientes de tecidos lesados, sendo essenciais para a reparação tecidual. Além dessas funções, os macrófagos são células de ligação da imunidade natural com a adaptativa ou específica, pois tem a capacidade de fagocitar, processar e apresentar os antígenos de tal forma que estes possam ser reconhecidos pelos linfócitos.[1, 69]

Os neutrófilos são os leucócitos mais númerosos do sangue, mas são ausentes nos tecidos normais e quando deixam a medula têm vida útil de 1 ou 2 dias. O pus formado nos locais de inflamação contém muitos neutrófilos mortos e em degeneração que chegaram ao tecido pelo fenômeno da diapedese, que será descrito mais adiante.[1, 69]

Fagocitose

A fagocitose ou internalização dos microrganismos depende do contato físico entre a membrana do fagócito e a do microrganismo. A adesão pode ocorrer por acaso, o que é raro, pois o potencial de membrana das duas células (negativo) dificulta a aproximação. Isso pode ser mudado se o microrganismo for recoberto por proteínas que adicionem carga positiva à sua membrana (opsonização). As células fagocitárias ingerem partículas opsonizadas (revestidas por anticorpo e/ou complemento) e, ainda, podem reconhecer e ingerir muitos patógenos diretamente por meio de receptores específicos, os chamados receptores toll.[1, 69]

Os receptores tipo Toll (*Toll-like receptor*-TLR) são compostos por um domínio extracelular (LRR) e um citoplasmático (TIR), sendo que este último exibe similaridade com os receptores de IL-1 e IL-18. Além do TLR4 (receptor para LPS, ácido lipoteicoico de bactérias Gram-positivas, F proteína viral, *heat shock protein*, fibronectina degradada), outros receptores toll também foram descritos: TLR2 (receptor para vários componentes de bactérias Gram-positivas como: peptidoglicanos; ácido lipoteicoico; lipoproteínas e para compostos de outras origens, como o zymozan); TLR9 (receptor para DNA microbiano); TLR5 (receptor para flagelina); TLR3 (receptor para RNA duplo viral); TLRs 1 e 6 ligam-se ao TLR2 formando um complexo, e os TLRs 7 e 8 permanecem com função indefinida.[14]

Depois da adesão, os fagócitos emitem pseudópodos que envolvem o microrganismo, formando um vacúolo fagocítico (fagossomo) que se funde a lisossomos ou grânulos citoplasmáticos dos fagócitos, formando o fagolisossoma. O microrganismo pode então ser degradado pelas várias enzimas contidas nessas organelas.[1]

No caso dos neutrófilos, os grânulos primários contêm enzimas como a lisozima, hidrolases ácidas (fosfatase ácida, catepsina B e D), proteases neutras (elastases, catepsina G), mieloperoxidase e proteínas catiônicas. Os grânulos secundários e a lisozima (microbicida que cliva o peptidoglicano) contêm lactoferrina (por ser um quelante de ferro, impede o crescimento de várias bactérias que dependem de ferro para se multiplicar), colagenase, cininogenase, ativador de plasminogênio, entre outros.[1, 69]

A elastase e a catepsina G promovem a degradação de elastina, fibrinogênio, cininogênio, componentes do complemento e colágeno. Assim, estão envolvidas na geração de bradicinina e de C5a.

A colagenase tem ação lítica sobre o colágeno, já as hidrolases ácidas hidrolisam proteínas, ácidos nucléicos, lipídeos e glicídeos.

Na polpa inflamada, já foram identificados lisossomos e fagossomos; aumento de catepsina G; aumento de elastase e, ainda, aumento de macroglobulina α2, um inibidor de proteases, indicando uma tentativa de controlar a destruição tecidual gerada pela liberação das enzimas.[31, 127, 128, 151, 156]

Produção de radicais livres

Um outro mecanismo microbicida dos fagócitos envolve a produção de radicais livres. Os radicais livres são moléculas de vida curta e altamente reativas, que podem causar dano ao próprio tecido ou às bactérias invasoras. Estes compostos podem variar em sua estrutura incluindo desde gases como o óxido nítrico até fatores derivados do oxigênio, como o peróxido de hidrogênio, o radical hidroxila e o ácido hipocloroso.[47]

O principal agente gerador de radicais livres é o sistema oxidase. A oxidase do fagócito é a subunidade enzimática que é reunida nos fagócitos ativados na membrana plasmática e na membrana fagolisossômica. A função desta enzima é reduzir o oxigênio molecular em intermediários reativos, os radicais livres. Este processo é chamado *explosão respiratória*.

Nessas condições, os fagócitos modificam seu metabolismo para realizar uma glicólise anaeróbia, gerando, assim, produtos ácidos que se acumulam nos vacúolos, aumentando a eliminação de microrganismos. Isso apresenta a vantagem adicional de permitir que essas células consigam eliminar microrganismos, mesmo em condições de anaerobiose, como dentro de abscessos e granulomas.[19, 69]

Esta reação é catalisada por uma enzima que oxida o NADPH (nicotinamida adenina dinucleótido) e no processo reduz o oxigênio em superóxido. Este é, então, convertido em peróxido de oxigênio por dismutação espontânea. A quantidade de peróxido de hidrogênio produzida nos fagossomos dos neutrófilos geralmente não é suficiente para matar as bactérias. Entretanto, o peróxido pode ser convertido em ácido hipocloroso pelo sistema da mieloperoxidase encontrada nos grânulos dos neutrófilos e liberada no momento da esgranulação. O ácido hipocloroso destrói as bactérias por halogenação ou por oxidação de proteínas e lipídeos. Este sistema é a maior arma dos neutrófilos contra as bactérias. Um processo similar é empregado no tratamento endodôntico quando utilizamos o hipoclorito de sódio, cuja forma ativa é o mesmo ácido hipocloroso.[69, 152]

Os radicais oxigenados podem danificar células endoteliais, que promovem o aumento da permeabilidade vascular; podem inativar antiproteases como a α1-antitripsina, reduzindo assim os mecanismos de proteção tecidual contra a sua destruição; são citotóxicos para muitas células, podendo danificar a membrana celular, inativar enzimas e até interagir com o DNA causando danos irreversíveis. Os fagócitos são protegidos dos efeitos destes radicais pela ação de enzimas presentes na membrana celular que envolve o fagossoma: o superóxido dismutase e as peroxidases.[48, 54, 95]

No tecido pulpar, o radical hidroxila mostrou-se capaz de reduzir o fluxo sanguíneo e a enzima SOD (superóxido dismutase), principal enzima envolvida na sua geração, mostra-se bem aumentada nos quadros inflamatórios.[47]

Os fagócitos sintetizam ainda o óxido nítrico, que também possui ação microbicida inibindo as enzimas mitocondriais responsáveis pela respiração celular, além de reagir com o superóxido, gerando o peroxinitrito que é citotóxico. Os efeitos antimicrobianos do óxido nítrico são altamente benéficos, porém este pode ter um papel imunossupressor quando em altas quantidades e um efeito antiapoptótico em doses subtóxicas.[16, 17, 45]

O óxido nítrico é derivado da ação das enzimas citosólicas (NO sintases), que convertem a arginina em citru-

lina, liberando o gás óxido nítrico. Existem três tipos de NO sintase: duas são geralmente constitutivas (cNOS) e produzem picomoles de NO por períodos curtos em resposta à ativação de receptor, estímulo químico, físico ou, ainda, por citocinas, estando presentes constitutivamente em células endoteliais, neurônios específicos no sistema nervoso central e periférico, miócitos cardíacos, plaquetas, células epiteliais pulmonares; mastócitos da pele, neutrófilos, em células musculares esqueléticas e outras. A outra forma de NOS é geralmente induzida (iNOS ou NOS2), após a ativação, na maioria das células (macrófagos, células dendríticas, NK, linfócitos T e B, mastócitos, células endoteliais, fibroblastos murinos, hepatócitos, células musculares, células mesengliais, células tumorais, miócitos cardíacos), tendo como característica sintetizar nanomoles de NO (ou seja, mil vezes mais NO) por períodos prolongados.[16, 17, 45]

No tecido pulpar, o NO participa do relaxamento da musculatura lisa causando vasodilatação, e já foi evidenciado o aumento da isoforma iNOS no tecido pulpar inflamado.[47]

Ativação de macrófagos

A ativação dos macrófagos ocorre através de uma série de estágios (elicitados, primados e inflamatórios), que se iniciam nos macrófagos residentes e culminam nas células ativadas, e quando nos tecidos normalmente envolve dois sinais que podem atuar de forma sinérgica: o primeiro é desencadeado por componentes bacterianos (como o BCG, PLS, muril-peptídeos) ou pelo próprio microrganismo fagocitado, e o segundo deriva das citocinas.[32]

Citocinas são polipeptídeos produzidos por várias células responsáveis pelo controle da função de diferentes tipos celulares. As suas ações podem ser autócrinas (ativação própria); parácrinas (ação local) ou ainda endócrinas (ação sistêmica).

As interleucinas (IL) são citocinas que atuam de preferência nos leucócitos. As quimiocinas ativam e direcionam a quimiotaxia dos leucócitos.

Embora a maioria das citocinas presentes num processo inflamatório sejam produzidas pelas células inflamatórias, como monócitos/macrófagos, linfócitos e neutrófilos, elas também podem ser produzidas por células não inflamatórias, que no caso do tecido pulpar seriam representadas pelos fibroblastos e células endoteliais. A secreção da citocina é um efeito breve, autolimitado e depende da ativação celular.[47]

Citocinas pró-inflamatórias produzidas pela imunidade inata

Entre as citocinas pró-inflamatórias mais importantes, podemos citar a IL-1 e o TNF, cujas ações são bem similares. A IL-1 é expressa em duas isoformas: IL-1α e IL-1β, sendo a produção da última cerca de cinco vezes mais que a da primeira. A IL-1 é produzida principalmente por monócitos/macrófagos, mas também pode advir de neutrófilos polimorfonucleares, fibroblastos e células endoteliais. Os seus efeitos sistêmicos incluem febre e síntese de proteínas de fase aguda; prostaglandinas, PAF (fator ativador de plaquetas); e NO. A IL-1 ativa células T e as estimula a produzir IL-2 e prostaglandinas. A IL-1 e o TNF também ativam as células endoteliais e induzem a expressão de moléculas de adesão, facilitando a diadepese.[1,47,69,95]

Existem duas formas de TNF (fator de necrose tumoral): alfa e beta. O TNF-α é produzido por monócitos e macrófagos ativados. O TNF-β (linfotoxina) é produzido por linfócitos. Os principais efeitos do TNF incluem: ativação de neutrófilos e monócitos; estímulo para a produção de IL-1 e IL-6 e a ação sistêmica no hipotálamo, estimulando a síntese de prostaglandinas e induzindo febre.

A IL-1 é intensamente expressada no tecido pulpar inflamado e pode ser significativamente alta nos quadros de cáries sintomáticas. Além disso, IL-1α, IL-1β, TNFα e o TNFβ geram a liberação de PGE2 causando hiperalgesia, entre outros efeitos inflamatórios. Este quadro é potencializado pela presença de bradicinina e trombina.[38,47,144]

Na polpa, a IL-1 atua nos fibroblastos, inibindo a sua proliferação e induzindo a expressão de colagenase, sendo que, em cultura de fibroblastos, a IL-1β mostrou-se capaz de suprimir a produção de colágeno tipo 1, laminina, osteonectina, DNA e proteínas. Já o TNFα evidenciou efeitos similares em culturas de fibroblastos pulpares, exceto pelo fato de esta citocina estimular a produção de DNA e proteínas.[38,47,146]

Estudos realizados com camundongos deficientes para receptores das citocinas IL-1 e TNF evidenciaram que nestes animais os quadros de infecção pulpar levavam à degeneração tecidual e à necrose com velocidade e intensidade muito maiores que em animais normais; assim, podemos supor que estas citocinas têm grande importância na defesa da polpa contra agentes infecciosos.[27]

A produção de IL-1 e de TNF por macrófagos pulpares, que ocorre em decorrência da presença de bactérias no decorrer do processo carioso, pode ser suprimida pelos efeitos tóxicos de materiais restauradores.[124,125]

A produção de IL-1 e de TNF na polpa resulta provavelmente do estímulo direto por produtos bacterianos, independentemente da ação de células T ou B, indicando que a produção destas citocinas ocorre sem a presença da imunidade adaptativa.

Entre os produtos bacterianos capazes de gerar esta produção, destaca-se o LPS (lipopolissacarídeo, componente da parede de bactérias Gram-negativas) e o ácido lipoteicoico (bactérias Gram-positivas). O processo de ativação dessas proteínas sinalizado por LPS ocorre após a ligação deste agente a uma proteína do soro conhecida como proteína ligadora de LPS (*LPS-binding protein-LBP*). Esta proteína facilita a ligação do LPS em seu receptor de superfície específico de macrófagos, o mCD14. Este receptor é uma proteína ancorada por glicosilfosfatidilinositol (GPI), incapaz de interagir diretamente com componentes da sinalização citoplasmática devido à ausência de domínios transmembrana e intracelular. Hoje, sabe-se que os receptores tipo toll são responsáveis pela intermediação entre o CD14 e os eventos de sinalização citoplasmática (no caso do LPS, o TLR4).[45,155]

Os receptores toll causam a translocação de fatores nucleares, que é seguida pela transcrição de genes para a produção de várias citocinas inflamatórias.

A ativação dos mecanismos de defesa inatos e o dano tecidual advindo desta ativação geram a mudança do meio local, uma vez que muitos mediadores e citocinas são liberados durante estes processos. Esse conjunto de mediadores será responsável pela ativação de uma resposta imune induzida: a resposta inflamatória.

A resposta inflamatória representa um equilíbrio bem regulado entre mediadores pró-inflamatórios e anti-inflamatórios, que são ativados para neutralizar os efeitos danosos do processo inflamatório aos tecidos.

Esta resposta induzida é muito importante por duas razões. Primeiro, porque ela pode eliminar os patógenos ou mantê-los sob controle até que possa ser montada uma resposta imune adaptativa. Segundo, porque influencia

INFLAMAÇÃO
(RESPOSTA INDUZIDA)

A inflamação é usualmente dividida em 3 estágios: inflamação aguda; inflamação crônica e reparação. A inflamação aguda tem início abrupto e curta duração, a crônica é persistente. Normalmente, a inflamação aguda precede a crônica, mas a forma crônica pode ser primária em certos casos. As cáries exemplificam este processo. Quando os produtos bacterianos se difundem pelos túbulos dentinários, eles funcionam como antígenos que ativarão uma resposta crônica, independentemente da resposta aguda.[152]

A severidade da inflamação pulpar depende da profundidade da penetração bacteriana na dentina e da permeabilidade desta dentina. Quando a distância entre a invasão bacteriana e a polpa é maior ou igual a 1,1 mm, a inflamação é insignificante, mas se esta distância atinge 0,5 mm, há aumento significativo na extensão da inflamação. A polpa apresentará inflamação aguda apenas quando as bactérias invadirem a dentina terciária.[6, 40, 80, 129, 152]

A inflamação pulpar é similar a de qualquer outro tecido conjuntivo, sendo mediada por células e fatores moleculares. A polpa é capaz de expressar um grande número de mediadores inflamatórios, cujo principal objetivo é combater os fatores irritantes e minimizar os seus efeitos prejudiciais. Entretanto, nesse processo, os fatores de defesa podem contribuir para danificar o tecido pulpar. Diferentemente de outros tecidos conjuntivos, a polpa está enclausurada por paredes rígidas e tem circulação colateral muito reduzida. Essas variações anatômicas tornam-se mais acentuadas com a idade, tendendo a tornar os resultados da agressão externa e dos efeitos negativos da defesa tecidual ainda mais drásticos. Outro fator interessante na inflamação pulpar é que a polpa responde à irritação de maneira compartimentizada e não como um todo. As áreas da polpa mais próximas da agressão são as mais afetadas e exibem manifestações inflamatórias severas, as regiões mais distantes podem exibir inflamação branda ou até normalidade.[47]

Para facilitar a compreensão dos mecanismos complexos envolvidos nos quadros inflamatórios, descreveremos separadamente a inflamação aguda, a crônica e a reparação.

INFLAMAÇÃO AGUDA

Efeitos vasculares

A reação inflamatória aguda é principalmente uma resposta vascular, as arteríolas dilatam-se e as vênulas tornam-se mais permeáveis.

A inflamação inicia-se na microcirculação. A função da microcirculação é suprir os tecidos dos nutrientes essenciais e de remover os resíduos indesejáveis. Ela tem ainda papel importante no controle da pressão sanguínea. Compreende as arteríolas, capilares e vênulas pós-capilares. Estes vasos são compostos por uma camada de células endoteliais revestidas externamente por uma membrana basal colagenosa.[19]

As arteríolas têm diâmetro de menos de 100 micras e possuem de 1 a 3 camadas de células de músculo liso. Por esta razão, podem relaxar ou se contrair por ação de mediadores, sendo assim importantes na regulação do fluxo sanguíneo.[19]

Os capilares têm em torno de 8 micras de diâmetro e são essencias para a troca de nutrientes e eliminação de resíduos metabólicos dos tecidos. Consistem de uma monocamada de células endoteliais e não possum músculo liso. Existem ainda os esfíncteres pré-capilares que são importantes no controle do fluxo sanguíneo da microcirculação.[19]

As vênulas, que se seguem aos capilares, são o principal sítio de controle do processo inflamatório. É nas vênulas que ocorre o aumento da permeabilidade que leva à formação do edema e é onde se iniciam os eventos que levam ao acúmulo de células inflamatórias no tecido. O diâmetro das vênulas é semelhante ao das arteríolas, mas as vênulas não têm a camada de músculo liso.[19]

Os vasos linfáticos originam-se no tecido conjuntivo como formações em dedos-de-luva, e formam redes de capilares linfáticos que dão origem a vasos linfáticos maiores, os quais, finalmente, despejam a linfa, coletada no corpo inteiro, na circulação venosa através do ducto torácico. Os vasos linfáticos são compostos por uma camada de células endoteliais sustentada por fina camada de tecido conjuntivo, sem membrana basal. Eles têm uma pressão negativa que permite a absorção do líquido intersticial (linfa) e são responsáveis pelo controle dos níveis deste nos tecidos normais. Durante a resposta inflamatória, o aumento do fluxo sanguíneo na microcirculação e o aumento da permeabilidade vascular favorecem o acúmulo de líquido nos tecidos (exsudato inflamatório), o qual é então drenado pelos vasos linfáticos que se mostram distendidos nas polpas inflamadas (Fig. 3).[13,19,91]

O processo inflamatório inicia-se com uma série estereotipada de eventos que ocorrem na microcirculação, começando por alterações no calibre das arteríolas (vasodilatação), devido à contração ou ao relaxamento dos músculos lisos que envolvem estes vasos. Seguem-se alterações da permeabilidade das vênulas pós-capilares (aumento da permeabilidade vascular) em consequência da abertura das junções entre as células endoteliais. A abertura das junções deve-se à contração das fibras de miosina e actina presentes nas células endoteliais das vênulas, alargando as junções intercelulares e produzindo fendas, o que permite a passagem de substâncias de dentro do vaso para o tecido afetado.[19]

Com o aumento da permeabilidade vascular, ocorre então a saída de íons, seguidos por moléculas maiores, como a albumina e o fibrinogênio, componentes dos sistemas de coagulação, fibrinolítico, das cininas e do sistema complemento, causando intumescimento e dor. A dor inflamatória ocorre também por ação de mediadores que podem atuar diretamente sobre os receptores de dor, como é o caso da bradicinina, ou indiretamente, diminuindo de tal modo o limiar desses receptores que concentrações muito menores de mediadores álgicos passam causar dor, como é o caso das prostaglandinas.[19,114]

O acúmulo de proteínas plasmáticas no tecido passa a exercer uma pressão osmótica tal que, mesmo com o fechamento das junções endoteliais das vênulas, pode continuar ocorrendo acúmulo de líquido no tecido, agora devido à saída de água por difusão transcitoplasmática (através de canais intracelulares formados por vesículas e vacúolos interligados). Esse aumento de permeabilidade é importante não só para trazer componentes plasmáticos que podem ajudar na eliminação de microrganismos, mas também para diluir eventuais toxinas e aumentar a drenagem linfática, carregando, assim, antígenos para os linfonodos.[19]

Conforme a pressão tecidual aumenta ela vai comprimindo as vênulas, diminuindo o seu fluxo até impedir a drenagem venosa, gerando estagnação do fluxo sanguíneo com acúmulo de células, aumento na viscosidade sanguínea, aumento na quantidade de dióxido de carbono e diminuição do pH; estas respostas aumentarão ainda mais a reação inflamatória no tecido adjacente, de modo que a inflamação se espalha circunferencialmente no tecido. Assim, a necrose pulpar é um acúmulo gradual de necroses localizadas.[150,152]

A polpa tem mecanismos compensatórios para evitar tal colapso, como as anastomoses arteriovenosas e os vasos em formato de laços em U, que desviam o sangue antes que ele atinja a região inflamada. Além disso, o aumento da pressão tecidual empurra as macromoléculas de volta à corrente sanguuínea via vênulas da região sadia adjacente, estas moléculas retornam acompanhadas de fluido, diminuindo assim a pressão tecidual. Somando-se a estes fatores vem o fato de a polpa reagir diferentemente dos outros tecidos aos agentes vasodilatadores, assim após uma vasodilatação transitória, segue-se uma dramática redução no fluxo sanguíneo.[78,80]

Todas estas alterações são causadas por substâncias liberadas no local da inflamação, chamadas de mediadores inflamatórios.

Os mediadores inflamatórios são produzidos em consequência da ativação dos mastócitos e macrófagos presentes no local da inflamação, por estímulo de sistemas plasmáticos ou, ainda, por estimulação neurogênica.[19]

Vários mediadores químicos estimulam estas reações vasculares: histamina; serotonina; sistema das cininas e das bradicininas; componentes do sistema complemento como C4, C3 e C5; prostaglandinas; leucotrienos; fator ativador de plaquetas, PAF; óxido nitroso; peptídeo relacionado ao gene da calcitonina e substância P.[152]

Mediadores inflamatórios

Histamina

A histamina é encontrada nos mastócitos, basófilos e plaquetas que normalmente se encontram próximos aos

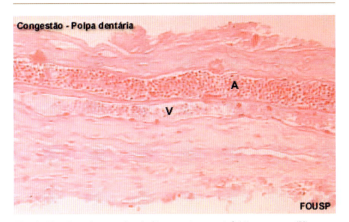

Fig. 3. Tecido pulpar exibindo hiperemia arterial (A) e venosa (V), corte histológico em HE, aumento de 400x. Imagem cedida pela Profa. Dra. Luciana Corrêa, Disciplina de Patologia Geral da FOUSP.

vasos sanguíneos. Ela está contida nos grânulos celulares e é liberada pela esgranulação que ocorre em resposta a diversos estímulos, incluindo: estímulos físicos (como traumatismo, frio, calor); respostas imunes envolvendo a ligação de anticorpos (IgE) aos mastócitos; componentes do sistema complemento (C3a e C5a); proteínas liberadoras de histamina derivadas de leucócitos; neuropeptídeos e citocinas como IL-1 e IL-8.[47]

A histamina é um potente vasodilatador e mediador da permeabilidade vascular. Na polpa sadia, ela é encontrada em pequenas quantidades, uma lesão térmica produz um aumento de quatro vezes no nível pulpar de histamina. Mastócitos são encontrados ocasionalmente apenas no tecido pulpar inflamado.[34, 47, 78, 98, 121]

Serotonina

A serotonina é um outro mediador vasoativo que normalmente causa vasoconstrição. Está presente nas células endoteliais, nas plaquetas e terminações nervosas serotinérgicas e é liberada após o estímulo das plaquetas normalmente por agregação devido ao contato com colágeno, trombina, ADP (de difosfato adenosina), complexos antígeno-anticorpo ou, ainda, pelo contato com o PAF (fator ativador de plaquetas), que é derivado da esgranulação dos mastócitos pela ligação com a IgE. Na polpa de ratos, já foi demonstrada a presença de serotonina, catecolamina e dopamina e, em humanos, a serotonina foi localizada no endotélio. Provavelmente, a origem da serotonina pulpar não seja nervosa já que a ressecção cirúrgica unilateral do nervo alveolar inferior não altera os níveis pulpares de serotonina no tecido pulpar em ratos.[65, 77]

A aplicação de serotonina em polpas de ratos estimula a síntese de prostaglandina E2 (PGE2) e de prostaciclina (PGI2). A administração de serotonina por via intravenosa ou cavidade Classe V causa um aumento significante no fluxo sanguíneo pulpar. Além disso, a serotonina é capaz de sensibilizar as fibras nervosas pulpares a vários estímulos hidrodinâmicos, indicando que ela pode diminuir o limiar de dor num caso de inflamação pulpar.[47, 59, 61, 89]

Neuropeptídeos

A injúria ao complexo dentopulpar produz uma série de respostas neuronais. As fibras nervosas não só enviam sinais eletrofisiológicos aos gânglios e às vias nervosas centrais, como também liberam neuropeptídeos em suas terminações periféricas que irão regular a vasodi-

latação e a diapedese de leucócitos. Os neuropeptídeos são produzidos no corpo celular do neurônio localizado em um gânglio nervoso, são conduzidos para a periferia através do fluxo axonal e estocados no citoplasma até o momento de sua liberação.

Em modelos de pesquisa em ratos, a injúria dental causa depleção inicial de neuropeptídeos, que são liberados para o tecido pulpar, depois há aumento na quantidade de neuropeptídeos e, após um dia da injúria, passa a ocorrer brotamento de terminações nervosas. Estas respostas variam de intensidade e duração, dependendo da severidade da injúria.[18]

Em humanos, estudos evidenciaram que os dentes permanentes são muito mais inervados que os decíduos e que na ocorrência de cárie ocorre aumento na densidade nervosa. Este aumento estaria diretamente ligado à regulagem nervosa do processo inflamatório e da cura.[120, 132]

Muitos neuropeptídeos têm sido detectados na polpa dental de humanos e de outros mamíferos usando métodos imunológicos. Estes neuropeptídeos incluem substância P (SP); peptídeo relacionado ao gene da calcitonina (CGRP); neurocinina A; neuropeptídeo K; neuropeptídeo Y; somatostatina; peptídeo vasoativo intestinal (VIP); ácido gama aminobutírico (GABA); e peptídeo liberador de bombesina e gastrina (BN/GRP). Estes neuropeptídeos estão alojados quase que exclusivamente nas terminações dos neurônios aferentes e nas fibras simpáticas e parassimpáticas.[41, 47, 131, 149]

Os níveis de SP na polpa dental são os mais altos de todo o corpo, com exceção do sistema nervoso central, e são maiores na polpa madura em comparação com a imatura.[47]

As fibras nervosas pulpares que contêm substância P, neuroquinina A e peptídeo relacionado ao gene da calcitonina (CGRP) originam-se do gânglio trigeminal, e as fibras que contêm neuropeptídeo Y vêm do gânglio cervical superior. A origem das fibras portadoras de peptídeo vasoativo intestinal deve ser parassimpática.[47]

O aumento na produção e liberação de neuropeptídeos tem um papel importante na iniciação e propagação da inflamação pulpar. A polpa dental é densamente inervada. Na polpa normal de molares de ratos, os neuropeptídeos SP e CGRP estão presentes na proximidade dos macrófagos, na inflamação, o brotamento de fibras nervosas aumenta a expressão de neuropeptídeos. Além disso, a adição de SP a culturas de células pulpares de ratos aumenta a proliferação de linfócitos T, enquanto a adição de CGRP diminui este mesmo efeito e aumenta a expressão da proteína morfogenética óssea (BMP-2), que é um membro da superfamília do TGFβ e é capaz de induzir a regeneração de dentina.[47, 107]

Os neuropeptídeos SP, CGRP, neurocinina A e VIP são potentes vasodilatadores, já o neuropeptídeo Y é um vasoconstritor; no tecido pulpar, estas substâncias modulam o mecanismo vascular basal e as mudanças que ocorrem durante a inflamação.[47, 78]

Os neuropeptídeos podem contribuir para o processo inflamatório através de mecanismos adicionais que incluem: a liberação de mediadores inflamatórios como a histamina, a PGE2, a colagenase, a IL-1, a IL-6 e o TNF; a potencialização da quimiotaxia, da fagocitose e da expressão de moléculas de adesão; a proliferação de linfócitos e a produção de IL-2. É ainda interessante notar que há redução nos níveis de neuropeptídeos SP e CGRP com a idade.[47]

Os neuropeptídeos podem reduzir o limiar de dor na polpa, piorando os sintomas associados à pulpite. Foi demonstrado que em molares permanentes os níveis de SP estão positivamente relacionados à magnitude das cáries e à sintomatologia dolorosa.[133]

O fato de nem todos os casos de pulpite irreversível estarem associados à dor pode ser explicado por meio da ação de neurotransmissores inibidores como o ácido aminobutírico γ e o peptídeo liberador de gastrina, ambos já identificados em tecido pulpar.[47]

Metabólitos do ácido aracdônico (AA)

O ácido aracdônico encontra-se esterificado nos fosfolipídeos da membrana citoplasmática das células, quando a membrana é perturbada, ocorre a ativação da enzima fosfolipase A2, que cliva os fosfolipídeos de tal modo a liberar o ácido aracdônico (Fig. 4). Uma vez liberado, o ácido aracdônico pode ser oxigenado por duas vias enzimáticas: via das ciclo-oxigenases (dando origem a prostaglandinas e tromboxanas) e via das lipo-oxigenases (dando origem a leucotrienos e lipoxinas).

Fibroblastos e monócitos possuem altos níveis de AA e de ciclo-oxigenase (COX), sendo capazes de produzir altos níveis de prostaglandina.

A via da ciclo-oxigenase (COX) leva à geração de prostaglandinas. Existem pelo menos dois tipos de ciclo-oxigenase: a COX-1 e a COX-2, sendo que a COX-1 é expressa constitutivamente e atua beneficamente nas funções da mucosa gástrica e nos rins. A COX-2 é uma enzima pró-inflamatória induzida por dano tecidual, pela ação de lipopolissacarídeos bacterianos, citocinas e fatores de crescimento.[30]

As prostaglandinas mais importantes na inflamação são PGE2, PGD2, PGF2α, PGI2 (prostaciclina) e TXA2 (tromboxana).

A prostaciclina é produzida pelo endotélio vascular constitutivamente, contribui para o edema inflamatório por sua ação vasodilatadora, causa hiperalgesia e inibe a agregação de plaquetas.[19]

A tromboxana é também encontrada em exsudatos inflamatórios, sendo produzida por plaquetas e outras células. Causa agregação de plaquetas, aumento da permeabilidade vascular e contribui para o influxo de neutrófilos.[19]

As prostaglandinas desempenham um papel crítico na doença pulpar. A aplicação de lipopolissacarídeo (LPS) bacteriano em incisivos de ratos induz um aumento de nove vezes no nível de PGE2 e de quatro vezes no nível de PGF1α, um metabólito estável da PGI2.[109]

As prostaglandinas em geral causam vasodilatação enquanto as tromboxanas causam vasoconstrição. Altos índices de PGE2 e PGF1α mostraram-se associados a um aumento na permeabilidade vascular em polpas de dentes de ratos inflamadas devido à presença de LPS. A administração sistêmica de LPS também se mostrou capaz de causar aumento no nível basal de PGI2 e de TXA2 na polpa.[60, 78, 110]

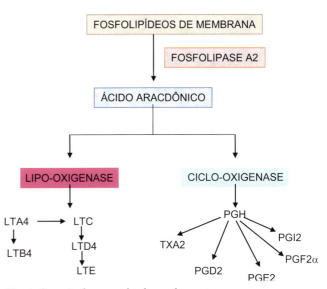

Fig. 4. Geração de prostaglandinas e leucotrienos.

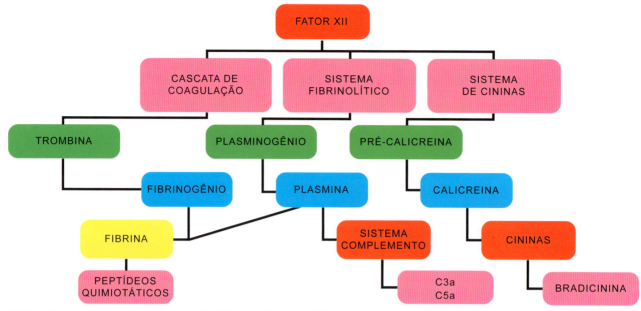

Fig. 5. Mediadores inflamatórios gerados a partir do fator de Hageman (XII).

As prostaglandinas também podem induzir a produção de outros mediadores inflamatórios. Na polpa dental, a PGE2 aumenta significativamente a liberação de CGRP.[49]

As prostaglandinas também estão envolvidas na patogênese da dor. Um experimento em gatos demonstrou que a administração intravenosa de anti-inflamatórios não esteroidais (drogas que bloqueiam a COX) resultou em inibição significante da atividade nervosa no tecido pulpar e, além disso, os pacientes que apresentaram formas agudas de dor pulpar tiveram aumento significativo dos níveis de PGE2 e PGF2a quando comparados com pacientes que apresentaram pulpite indolor ou normalidade pulpar.[3, 29, 157]

Ainda sobre as prostaglandinas e o tecido pulpar, num modelo usando incisivos de ratos, o preparo de cavidades sem refrigeração causou aumento significativo nos níveis pulpares de PGE, PGF1α e TXB2, enquanto o selamento com óxido de zinco e eugenol foi capaz de bloquear este aumento, sugerindo que este pode ser um dos mecanismos pelos quais o eugenol é considerado um anódino.[57]

Os glicorticoides bloqueiam a quebra dos fosfolipídeos de membrana em ácido aracdônico, enquanto os anti-inflamatórios não esteroidais bloqueiam a via da COX. Muitos trabalhos de pesquisa evidenciam a efetividade dos corticosteroides e dos anti-inflamatórios não esteroidais no combate à dor de origem pulpar.[23, 33, 36, 42, 64, 134]

Os produtos da via da lipo-oxigenase são sintetizados apenas pelas células inflamatórias como os neutrófilos, eosinófilos, mastócitos, basófilos, macrófagos e monócitos. Essa exclusividade distingue estes produtos dos metabólitos da COX que estão presentes em todas as células dos mamíferos (exceto nos eritrócitos). A enzima predominante nos neutrófilos é a lipo-oxigenase 5, cujos principais produtos são os leucotrienos. O LTB4 é um potente agente quimiotático e ativador das funções dos neutrófilos: como a agregação e a adesão ao endotélio venoso; a geração de radicais livres de oxigênio; e a liberação de enzimas lisossômicas.[47]

A indução de inflamação em dentes de animais é capaz de estimular o aumento na produção de LTB4 e de LTC4. A administração de um inibidor da COX e da lipo-oxigenase mostra-se capaz de bloquear os efeitos estimulatórios do LPS na quimiotaxia de neutrófilos e no aumento dos níveis pulpares de LTB4, enquanto o uso de um inibidor seletivo da COX (indometacina) não consegue este resultado.[64, 86, 111]

As lipoxinas também são subprodutos bioativos do ácido aracdônico. As lipoxinas A4 e B4 são geradas pela ação da lipo-oxigenase 12 sobre o LTA4 dos neutrófilos. A sua função parece ser a de regular negativamente os leucotrienos, inibindo a quimiotaxia e a adesão em quadros de inflamação aguda e causando vasodilatação para atenuar a vasoconstrição mediada pelo LTC4.[28, 35]

Fator ativador de plaquetas (PAF)

O PAF é um outro mediador bioativo derivado dos fosfolipídeos. Ele é secretado pelas plaquetas, basófilos, mastócitos, monócitos/macrófagos, neutrófilos e células endoteliais quando ativados. As suas ações incluem o estímulo plaquetário, adesão leucocitária às células endoteliais, quimiotaxia e estímulo da explosão oxidativa. Em baixas doses, o PAF é um vasodilatador de 100 a 1.000 vezes mais potente que a histamina e, em altas doses, é um vasoconstritor.[119]

No tecido pulpar de ratos, o PAF mostrou-se capaz de estimular a produção de PGI2 e TXA2. Além disso, antagonistas do receptor de PAF bloquearam os efeitos estimuladores do LPS sobre a síntese de TXA2 na polpa. Assim, o PAF deve ser liberado no tecido pulpar após estímulos como a presença de LPS e deve iniciar os eventos primários do processo inflamatório, como a vasodilatação, migração leucocitária, quimiotaxia e ativação de outros mediadores.[58, 60]

Sistema das Cininas

Os precursores do sistema das cininas circulam no sistema vascular e podem ser ativados em qualquer local onde a integridade vascular for rompida. Durante o processo inflamatório, a pré-calicreína convertida pelo fator de Hageman (fator XII da coagulação) e torna-se calicreína. As calicreínas são proteases que, atuando em proteínas plasmáticas específicas, geram peptídeos chamados cininogênios. O peptídeo mais importante advindo dos cininogênios é a bradicinina. Esta promove quatro ações pró-inflamatórias: vasodilatação; aumento da permeabilidade vascular; ativação de nociceptores e de leucócitos. As suas ações dependem da sua ligação a dois receptores: B1 e B2. O receptor B1 está envolvido em quadros de hiperalgesia persistente e o B2 é o principal receptor de bradicinina presente constitutivamente nos tecidos normais, inclusive na polpa.[47,49,55,78,88,143,144]

Muitos estudos evidenciaram que a bradicinina faz parte dos principais moduladores moleculares da inflamação pulpar. Num modelo em cães, foi evidenciado que a bradicinina, assim como a PGE2, aumenta o fluxo sanguíneo pulpar e a permeabilidade vascular, sendo que a bradicinina é menos potente que a PGE2 na primeira ação e mais potente na última.[79]

Durante a inflamação pulpar, uma complexa interação ocorre entre a bradicinina e os outros mediadores, frequentemente gerando um sinergismo entre as ações dos diferentes mediadores, aumentando a resposta inflamatória.

A bradicinina mostrou-se capaz de aumentar a liberação de ácido aracdônico e seus metabólitos em linhagens de células pulpares de ratos, bem como de aumentar a formação de PGE2 pela IL-1α, IL-1β, TNF-α e TNF-β. A PGE2, por sua vez, pode aumentar a liberação de CGRP pela bradicinina em mais de 50%.[49,76,143,144]

Um estudo em tecido pulpar humano evidenciou que os níveis de bradicinina em polpa de dentes portadores de pulpite irreversível são 13 vezes maiores em comparação com os dos dentes com polpas sadias.[85]

Drogas anti-inflamatórias esteroidais e não-esteroidais mostraram-se capazes de reduzir os níveis de bradicinina em tecidos inflamados.[56, 145]

Sistema complemento

Como já citado, o sistema complemento tem funções importantes na imunidade inata e pode gerar peptídeos que participarão do processo inflamatório. Os peptídeos C3a e C5a estimulam a liberação de histamina pelos mastócitos, causando vasodilatação e aumento da permeabilidade vascular. A C5a ativa a via da lipo-oxigenase em neutrófilos e monócitos e é também um potente agente quimiotático para estas células.[47]

Sistemas de coagulação e fibrinolítico

O sistema de coagulação está diretamente ligado ao processo inflamatório. Como já exposto, o fator de Hageman (fator XII da coagulação) é uma protease que inicia o sistema de cininas pela geração da calicreína e que inicia a cascata de coagulação. Esta cascata leva à formação de trombina (fator II), que tem muitos efeitos pró-inflamatórios: quebra o fibrinogênio para gerar fibrina; ativa o fator XIII para agregar plaquetas; age como quimiotático; estimula a adesão leucocitária ao endotélio; e induz proliferação de fibroblastos.[47, 44]

A adição de trombina a fibroblastos pulpares leva a um grande aumento na produção de PGE2 e PGF1α, aumento na síntese de DNA e de proteínas e proliferação celular.[24-26]

O fator de Hageman também inicia o sistema fibrinolítico. Um ativador do plasminogênio é secretado pelos leucócitos e pelas células endoteliais e quebra o plasminogênio em plasmina (uma protease), cuja principal ação é lisar os coágulos de fibrina. Entretanto, a plasmina também quebra o C3, iniciando a cascata do sistema complemento.[47]

A atividade do sistema fibrinolítico também já foi evidenciada na polpa. Um coágulo de fibrina é evidenciado abaixo das cavidades onde a polpa foi exposta; assim, este sistema deve participar da organização da reparação pulpar. Já o fibrinogênio foi localizado na polpa e dentro dos túbulos dentinários abaixo do preparo cavitário, mesmo onde não houve exposição pulpar, evidenciando uma atividade de redução da permeabilidade dentinária aos irritantes microbianos.[68,99,115,116,136,140,158]

Diapedese

O aumento do diâmetro das arteríolas (vasodilatação) com consequente aumento no volume de sangue local e diminuição na velocidade do fluxo sanguíneo faz os leucócitos moverem-se para a periferia vascular, aumentando a sua interação com o revestimento endotelial. Este processo é chamado *marginação leucocitária*.[1, 69]

Passa a ocorrer um transporte de células para o tecido inflamado (diapedese) que é ativado por substâncias geradas pelos mediadores inflamatórios e por componentes bacterianos.

Assim, além dos fluidos e proteínas que exsudam dos vasos, posteriormente, os leucócitos irão se unir reversivelmente ao endotélio vascular por intermédio de ações entre selectinas induzidas no endotélio (selectinas P e E) e seus ligantes nos leucócitos (selectinas L). A molécula selectina P aparece nas superfícies das células endoteliais poucos minutos após a exposição a LTB4, C5a ou histamina. A selectina E surge algumas horas depois da exposição ao LPS ou ao TNFα. Esta ligação não consegue ancorar as células contra a força do fluxo sanguíneo e, em vez disso, as células rolam ao longo do endotélio fazendo e desfazendo contatos continuamente. No tecido pulpar sadio, poucos vasos sanguíneos localizados no centro da polpa expressam as selectinas E e P; já num dente portador de pericoronarite, um grande número de vasos localizados na camada subodontoblástica expressam fortemente estas duas moléculas, evidenciando que a sua expressão no tecido pulpar pode ser regulada.

Estas ligações iniciais abrem caminho para uma segunda fase de interações entre as integrinas leucocitárias conhecidas como LFA-1 e CR3 com moléculas endoteliais como a ICAM-1, também induzida pelo TNFα.

As ICAMs (moléculas de adesão intercelular) são membros da superfamília das imunoglobulinas e incluem ICAM-1, ICAM-2, ICAM-3, VCAM-1 e PECAM-1. A ICAM-1 é fortemente induzida nos leucócitos e nas células endoteliais. As células endoteliais expressam constitutivamente ICAM-2, VCAM-1 e PECAM-1, já os leucócitos em repouso expressam ICAM-3 e PECAM-1. A ICAM-1 interage com as integrinas LFA-1 e Mac-1; a ICAM-2 e a ICAM-3 interagem com LFA-1; e a VCAM-1 com VLA-4. A PECAM-1 interage homofilicamente. Várias ICAMs foram encontradas nos vasos sanguíneos pulpares, bem como foi demonstrada sua regulagem positiva.[1,47,69]

A superfamília das integrinas consiste em torno de 30 proteínas homólogas estruturalmente, que promovem a união célula-célula ou a união célula-matriz. As integrinas mais notáveis são a LFA-1, Mac-1 e VLA-4. As integrinas medeiam a adesão estável de leucócitos e células endoteliais; células T e APCs; células T citotóxicas e células-alvo; e células conjuntivas e proteínas da matriz extracelular como fibronectina e colágeno. As células pulpares humanas expressam múltiplas integrinas.[1,47,69]

A LFA-1 e a Mac-1 normalmente têm uma capacidade relativamente baixa como mediadores da adesividade, mas a IL-8 ou outros agentes quimiotáticos podem aumentar muito a sua capacidade adesiva. Como consequência, o leucócito adere-se firmemente ao endotélio, e seu rolamento é detido.[1, 47, 69]

Na terceira fase, o leucócito cruza a parede endotelial ou extravasa. Esta etapa também envolve as integrinas leucocitárias LFA-1 e Mac-1 que, desta vez, se unem à molécula PECAM expressa nas junções das células endoteliais (Fig. 6).[1, 47, 69]

Durante a inflamação pulpar, muitas das moléculas de adesão estão presentes no tecido pulpar. Uma deficiência genética nestas moléculas leva a uma imunodeficiência funcional, pois os leucócitos não se unem às células endoteliais. Os pacientes portadores desta deficiência exibem múltiplos abscessos dentais e periodontite severa.[47]

A quarta etapa é a migração dos leucócitos através dos tecidos, sob a influência de moléculas de atração (quimiocinas) num gradiente químico. Estas quimiocinas ligam-se às moléculas proteoglicanas na matriz celular num gradiente de concentração que aumenta em direção à sede da infecção; assim, os leucócitos e, posteriormente, os macrófagos e os linfócitos podem migrar ao longo de um substrato sólido.[1, 47, 69]

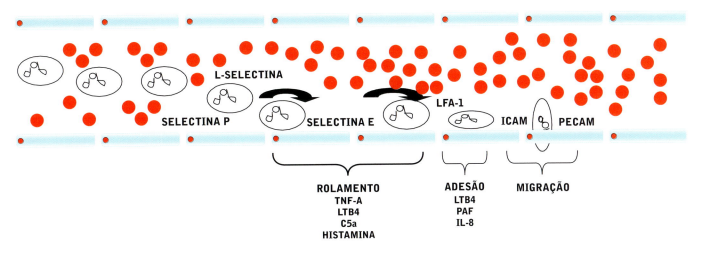

Fig. 6. Representação esquemática das fases da migração leucocitária.

Estímulos como produtos bacterianos e dano físico aos tecidos podem estimular a secreção de pequenas proteínas que pertencem a uma família de proteínas diretamente relacionadas, chamadas quimiocinas. Estes peptídeos são sintetizados por macrófagos, células endoteliais, fibroblastos e células de músculo liso do tecido conjuntivo. Entre as quimiocinas podemos citar a IL-8, a RANTES (*regulada por ativação, normal T expressa e secretada*), a MCP-1 ou o MCAF (fator de quimioatração e ativação do macrófago humano).[1,47,69]

A IL-8 pode ser sintetizada por linfócitos T, monócitos, células endoteliais e fibroblastos, e as suas ações incluem induzir alterações nas moléculas de superfície dos neutrófilos favorecendo a adesão firme destas células ao endotélio; além disso, é um dos principais agentes quimiotáticos para neutrófilos e linfócitos T virgens.[1,47,69]

A MCP-1 (proteína quimiotática para monócitos) é produzida por macrófagos e fibroblastos e está envolvida na quimiotaxia e ativação de monócitos.[1,69]

O papel da IL-8 e da MCP-1 no recrutamento celular apresenta dois aspectos: primeiramente, convertem a interação inicial do rolamento dos leucócitos e células endoteliais numa ligação estável; secundariamente, dirigem sua migração ao longo de um gradiente de quimiocina associada à matriz, que aumenta em concentração em direção ao sítio de infecção.[1,69]

A RANTES é produzida pelas células T, sendo um agente quimiotático para monócitos e linfócitos T efetores e memória.[1,47,69]

Células pulpares expostas a bactérias ou a LPS são capazes de expressar IL-8 e MCP-1. Pacientes portadores de pulpite irreversível tem níveis de IL-8 aumentados em 23 vezes quando comparados ao tecido sadio. Os próprios odontoblastos *in vitro* são capazes de expressar IL-8.[63,70,87,101]

No caso da cárie, devido ao fato de as bactérias presentes nos túbulos serem virtualmente inacessíveis aos mecanismos de defesa, há um suprimento constante de agentes quimiotáticos para mobilizar os neutrófilos; além disso, muitas bactérias piogênicas possuem mecanismos de resistência à fagocitose que dificultam a morte pelos neutrófilos e atrai um número ainda maior destas células.[152]

Este fato foi demonstrado pela aplicação de produtos bacterianos a uma cavidade Classe V em macacos, que induziu a quimiotaxia de neutrófilos no tecido pulpar subjacente.[8,10,12,156]

Os neutrófilos acumulados no tecido fagocitarão bactérias e gerarão a liberação de suas enzimas lisossômicas de potencial antimicrobiano, mas que também podem lesar o tecido e potencializar a resposta inflamatória. O tecido local também sofre pela liberação de tantos metabólitos ativos do oxigênio e de proteases, já que os neutrófilos contêm mais de 20 proteases.

Nessa batalha travada contra a invasão bacteriana, os neutrófilos acabam morrendo e sendo autolisados pelas suas próprias enzimas lisossômicas gerando o pus (acúmulo de neutrófilos vivos, quase mortos, mortos, restos de tecido e exsudato inflamatório). Este quadro é conhecido por *abscesso agudo*.

Os quadros de abscesso podem ser localizados ou generalizados no tecido pulpar. Essa disseminação depende da profundidade da cárie, da sua velocidade de progressão e do potencial patogênico das bactérias que a geraram. Os quadros localizados de pequena monta podem ser regenerados ou até reparados (calcificações localizadas). Mas quando a demanda por elementos inflamatórios excede a habilidade do sangue em transportá-los ao local da invasão bacteriana, as bactérias tornam-se demasiadamente numerosas para os mecanismos de defesa e são capazes de proliferar sem barreiras, levando à necrose pulpar.[80]

A intensidade da inflamação pulpar determinará o grau de infiltração de neutrófilos e macrófagos, a liberação das enzimas lisossômicas e o equilíbrio entre inflamação e reparação. Como já citamos, em geral, as cáries geram uma inflamação crônica no tecido pulpar.

Inflamação Crônica e Imunidade Adquirida

A inflamação crônica pode suceder um episódio de inflamação aguda quando o agente agressor não for eliminado. Na presença de agentes agressores persistentes, porém de baixa intensidade, a resposta crônica pode iniciar sem a ocorrência de uma resposta aguda prévia. Nestes quadros, há o envolvimento da imunidade adaptativa ou adquirida.

A imunidade adquirida pode ser dividida em humoral e celular. A imunidade humoral é dada pelos anticorpos produzidos pelos plasmócitos, que são linfócitos B maturados e ativados pela cooperação dos linfócitos T do tipo Th2 (auxiliares). A imunidade celular conta com os macrófagos ativados, os linfócitos Th1 e os linfócitos citotóxicos, Tc.

Os linfócitos levam de 3 a 5 dias para serem produzidos e se diferenciarem em células efetoras. Durante esse tempo, o organismo conta com a proteção da imunidade inata e da resposta induzida.

Para que os linfócitos sejam ativados e reconheçam os antígenos, estes precisam ser apresentados pelas células apresentadoras de antígenos, as APCs. Como APCs temos os macrófagos, as células dentríticas (subgrupos de monócitos) e os linfócitos B.

As APCs sequestram o antígeno dos tecidos e viajam para os linfonodos locais através dos vasos linfáticos aferentes. No caso das cáries, as APCs do tecido pulpar já começam a apresentar os antígenos quando eles se difundem pelos túbulos dentinários.

Nos linfonodos, elas apresentam o antígeno processado, as célula Th. Esta apresentação requer que o antígeno tenha sido degradado intracelularmente em determinantes antigênicos (epítopos) por enzimas proteolíticas. Os epítopos são então apresentados pelas moléculas MHC (complexo principal de histocompatibilidade) que ficam na superfície das APCs. Quando os epítopos são reconhecidos pelos receptores específicos das células T, ocorre a ativação destas células que então irão sair dos linfonodos para regular e recrutar outras células do sistema imunológico, dando origem às imunidades celular e humoral no local da infecção.[152]

Foi demonstrado que as células dendríticas da polpa estão localizadas na camada odontoblástica e em toda a polpa, já os macrófagos estão na região mais central. Em cáries superficiais experimentais, a resposta pulpar inicial foi de acúmulo de células dendríticas abaixo dos túbulos dentinários, sendo este acúmulo acompanhado por um acúmulo de fibras nervosas na mesma região. Estas células patrulham a região endocitando antígenos para montar a futura resposta específica e podem sofrer regulagem nervosa através dos neuropeptídeos gerados nas terminações nervosas.[71, 73, 104, 107, 108, 135, 152]

Em polpas de molares cariados de ratos, foi demonstrado um aumento significativo no número de APCs, inicialmente na porção pulpar correspondente aos túbulos dentinários comunicantes com a lesão. Após a formação de dentina reparadora, não se observou mais este acúmulo, porém, conforme a lesão cariosa avançou em profundidade, observou-se aumento da densidade destas células em toda a polpa coronária e o avanço destas células via túbulos dentinários.[11, 75, 160]

A redução de 50% na espessura da dentina residual tem um impacto na distribuição das células dendríticas, enquanto uma diminuição de 2/3 induz à substituição dos odontoblastos por células dendríticas, por um período de 2 semanas a 1 mês após a restauração do dente.[159]

Resposta imune celular

A principal resposta imune protetora contra bactérias intracelulares é mediada por células. A imunidade celular consiste em dois tipos de respostas: a ativação dos macrófagos pelos sinais do ligante CD-40, e do IFN-γ derivados das células T auxiliares (Th1) e lise das células infectadas pelos linfócitos T citotóxicos (Tcs). Para reiterar esses pontos-chave, deve-se destacar que tanto as células Th1 como os Tcs respondem aos antígenos proteicos dos microrganismos fagocitados exibidos como peptídeos associados às moléculas de Classe II e de Classe I do complexo de histocompatibilidade principal (MHC) presente na membrana das células respectivamente.[1, 69]

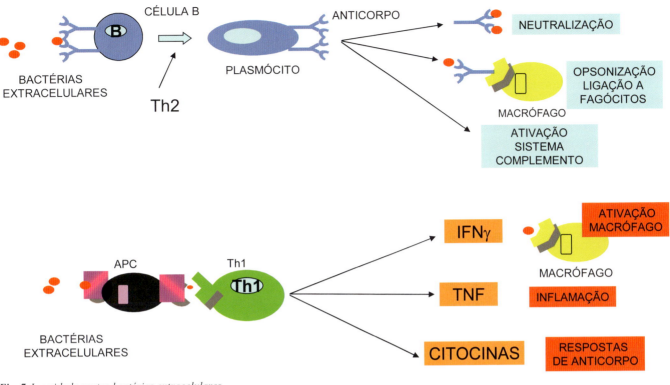

Fig. 7. Imunidade contra bactérias extracelulares.

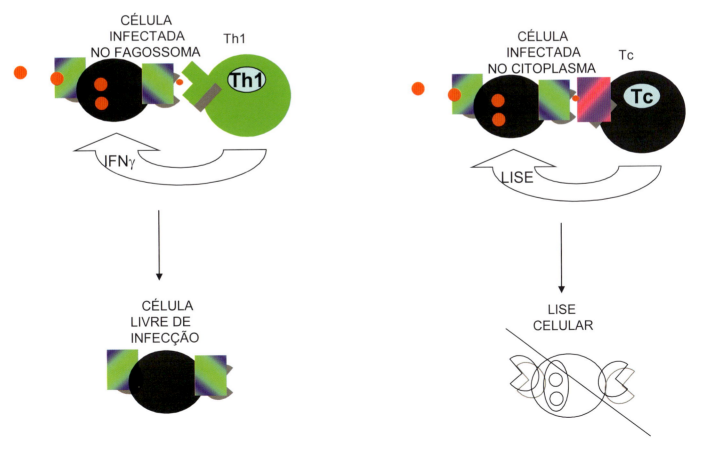

Fig. 8. Imunidade contra bactérias intracelulares.

Sob a influência da IL-12 produzida pelos macrófagos (e pelas células dendríticas), as células TCD4+ diferenciam-se em Th1 efetoras. Estas, por sua vez, expressam o ligante CD40 e secretam citocinas. As principais citocinas produzidas pelos linfócitos do tipo auxiliar 1 (Th1) são interferon-γ (IFN-γ) e IL-2. Estas citocinas estão envolvidas na autoativação de células T (IL-2) e na ativação de macrófagos e células B (IFN-γ).[1, 69]

O IFN-γ e o estímulo da Th1 ativam os macrófagos potencializando a suas ações. O IFN-γ estimula também a produção de isotipos de anticorpos que ativam o sistema complemento e opsonizam as bactérias para a fagocitose, ajudando dessa forma as funções efetoras dos macrófagos.[1, 69]

Os macrófagos ativados constituem um dos dois mecanismos principais da resposta imune celular. De modo geral, na ativação ocorrem mudanças nos constituintes intracelulares (aumentando o metabolismo e a capacidade de degradação de partículas ingeridas), na habilidade de reconhecer e interagir com variadas moléculas e na capacidade de sintetizar e secretar variados produtos intra e extracelularmente.

Assim, dependendo da citocina e do estado de diferenciação prévio da célula, os macrófagos ativados podem apresentar características como: aumento de mobilidade; aumento da capacidade fagocítica; capacidade de fagocitar partículas opsonizadas por C3b; aumento da produção de superóxido e peróxido de hidrogênio; expressão de iNOS; aumento da produção de NO; aumento do conteúdo enzimático de lisossomas; aumento da expressão de moléculas codificadas pelo MHC (complexo de histocompatibilidade principal); aumento da produção de fatores do complemento; aumento da produção de prostaglandinas e outros fatores lipídicos; aumento da produção de citocinas, como IL-1, TNF-α, IL-6 e IL-12; aumento da capacidade de apresentação de antígenos, culminando em aumento do poder microbicida e tumoricida destas células.[19]

As bactérias fagocitadas estimulam as respostas das células Tcs se os antígenos bacterianos são transportados do fagossoma para o citosol ou se as bactérias escapam do fagossoma e entram no citoplasma das células infectadas. Nesse último caso, os microrganismos não são mais suscetíveis aos mecanismos microbicidas dos fagócitos, e a infecção é erradicada pela morte das células infectadas, que é efetivada pelos Tcs.[1, 69]

Para destruir a célula-alvo infectada, o linfócito Tc promove a exocitose de perforinas, granzimas e citocinas no ponto de contato do linfócito com a célula-alvo. As perforinas polimerizam-se formando uma espécie de canal que se insere na bicamada lipídica da membrana citoplasmática da célula-alvo, formando poros que permitem a entrada das granzimas no citoplasma. As granzimas são proteases que ativam o programa de apoptose na célula-alvo, deste modo ocorre uma auto-destruição celular derivada da fragmentação do DNA e degradação de seu núcleo. Após isso, o linfócito Tc livra-se da célula-alvo e é capaz de lisar outras células infectadas.[1, 69]

Assim, os efetores da imunidade celular, ou seja, as células Th1 que ativam os macrófagos e os Tcs funcionam cooperativamente na defesa contra as bactérias intracelulares.[1, 69]

As respostas imunes celulares consistem em várias fases: reconhecimento dos antígenos pela interação APC-célula TCD4+, expansão clonal das células T e sua diferenciação em Th1, migração das células T efetoras para o local da infecção (mediada pelas quimiocinas e moléculas de adesão, já referidas neste capítulo), recrutamento e ativação de macrófagos. Se a infecção não for totalmente vencida, os macrófagos ativados causarão lesão tecidual e fibrose.[1, 69]

As principais células encontradas em polpas portadoras de inflamação irreversível são os linfócitos e os macrófagos. Quanto ao tipo de linfócito encontrado no tecido pulpar, há uma variação conforme o grau de inflamação; assim, no tecido sadio predominam os linfócitos T auxiliares (Th); nos casos de pulpite reversível, 90% dos linfócitos são T, sendo que a razão de Th/Tc é de 0,56. Nas pulpites irreversíveis, a razão Th/Tc foi de 1,14 e ainda neste grupo a razão linfócitos B/linfócitos T é de 1,60.[52, 67, 97, 152]

Nos casos de exposição pulpar por cárie, observa-se no tecido pulpar um edema generalizado com infiltração de linfócitos, plasmócitos, leucócitos polimorfonucleares e macrófagos, variados graus de lise tecidual e bactérias intracelular (neutrófilos e de macrófagos) e extracelular.[151]

A IL-2 já foi evidenciada no tecido pulpar normal e torna-se significativamente alta nos casos de pulpite irreversível. Cáries rasas majoritariamente colonizadas por *Streptococcus mutans* evidenciam uma forte produção de citocinas pró-inflamatórias.[50, 126]

Resposta imune humoral

A imunidade humoral é a principal resposta imune protetora contra bactérias extracelulares, funciona para eliminar os microrganismos e neutralizar as suas toxinas e é mediada principalmente pelas imunoglobulinas sintetizadas pelos linfócitos B em resposta a um antígeno.

Uma vez estimuladas pelos antígenos proteicos e pelos linfócitos Th2, as células B maduras passam a ser denominadas *linfócitos ativados*, que se proliferam e se diferenciam em plasmócitos, produzindo grande quantidade de anticorpos que são liberados para o meio extracelular.[1, 69]

As respostas de anticorpo a bactérias extracelulares também podem ser ativadas por via independente de células T (antígenos polissacarídeos ou lipídicos, como por exemplo o LPS).[1,69]

Os mecanismos efetores usados pelos anticorpos (imunoglobulinas) consistem em neutralização, opsonização, fagocitose e ativação do complemento pela via clássica. A neutralização é mediada por isotipos IgG e IgA, a opsonização por algumas classes de IgG e a ativação do complemento pela IgM e subclasses da IgG.[1,69]

As IgG, IgM e IgA podem ser encontradas na dentina, abaixo das lesões de cárie ou mais profundamente seguindo o trajeto da cárie. A presença de imunoglobulinas nos túbulos dentinários, além de diminuir a permeabilidade tubular, pode proteger a polpa da invasão de produtos bacterianos. O fluido pulpar de dentes normais com inflamação sintomática evidencia a presença de anticorpos (principalmente IgG) para as bactérias comumente encontradas nas cáries.[2, 43, 51, 53, 62, 105, 106, 116]

As citocinas produzidas pelos Th2 incluem: IL-3 (também produzida pelos Th1); IL-4; IL-5; IL-6; IL-9; IL-10 (também secretada pelos Th1 e pelos macrófagos); GM-CSF (também produzida pelos Th1) e IL-13.[1,69]

As citocinas IL-4, 5 e 6 auxiliam a maturação dos linfócitos B em plasmócitos produtores de anticorpos.[1,69]

Além disso, as citocinas IL-4, IL-10 e IL-13 têm uma função muito importante, que é a inibição das ações próinflamatórias geradas por outras citocinas. A expressão de IL-10 e IL-4 no tecido pulpar de dentes portadores de cáries rasas é significativamente menor que a expressão de IFNγ, mas essa diferença desaparece em dentes portadores de lesões profundas.[50]

A IL-6 é sintetizada por macrófagos, células endoteliais, fibroblastos, osteoblastos e outras células, em menor escala. Ela exerce um papel imunorregulador por suprimir a IL-1 e o TNF e induzir a liberação de glicorticoides. O peptideoglicano da parede celular de *Lactobacillus casei* mostrou-se capaz de aumentar a produção de IL-6 pelas células pulpares de maneira dose-dependente.[92, 147]

Na polpa dental humana, o nível médio de IL-6 em dentes portadores de cárie sintomática mostra-se mais de 3.000 vezes maior que em dentes portadores de polpa sadia.[5]

A IL-6 causa a formação de proteínas de fase aguda como fibrinogênio e a proteína C reativa no fígado. A proteína C reativa funciona como uma opsonina e também é capaz de ativar o sistema complemento pela via clássica. Polpas de dentes portadores de pulpite irreversível exibem uma quantidade de proteína C reativa significativamente alta quando comparadas com polpas inflamadas.[122]

O TGF-β1 é outra citocina considerada imunossupressora e indutora de produção de matriz extracelular. Camundongos deficientes em TGF-β1 têm esmalte e dentina muito delgados e sofrem de pulpite espontânea.[39]

REPARAÇÃO

Quando a cárie é tratada, o quadro inflamatório gerado pela sua presença tende a regredir, uma vez que durante a sua evolução já existe a ativação para reparação da região injuriada. Na verdade, não existe uma divisão clara entre a inflamação aguda e a crônica, e estas respostas sobrepõem-se ao processo de reparação. Se a regeneração das células não for possível, a reparação ocorrerá por cicatrização.

Como o tempo médio de evolução de uma cárie incipiente a uma cárie clinicamente detectável em crianças varia de 12 a 24 meses, em geral a resposta gerada pela cárie é crônica, sendo o infiltrado inflamatório consistido principalmente por linfócitos T, plasmócitos e macrófagos. Além disso, há a proliferação de pequenos vasos sanguíneos e fibroblastos e depósito de fibras colágenas. Estes vasos e células neoformados são produtos da ativação dos macrófagos (Fig. 9).[80, 152]

Os macrófagos ativados produzem citocinas como o TGF-β e PDGF (fator de crescimento derivado de plaquetas), além de outros fatores de crescimento e proliferação celular. Estes fatores induzem: proliferação e migração de

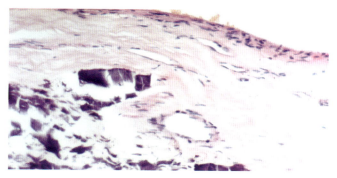

Fig. 9. Tecido pulpar evidenciando intensa fibrose. Corte histológico em HE, aumento de 200x. Tecido processado pela Profa. Dra. Manoela Domingues Martins, Disciplina de Patologia Bucal da Uninove.

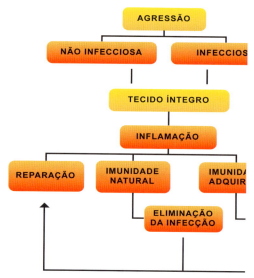

Fig. 10. Processo reparativo.

fibroblastos; neoformação de capilares sanguíneos; síntese de componentes da matriz extracelular, como fibronectina, colágeno e proteoglicanos. Os macrófagos são, portanto, células essencias para promover a limpeza dos tecidos afetados pela infecção/inflamação, fagocitando resíduos celulares e promovendo a síntese de componentes da matriz extracelular e a formação de novos vasos, necessários para a reparação dos tecidos lesados.[19]

Durante o processo de reparação, além destas citocinas participam também as metaloproteinases (MMPs), que são uma importante família de 11 ou mais endopeptidases responsáveis pela degradação de componentes da matriz extracelular, que ocorre durante processos de remodelagem normais e patológicos dos tecidos, como o desenvolvimento embrionário, a inflamação, a invasão tumoral, etc. Elas são sintetizadas por células do próprio tecido conjuntivo, macrófagos, osteoblastos, osteoclastos e células endoteliais.[47]

As MMPs são ativadas por citocinas como a IL-1β e o TNF-α e por fatores de crescimento, como o fator de crescimento derivado das plaquetas (PDGF) e o derivado do tecido nervoso (NGF).[47]

As MMPs podem contribuir para a remodelagem da dentina e da polpa que ocorre em situações fisiológicas e patológicas. A liberação de proteases na polpa orquestra uma complexa série de respostas que podem levar à inflamação e destruição tecidual, sendo a regulagem desta atividade enzimática um fator muito importante na transição do estado inflamatório para o de cura.[47]

A colagenase intersticial (MMP-1) já foi detectada em ameloblastos e odontoblastos durante o desenvolvimento do órgão do esmalte. A sua expressão é aumentada nas células pulpares estimuladas *in vitro* com IL-1α, TNF-α e sonicados bacterianos ou LPS e diminuída na presençat de TGF-β.[21, 103, 113, 146]

As metaloproteinases 8 (colagenase) e as 2 e 9 (gelanolíticas) foram evidenciadas participando da degradação da dentina abaixo de lesões cariosas. Também foi evidenciado que a MMP-8 é expressa por odontoblastos nativos e cultivados, bem como pelo tecido pulpar e por fibroblastos pulpares em cultivo.[112, 148]

A fim de limitar o dano causado pela ativação das proteases, o próprio tecido também é provido de inibidores de proteases, incluindo inibidores de metaloproteinases. Muitos destes inibidores já foram identificados no tecido pulpar, entre eles: inibidor de colagenase, dipeptidil peptidase II, antitripsina α1, macroglobulina α2 e antiquimotripsina α1.[66, 81, 93, 94, 127]

Desse modo, na maioria dos casos de cárie, o principal objetivo da Dentística restauradora deve ser o de eliminar os microrganismos e selar adequadamente as cavidades, pois o tecido pulpar está pronto para a regeneração de seu conteúdo.

Nos casos em que o progresso da cárie levou ao desenvolvimento de inflamações agudas, em geral teremos quadros de irreversibilidade altamente sintomáticos e que levarão à necrose pulpar. Esse fato deve-se aos danos teciduais causados pela liberação de inúmeros mediadores e substâncias nocivas durante a tentativa de defesa contra os agentes microbianos e também aos limites impostos pela própria situação anatômica do tecido pulpar, ou seja, a ausência de circulação colateral, o envolvimento por paredes de dentina e a limitação do forame apical como única fonte de irrigação e de retorno da circulação. A solução clínica diante desta situação é o tratamento endodôntico.

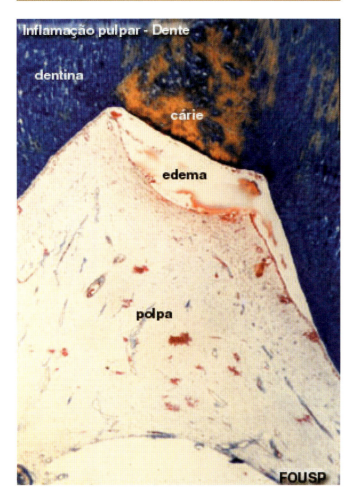

Fig. 11. Cárie em dentina antingindo a polpa que apresenta quadro inflamatório agudo. Imagem cedida pela Profa. Dra. Luciana Corrêa, Disciplina de Patologia Geral da FOUSP.

O desenvolvimento de uma inflamação aguda pulpar pode ser modificado pelo estabelecimento de uma via de drenagem pela própria área de exposição pulpar. Este fato, em geral, leva à cronificação do quadro inflamatório com regressão da sintomatologia dolorosa, mas o tratamento clínico indicado continuará sendo a endodontia.

Quando há uma via de drenagem pela dentina decomposta, pode ocorrer a formação de um espaço entre a área de supuração (aspecto de úlcera) da superfície pulpar causada pela destruição tecidual gerada pela presença de grande quantidade de neutrófilos e a parede da câmara pulpar. Estes quadros são geralmente localizados e assintomáticos. A base da ulceração consiste em debris necróticos e um denso acúmulo de neutrófilos. As camadas mais profundas apresentam infiltrado inflamatório crônico. São as chamadas pulpites crônicas supurativas.[80, 152]

No caso de dentes permanentes jovens em resposta a uma exposição pulpar por cárie, após a drenagem do exsudato, a resposta aguda dá origem à crônica com proliferação tecidual (proliferação de pequenos vasos e fibroblastos), originando o pólipo pulpar que se projeta dentro da cavidade cariosa. Histologicamente, pode-se observar coágulo, fibrina e células inflamatórias na superfície imediatamente abaixo da exposição pulpar, e a câmara pulpar é preenchida por tecido de granulação. Pode haver fibrose e degeneração cálcica em algumas áreas da câmara coronária enquanto o tecido da polpa radicular pode se apresentar saudável ou com poucas células inflamatórias, tudo depende do tamanho da exposição, do tempo passado até o tratamento e do nível de contaminação bacteriana da exposição. Esta lesão produz pouca ou nenhuma dor; entretanto, as forças mastigatórias podem produzir irritação e sangramento.[20, 80, 152]

Nosso grande desafio no tratamento das cáries é estabelecer o diagnóstico correto, ou seja, prever o resultado tecidual do entrave entre a invasão bacteriana e os mecanismos de defesa e extrapolar este quadro histopatológico para o campo clínico. Quanto maior for o nosso conhecimento sobre essa dinâmica, maiores serão nossas chances de acerto.

REFERÊNCIAS

1. Abbas AK, Lichtman AH, Pober JS. Imunologia celular e molecular. 4.ed. Rio de Janeiro: Revinter; 2003. 544p.

2. Ackermans F, Klein JP, Frank RM. Ultrastructural localization of immunoglobulin in carious human dentine. Arch Oral Biol 1981;26:879-86.

3. Ahlberg KF. Dose-dependent inhibition of sensory nerve activity in the feline dental pulp by anti-inflammatory drugs. Acta Physiol Scand 1978; 102:434-40.

4. Barber D, Massler M. Permeability of active and arrested caries to dyes and radioactive isotopes. J Dent Child 1964;31:26-33.

5. Barkhordar RA, Hayashi C, Hussain MZ. Detection of interleukin-6 production in human dental pulp and periapical lesions. Endod Dent Traumatol 1999;15:26-7.

6. Baume LJ. Dental pulp conditions in relation to carious lesions. Int Dent J 1970;20(2):309-37.

7. Baumgartner JC. Pulpal infections including caries. In: Hargreaves KM, Goodis HE. Seltzer and Bender's dental pulp. 3rd. Chicago: Quintessence Pub. Co.; 2002. Cap. 12, p. 281-307.

8. Bergenholtz G. Effect of bacterial products on inflammatory reactions on the inflammatory reactions in the dental pulp. Scand J Dent Res 1977; 85:122-129.

9. Bergenholtz G. Pathogenic mechanisms in pulpal disease. J Endod 1990; 16:98-101.

10. Bergenholtz G, Lindhe J. Effect of soluble plaque factors on inflammatory reactions in the dental pulp. Scand J Dent Res 1975; 83:153.

11. Bergenholtz G, Nagaoka S, Jontell M. Class II antigen expressing cells in experimentally induced pulpitis. Int Endod J 1991; 24:8-14.

12. Bergenholtz G, Warfvinge J. Migration of leukocytes in dental pulp in response to plaque material. Scand J Dent Res 1982; 90:354-362.

13. Bernick S. Morphological changes in lymphatic vessels in pulpal inflammation. J Dent Res 1977; 56(7):841-9.

14. Beutler B. Toll-like receptors: how they work and what they do. Curr Opin Hematol 2002; 9:2-10.

15. Bjorndal L, Darvann T. A light microscopic study of odontoblastic and non-odontoblastic cells involved in tertiary dentinogenesis in well-defined cavitated carious lesions. Caries Res 1999; 33(1):50-60.

16. Bogdan C. Nitric oxide and the immune response. Nature Immunol 2001; 2:907-16.

17. Bogdan C, Rollinghoff M, Diefenbach A. Reactive oxygen and reactive nitrogen intermediates in innate and specific immunity. Curr Opin Immunol 2000; 12:64-76.

18. Byers MR, Matti VO, Närhi VO. Nerve supply of the pulpodentin complex and responses to injury. In: Hargreaves KM, Goodis HE. Seltzer and Bender's dental pulp. 3rd. Chicago: Quintessence Pub. Co., 2002. cap. 7, p. 151-179

19. Calich VLG, Vaz C. Imunologia. Rio de Janeiro: Revinter, 2001.

20. Calskan MK, Öztop F, Calskan G. Histological evaluation of teeth with hyperplastic pulpitis caused by trauma or caries: case reports. Int Endod J 2003; 36(1):64-70.

21. Caron C, Xue J, Bartlett JD. Expression and localization of membrane type 1 matrix metalloproteinase in tooth tissues. Matrix Biol 1998; 17:501-11.

22. Cvek M, Cleaton-Jones PE, Austin JC, Andreason JO. Pulp reactions to exposure after experimental crown fractures or grinding in adult monkeys. J Endod 1982; 8:391-7.

23. Chance K, Lin L, Shovlin FE, Skribner J. Clinical trial of intracanal corticosteroid in root canal therapy. J Endod 1987; 13:466-8.

24. Chang MC, Jeng JH, Lin CP, Lan WH, Tsai W, Hsieh CC. Thrombin activates the growth, cell-cycle kinetics, and clustering of human dental pulp cells. J Endod 1999; 25:118-22.

25. Chang MC, Lan WH, Chan CP, Lin CP, Hsieh CC, Jeng JH. Serine protease activity is essential for thrombin-induced protein synthesis in cultured human dental pulp cells: Modulation roles of prostaglandin E2. J Oral Pathol Med 1998; 27:23-9.

26. Chang MC, Lin CP, Huang TF, Lan WH, Yin YL, Hsieh CC, Jeng JH. Thrombin-induced DNA synthesis of cultured human dental pulp cells is dependent on its proteolytic activity and modulated by prostaglandin E2. J Endod 1998; 24:709-13.

27. Chen CP, Hertzberg M, Jiang Y, Graves DT. Interleukin-1 and tumor necrosis factor receptor signaling is not required for bacteria-induced osteoclastogenesis and bone loss but it is essential for protecting the host from a mixed anaerobic infection. Am J Pathol 1999; 155:2145-52.

28. Clarkson MR, McGinty A, Godson C, Brady HR. Leukotrienes and lipoxins: lipoxygenase-derived modulators of leukocyte recruitment and vascular tone in glomerulonephritis. Nephrol Dial Transplant 1998; 13:3043-51.

29. Cohen JS, Reader A, Fertel R, Beck M, Meyers WJ. A radioimmunoassay determination of the concentration of prostaglandins E2 and F2 alpha in painful and asymptomatic human dental pulps. J Endod 1985; 11:330-5.

30. Colville-Nash PR, Gilroy DW. COX-2 and the cyclopentenone prostaglandins: A new chapter in the book of inflammation?. Prostaglandins Other Lipid Mediat 2000; 62:33-43.

31. Cootauco CJ, Rauschenberger CR, Nauman RK. Immunocytochemical distribution of human PMN elastase and cathepsin-G in dental pulp. J Dent Res 1993; 72:485-90.

32. Cunha, FQ. Óxido nítrico e atividade microbicida de macrófagos: papel das citocinas. [Tese de Livre-Docência]. Ribeirão Preto: Faculdade de Medicina de Ribeirão Preto da Universidade de São Paulo; 1995.

33. Curtis PJr, Gartman LA, Green DB. Utilization of ketorolac tromethamine for control of severe odontogenic pain. J Endod 1994;20:457-9.

34. DelBaso AM, Nishimura RS, Setterstrom JA. The effects of thermal and electrical injury on pulpal histamine levels. Oral Surg Oral Med Oral Pathol 1976;41:110-3.

35. Diamond P, McGinty A, Sugrue D, Brady HR, Godson C. Regulation of leukocyte trafficking by lipoxins. Clin Chem Lab Med 1999;37:293-7.

36. Doroschak AM, Bowles WR, Hargreaves KM. Evaluation of the combination of flurbiprofen and tramatol for management of endodontic pain. J Endod 1999;25(10):660-3.

37. D'Souza R, Bachman T, Baumgardner KR, Butler WT, Litz M. Characterization of cellular responses involved in reparative dentinogenesis in rat molars. J Dent Res 1995;74:702-709.

38. D'Souza R, Brown LR, Newland JR, Levy BM, Lachman LB. Detection and characterization of interleukin-1 in human dental pulps. Arch Oral Biol 1989;34(5):307-13.

39. D'Souza RN, Cavender A, Dickinson D, Roberts A, Letterio J. TGF-beta 1 is essential for the homeostasis of the dentin-pulp complex. Eur J Oral Sci 1998;106(1):185-91.

40. Eidelman E, Ulmanksy M, Michaeli Y. Histopathology of the pulp in primary incisors with deep dentinal caries. Pediatr Dent 1992;14(6):372-5.

41. El-Karim I, Lundy FT, Linden GJ, Lamey PJ. Extraction and radioimmunoassay quantitation of neuropeptide Y (NPY) and vasoactive intestinal polypeptide (VIP) from human dental pulp tissue. Arch Oral Biol 2003;48(3):249-54.

42. Fachin EV, Zaki AE. Histology and lysosomal cytochemistry of the postsurgically inflamed dental pulp after topical application of steroids. I. Histological study. J Endod 1991;17:457-60.

43. Falkler WA, Martin SA, Tolba M, Siegel MA, Mackler BF. Reaction of pulpal immunoglobulins to oral microorganisms by an enzyme-linked immunosorbent assay. J Endod 1987;13:260-6.

44. Fenton JW. Thrombin functions and antithrombotic intervention. Thromb Haemost 1995;74:493-8.

45. Fernandes KPS. Ação da toxina de distensão citoletal (cdt) do Actinobacillus actinomycetemcomitans sobre a produção de óxido nítrico. [Tese de Doutorado]. São Paulo: Instituto de Ciências Biomédicas da Universidade de São Paulo; 2002.

46. Fitzgerald M, Chiego DJ, Heys DR. Autoradiographic analysis of odontoblast replacement following pulp exposure in primate teeth. Arch Oral Biol 1990; 35:707-715.

47. Fouad AF. Molecular mediators of pulp inflammation. In: Hargreaves KM, Goodis HE. Seltzer and Bender's dental pulp. 3rd. Chicago: Quintessence Pub. Co., 2002. cap. 11, p. 247-279.

48. Freeman BA, Crapo JD. Biology of disease. Free radicals and tissue injury. Lab Invest 1982; 47:412-24.

49. Goodis HE, Bowles WR, Hargreaves KM. Prostaglandin E2 enhances bradykinin-evoked iCGRP release in bovine dental pulp. J Dent Res 2000; 79:1604-7.

50. Hahn CL, Best AM, Tew JG. Cytokine induction by Streptococcus mutans and pulpal pathogenesis. Infect Immun 2000; 68:6785-9.

51. Hahn CL, Falkler WA Jr. Antibodies in normal and diseased pulps reactive with microorganisms isolated from deep caries. J Endod 1992; 18(1):28-31.

52. Hahn CL, Falkler WAJ, Siegel M. A study of T and B cells in pulpal pathosis. J Endod 1989; 15:20-6.

53. Hahn CL, Overton B. The effects of immunoglobulins on the convective permeability of human dentine in vitro. Arch Oral Biol 1997; 42:835-43.

54. Halliwell B. Oxidants and human disease: some new concepts. FASEB J 1987; 1:358-64.

55. Hall JM. Bradykinin receptors: Pharmacological properties and biological roles. Pharmacol Ther 1992; 56:131-90.

56. Hargreaves KM, Costello A. Glucocorticoids suppress levels of immunoreactive bradykinin in inflamed tissue as evaluated by microdialysis probes. Clin Pharmacol Ther 1990; 48:168-78.

57. Hashimoto S, Uchiyama K, Maeda M, Ishitsuka K, Furumoto K, Nakamura Y. In vivo and in vitro effects of zinc oxide-eugenol (ZOE) on biosynthesis of cyclo-oxygenase products in rat dental pulp. J Dent Res 1988; 67:1092-6.

58. Hirafuji M, Ogura Y. Distinct stimulatory effect of platelet-activating factor on prostaglandin I2 and thromboxane A2 biosynthesis by rat dental pulp. Eur J Pharmacol 1990; 185:81-90.

59. Hirafuji M, Ogura Y. 5-Hydroxytryptamine stimulates the release of prostacyclin but not thromboxane A2 from isolated rat dental pulp. Eur J Pharmacol 1987; 136:433-6.

60. Hirafuji M, Shinoda H. Increased prostaglandin I2 and tromboxane A2 production by rat dental pulp after intravenous administration of endotoxin. Arch Oral Biol 1994; 39:995-1000.

61. Hirafuji M, Terashima K, Satoh S, Ogura Y. Stimulation of prostaglandin E2 biosynthesis in rat dental pulp explants in vitro by 5-hydroxytryptamine. Arch Oral Biol 1982; 27:961-4.

62. Honjo H, Tsubakimoto K, Utsumi N, Tsutsui M. Localization of plasma proteins in the human dental pulp. J Dent Res 1970; 49:888-93.

63. Huang GT, Potente AP, Kim JW, Chugal N, Zhang X. Increased interleukin-8 expression in inflamed human dental pulps. Oral Surg Oral Med Oral Pathol Oral Radiol Endod 1999; 88:214-20.

64. Hutchins M, Housholder G, Suchina J, Rittman B, Rittman G, Montgomery E. Comparison of acetaminophen, ibuprofen, and nabumetone therapy in rats with pulpal pathosis. J Endod 1999; 25:804-6.

65. Inoue K, Mogi M, Mori R, Naito J, Fukuda S, Creveling CR. Immunocytochemical localization of serotonin, monoamine oxidase and assessment of monoamine oxidase in human dental pulp. Brain Res 2000; 853:347-6.

66. Izumi T, Kobayashi I, Okamura K, Matsuo K, Kiyashima T, Ishibashi Y. An immunohistochemical study of HLA-DR and alpha 1-antichymotrypsin-positive cells in the pulp of human non-carious and carious teeth. Arch Oral Biol 1996; 41:627-30.

67. Izumi T, Kobayashi I, Okamura K, Sakai H. Immunohistochemical study on the immunocompetent cells of the pulp in human non-carious and carious teeth. Arch Oral Biol 1995; 40(7):609-14.

68. Izumi T, Yamada K, Inoue H, Watanabe K, Nishigawa Y. Fibrinogen/fibrin and fibronectin in the dentin-pulp complex after cavity preparation in rat molars. Oral Surg Oral Med Oral Pathol Oral Radiol Endod 1998; 86:587-91.

69. Janeway CA, Travers P, Walport M, Capra JD. Imunobiologia. O sistema imunológico na saúde e na doença. 4. ed. Porto Alegre: ArteMed, 2002.

70. Jiang Y, Russell TR, Schilder H, Graves DT. Endodontic pathogens stimulate monocyte chemoattractant protein-1 and interleukin-8 in mononuclear cells. J Endod 1998; 24:86-90.

71. Jontell M, Bergenholtz G. Acessory cells in the immune response of the dental pulp. Proc Finn Dent Soc 1992; 88:345-55.

72. Jontell M, Bergenholtz G, Scheynius A, Ambrose W. Dentritic cells and macrophages expressing Class II antigens in normal rat incisor pulp. J Dent Res 1988;67:1263-6.

73. Jontell M, Gunraj MN, Bergenholtz G. Immunocompetent cells in normal dental pulp. J Dent Res 1987; 66(6):1149-53.

74. Jontell M, Okiji T, Dahlgren U, Bergenholtz G. Imune defense mechanisms of the dental pulp. Crit Rev Oral Biol Med 1998; 9:179-200.

75. Kamal AM, Okiji T, Kawashima N, Suda H. Defense responses of dentin/pulp complex to experimentally induced caries in rat molars: an immunohistochemical study on kinetics of pulpal Ia antigen-expressing cells and macrophages. J Endod 1997; 23(2):115-20.

76. Kawase T, Orikasa M, Suzuki A. Effect of bradykinin on intracellular signaling systems in a rat clonal dental pulp-cell line. Arch Oral Biol 1993; 38:43-8.

77. Kerezoudis NP, Nomikos GG, Olgart LM, Svensson TH. Serotonin in rat oral tissues: role of 5-HT1 receptors in sympathetic vascular control. Eur J Pharmacol 1995; 275:191-8.

78. Kim S, Dorscher-Kim J. Hemodynamic regulation of the dental pulp in a low compliance environment. J Endod 1989; 15:404-8.

79. Kim S, Liu M, Simchon S, Dorscher-Kim JE. Effects of selected inflammatory mediators on blood flow and vascular permeability in dental pulp. Proc Finn Dent Soc 1992; 88(1):387-92.

80. Kim S, Trowbridge H, Suda H. Pulpal reaction to caries and dental procedures. In: Cohen S, Burns RC. Pathways of the pulp. 8th.ed. St. Louis: Mosby, 2002. Cap. 15, p. 573-600.

81. Kishi J, Hayakawa T. Purification and characterization of bovine dental pulp collagenase inhibitor. J Biochem 1984; 96:395-404.

82. Kuwabara RK, Massler M. Pulpal reactions to active and arrested carious lesions. J Dent Child 1966; 33(3):190-204.

83. Larmas M. Odontoblast function seen as the response of dentinal tissue to dental caries. Adv Dent Res 2001; 15:68-71.

84. Larmas M, Kortelainen S, Backman T, Hietala EL, Pajari U. Odontoblast-mediated regulation of the progression of dentinal caries. Proc Finn Dent Soc 1992; 88 Suppl 1:313-20.

85. Lepinski AM, Hargreaves KM, Goodis HE, Bowles WR. Bradykinin levels in dental pulp by microdialysis. J Endod 2000; 26:744-7.

86. Lessard GM, Torabinejad M, Swope D. Arachidonic acid metabolism in canine tooth pulps and the effects of nonsteroidal anti-inflammatory drugs. J Endod 1986; 12:146-9.

87. Levin LG, Rudd A, Bletsa A, Reisner H. Expression of interleukin-8 by cells of the odontoblast layer in vitro. Eur J Oral Sci 1999; 107:131-7.

88. Lewis GP. Bradykinin. Nature 1961;192:596-9.

89. Liu M, Kim S, Park DS, Markowitz K, Bilotto G, Dorscher Kim J. Comparison of the effects of intra-arterial and locally applied vasoactive agents on pulpal blood flow in dog canine teeth determined by laser Doppler velocimetry. Arch Oral Biol 1990; 35:405-10.

90. Magloire H, Bouvier M, Joffre A. Odontoblast response under carious lesions. Proc Finn Dent Soc 1992; 88(1):257-74.

91. Marchetti C, Piacentini C, Menghini P. Lymphatic vessels in inflamed human dental pulp. Bull Group Int Rech Sci Stomatol Odontol 1990;33(3-4):155-9.

92. Matsushima K, Ohbayashi E, Takeuchi H, Hosoya S, Abiko Y, Yamazaki M. Stimulation of interleukin-6 production in human dental pulp 1998;24:252-5.

93. McClanahan SB, Turner DW, Kaminski EJ, Osetek EM, Heuer MA. Natural modifiers of the inflammatory process in the human dental pulp. J Endod 1991; 17(12):589-93

94. McDonald JK, Schwabe C. Dipeptidyl peptidase II of bovine dental pulp: Initial demonstration and characterization as a fibroblastic, lysosomal peptidase of the serine class active on collagen-related peptides. Biochim Biophys Acta 1980; 61:68-81.

95. Lopes HP, Siqueira Jr JF. Endodontia. Biologia e técnica. 2. ed. Rio de Janeiro: Medsi, 2004. 964p

96. Melin M, Joffre-Romeas A, Farges JC, Couble ML, Magliore H, Bleicher F. Effects of TGF-β1 on dental pulp cells in cultured human tooth slices. J Dent Res 2000; 79:1689-1696.

97. Mendoza MM, Reader A, Meyers WJ, Foreman DW. An ultrastructural investigation of the human apical pulp in irreversible pulpitis. I. Nerves. J Endod 1987; 13:267-76.

98. Miller GS, Sternberg RN, Piliero SJ, Rosenberg PA. Histologic identification of mast cells in human dental pulp. Oral Surg Oral Med Oral Pathol 1978; 46:559-66.

99. Mjor IA, Dahl E, Cox CF. Healing of pulp exposures: An ultrastructural study. J Oral Pathol Med 1991; 20:496-501.

100. Nagaoka S, Miyazaki Y, Liu HJ, Iwamoto Y, Kitano M, Kawagoe M. Bacterial invasion into dentinal tubules of human vital and nonvital teeth. J Endod 1995; 21:70-73.

101. Nagaoka S, Tokuda M, Sakuta T, Taketoshi Y, Tamura M, Takada H, Kawagoe M. Interleukin-8 gene expression by human dental pulp fibroblast in cultures stimulated with Prevotella intermedia lipopolysaccharide. J Endod 1996; 22:9-12.

102. Nissan R, Segal H, Pashley D, Stevens R, Trowbridge H. The ability of bacterial endotoxin to diffuse through human dentin. J Endod 1995; 21:62-64.

103. O'Boskey FJJr, Panagakos FS. Cytokines stimulate matrix metalloproteinase production by human pulp cells during long-term culture. J Endod 1998; 24:7-10.

104. Ohshima H, Kawahara I, Maeda T, Takano Y. The relationship between odontoblasts and immunocompetent cells during dentinogenesis in rat incisor: an immunohistochemical study using OX6-monoclonal antibody. Arch Histol Cytol 1994; 57:435-47.

105. Okamura K. Histological study on the origin of dentinal immunoglobulins and the change in their localization during caries. J Oral Pathol 1985; 14:680-9.

106. Okamura K, Maeda M, Nishikawa T, Tsutsui, M. Dentinal response against carious invasion: localization of antibodies in odontoblastic body and process. J Dent Res 1980; 59(8):1368-73.

107. Okiji T. Structural and functional association between substance-P and calcitonin gene-related peptide-immunoreactive nerves and accessory cells in the rat dental pulp. J Dent Res 1997; 76:1818-24.

108. Okiji T, Kawashima N, Kosaka T, Matsumoto A, Kobayashi C, Suda H. An immunohistochemical study of the distribuition of immunocompetent cells, especially macrophages and Ia antigen-expressing cells of the heterogeneous populations in normal rat molar pulp. J Dent Res 1992; 71:1196-1202.

109. Okiji T, Morita I, Kobayashi C, Sunada I, Murota S. Arachidonic-acid metabolism in normal and experimentally-inflamed rat dental pulp. Arch Oral Biol 1987; 32:723-7.

110. Okiji T, Morita I, Sunada I, Murota S. Involvement of arachidonic acid metabolites in increases in vascular permeability in experimental dental pulp inflammation in the rat. Arch Oral Biol 1989; 34:523-8.

111. Okiji T, Morita I, Sunada I, Murota S. The role of leukotriene B4 in neutrophil infiltration in experimentally-induced inflammation of rat tooth pulp. J Dent Res 1991; 70:34-7.

112. Palosaari H, Wahlgren J, Larmas M, Ronka H, Sorsa T, Sato T, Tjaderhane L. The expression of MMP-8 in human odontoblasts and dental pulp cells is down-regulated by TGF-beta 1. J Dent Res 2000; 79:77-84.

113. Panagakos FS, O'Boskey FJJr, Rodriguez E. Regulation of pulp cell matrix metalloproteinase production by cytokines and lipopolysaccharides. J Endod 1996; 22:358-61.

114. Panopoulos P. Factors influencing the occurrence of pain in carious teeth. Proc Finn Dent Soc 1992; 88(1):155-60.

115. Pashley DH, Galloway SE, Stewart F. Effects of fibrinogen in vivo on dentine permeability in the dog. Arch Oral Biol 1984; 29:725-8.

116. Pashley DH, Nelson R, Kepler E. The effects of plasma and salivary constituents on dentine permeability. J Dent Res 1982; 61:978-81.

117. Pekovic DD, Adamkiewicz VW, Shapiro A, Gornitsky M. Identification of bacteria in association with immune components in human carious dentin. J Oral Pathol 1987; 16:223-33.

118. Pekovic DD, Fillery ED. Identification of bacteria in immunopathologic mechanisms of human dental pulp. Oral Surg Oral Med Oral Pathol 1984; 57:652-61.

119. Peplow PV. Regulation of platelet-activating factor (PAF) activity in human diseases by phospholipase A2 inhibitors, PAF acetylhydrolases, PAF receptor antagonists and free radical scavengers. Prostaglandins Leukot Essent Fatty Acids 1999; 61:65-82.

120. Plackova A. Pathologic changes in the innervation of the dental pulp during the carious process. J Dent Res 1966; 45(1):62-5.

121. Pohto P, Antila R. Assay of histamine in dental pulps. Acta Odontol Scand 1970; 28:691-9.

122. Proctor ME, Turner DW, Kaminski EJ, Osetek EM, Heuer MA. Determination and relationship of C-reactive protein in human dental pulps and serum. J Endod 1991; 17:265-70.

123. Pulver WH, Taubman MA, Smith DJ. Immune components in normal and inflamed human dental pulp. Arch Oral Biol 1977; 22:103-11.

124. Rakich DR, Wataha JC, Lefebvre CA, Weller RN. Effect of dentin bonding agents on secretion of inflammatory mediators from macrophages. J Endod 1999; 25:114-7.

125. Rakich DR, Wataha JC, Lefebvre CA, Weller RN. Effects of dentin bonding agents on macrophage mitochondrial activity. J Endod 1998; 24:528-33.

126. Rauschenberger CR, Bailey JC, Cootauco CJ. Detection of human IL-2 in normal and inflamed dental pulps. J Endod 1997; 23(6):366-70.

127. Rauschenberger CR, McClanahan SB, Pederson ED, Turner DW, Kaminski EJ. Comparison of human polymorphonuclear neutrophil elastase, polymorphonuclear neutrophil cathepsin-G, and alpha 2-macroglobulin levels in healthy and inflamed dental pulps. J Endod 1994; 20(11):546-50.

128. Rauschenberger CR, Turner DW, Kaminski EJ, Osetek EM. Human polymorphonuclear granule components: relative levels detected by a modified enzyme-linked immunosorbent assay in normal and inflamed dental pulps. J Endod 1991; 17:531-6.

129. Reeves R, Stanley HR. The relationship of bacterial penetration and pulpal pathosis in carious teeth. Oral Surg Oral Med Oral Pathol 1966; 22(1):59-65.

130. Roberts-Clark D, Smith AJ. Angiogenic growth factors in human dentine matrix. Arch Oral Biol 2000; 45:1013-1016.

131. Rodd HD, Boissonade FM. Comparative immunohistochemical analysis of the peptidergic innervation of human primary and permanent tooth pulp. Arch Oral Biol 2002; 47(5):375-85.

132. Rodd HD, Boissonade FM. Innervation of human tooth pulp in relation to caries and dentition type. J Dent Res 2001; 80(1):389-93.

133. Rodd HD, Boissonade FM. Substance P expression in human tooth pulp in relation to caries and pain experience. Eur J Oral Sci 2000; 108(6):467-74.

134. Rogers MJ, Johnson BR, Remeikis NA, BeGole EA. Comparison of the effect of intracanal use of ketorolac tromethamine and dexamethasone with oral ibuprofen on posttreatment endodontic pain. J Endod 1999; 25:381-484.

135. Sakurai K, Okiji T, Suda H. Co-increase of nerve fibers and HLA-DR- and/or factor-XIIIa-expressing dendritic cells in dentinal caries-affected regions of the human dental pulp: an immunohistochemical study. J Dent Res 1999; 78(10):1596-608.

136. Sasaki T, Kawamata-Kido H. Providing an environment for reparative dentine induction in amputated rat molar pulp by high molecular-weight hyaluronic acid. Arch Oral Biol 1995; 40:209-19.

137. Sloan AJ, Smith AJ. Stimulation of the dentine-pulp complex of rat incisor teeth by transforming growth factor-β isoforms 1-3 in vitro. Arch Oral Biol 1999; 44:149-156.

138. Smith AJ. Dentin formation and repair.In: Hargreaves KM, Goodis HE. Seltzer and Bender's dental pulp. 3rd. Chicago: Quintessence Pub. Co., 2002. Cap.3, p. 41-62.

139. Smith AJ, Matthews JB, Hall RC. Transforming growth factor-β1 (TGF-β1) in dentine matrix: ligand activation and receptor expression. Eur J Oral Sci 1998; 106(1):179-184.

140. Southam JC, Moody GH. The fibrinolytic activity of human and rat dental pulps. Arch Oral Biol 1975; 20:783-6.

141. Speer ML, Madonia JV, Heuer MA. Quantitative evaluation of the immunocompetence of the dental pulp. J Endod 1977; 3:418-23.

142. Stanley HR, Pereira JC, Spiegel E, Broom C, Schultz M. The detection and prevalence of reactive and physiologic sclerotic dentin, reparative dentin and dead tracts beneath various types of dental lesions according to tooth surface and age. J Oral Pathol 1983; 12:257-289.

143. Sundqvist G, Rosenquist JB, Lerner UH. Effects of bradykinin and thrombin on prostaglandin formation, cell proliferation and collagen biosynthesis in human dental-pulp fibroblasts. Arch Oral Biol 1995; 40:247-56.

144. Sundqvist G, Lerner UH. Bradykinin and thrombin synergistically potentiate interleukin 1 and tumor necrosis factor induced prostanoid biosynthesis in human dental-pulp fibroblasts. Cytokine 1996; 8:168-77.

145. Swift JQ, Garry MG, Roszkowski MT, Hargreaves KM. Effect of flurbiprofen on tissue levels of immunoreactive bradykinin and acute postoperative pain. J Oral Maxillofac Surg 1993; 51:112-116.

146. Tamura M, Nagaoka S, Kawagoe M. Interleukin-1 alpha stimulates interstitial collagenase gene expression in human dental pulp fibroblast. J Endod 1996; 22:240-3.

147. Tilg H, Dinarello CA, Mier JW. IL-6 and APPs: anti-inflammatory and immunosuppressive mediators. Immunol Today 1997; 18:428-32.

148. Tjaderhane L, Larjava H, Sorsa T, Uitto VJ, Larmas M, Salo T. The activation and function of host matrix metalloproteinases in dentin matrix breakdown in caries lesions. J Dent Res 1998; 77:1622-9.

149. Todd WM, Kafrawy AH, Newton CW, Brown CE Jr. Immunohistochemical study of gamma-aminobutyric acid and bombesin/gastrin releasing peptide in human dental pulp. J Endod 1997; 23(3):152-7.

150. Tönder K, Kvinnsland I. Micropuncture of interstitial tissue pressure in normal and inflamed dental pulp in cats. J Endod 1983; 9:105-9.

151. Torneck CD. Changes in the fine structure of the human dental pulp subsequent to carious exposure. J Oral Pathol 1977; 6(2):82-95.

152. Trowbridge HO. Histology of pulpal inflammation. In: Hargreaves KM, Goodis HE. Seltzer and Bender's dental pulp. 3rd. Chicago: Quintessence Pub. Co., 2002. cap. 10, p. 227-245.

153. Trowbridge HO. Pathogenesis of pulpitis resulting from dental caries. J Endod 1981; 7:52-60.

154. Tzaifas D, Alvanou A, Papadimitriou S, Gasic J, Komnenou A. Effects of recombinant basic fibroblast growth factor, insulin-like growth factor-II and transforming growth factor-β1 on dog dental pulp cells in vivo. Arch Oral Biol 1998; 43:431-444.

155. Ulevitch RJ, Tobias PS. Receptor-dependent mechanisms of cell stimulation by bacterial endotoxin. Annu Rev Immunol 1995; 13:437-457.

156. Warfvinge J, Dahlen G, Bergenholtz G. Dental pulp response to bacterial cell wall material. J Dent Res 1985;64:1046-1050.

157. Waterhouse PJ, Nunn JH, Whitworth JM. Prostaglandin E2 and treatment outcome in pulp therapy of primary molars with carious exposures. Int J Paediatr Dent 2002; 12(2):116-23.

158. Wikstrom MB, Dahlen G, Linde A. Fibrinogenolytic and fibrinolytic activity in oral microorganisms. J Clin Microbiol 1983; 17:759-67.

159. Yoshiba K, Yoshiba N, Iwaku M. Class II antigen-presenting dendritic cell and nerve fiber responses to cavities, caries, or caries treatment in human teeth. J Dent Res 2003; 82(6):422-7.

160. Yoshiba N, Yoshiba K, Nakamura H, Iwa*ku M, Ozawa H. Immunohistochemical localization of HLA-DR positive cells in unerupted and erupted normal and carious human teeth. J Dent Res 1996;75(8):1585-9.*

PARTE II

Diagnóstico e Tratamento Químico-mecânico da Cárie Dentária

8. *Diagnóstico de cárie*

9. *Técnicas radiográficas e controle de qualidade para o diagnóstico das alterações do órgão dentário*

10. *Tratamento da cárie em dentina*

11. *Tratamento Restaurador Atraumático (ART): Filosofia e técnica de trabalho*

12. *Farmacologia do Papacárie®*

13. *Remoção química e mecânica do tecido com cárie*

14. *Dureza dentinária*

15. *Avaliação da dentina remanescente após a remoção de tecido cariado com instrumento rotatório cortante e métodos químicos-mecânicos, utilizando análise de microdureza e MEV*

16. *Adesão a dentes decíduos e a influência dos métodos químico-mecânicos de remoção da cárie sobre a adesão resina/dentina*

Capítulo 8

DIAGNÓSTICO DE CÁRIE

Marcos Augusto Rego

O diagnóstico de cárie consiste essencialmente na aplicação sistemática de testes que sejam capazes de avaliar e informar ao cirurgião-dentista, com precisão, sobre a presença ou a ausência da doença.[66]

Considerando-se a doença cárie como multifatorial, é necessária a inter-relação dos fatores primários (dentes suscetíveis, dieta contendo sacarose consumida frequentemente e microrganismos cariogênicos) interagindo em condições críticas para que ocorra a doença.[37,60] Fatores culturais, situação econômica, nutrição, higiene bucal e acompanhamento odontológico são também importantes. Deve-se considerar também a "cultura odontológica", incluindo a valorização dada à saúde bucal no ambiente social em que o indivíduo vive. Nesse sentido, o papel educativo da família é fundamental, principalmente quando marcada pela presença de um odontólogo.

O diagnóstico de cárie deve ser baseado na avaliação do risco de cárie, procurando-se obter exame do maior número possível de fatores implicados no processo, o que significa que nenhuma avaliação que considere apenas um dente deve merecer confiança.[11,52]

Uma vez que formas terapêuticas procuravam solucionar a maioria dos casos de lesões de cárie e doença periodontal com relativo sucesso, a Odontologia preocupou-se, durante muito tempo, com o aspecto curativo. No entanto, esta ideia modificou-se na década de 90 e a Odontologia voltou-se à prevenção e ao controle dessas doenças, sendo necessário o seu diagnóstico precoce.

Partindo-se do conhecimento de que a cárie é uma doença infecciosa modulada por fatores ambientais, não parece recomendável a colocação de restaurações em uma boca cujo grau de infecção por microrganismos com potencial odontopatogênico não esteja sob controle.[102]

Foi exaustivamente demonstrado que o mero tratamento das lesões de cárie, por não atuar frente aos agentes etiológicos, não melhora o estado de saúde bucal do indivíduo.[7,37,52,61,80] Numerosos estudos relataram ser possível detectar pacientes com alto risco de cárie, a fim de proporcionar melhor eficácia na atuação de métodos preventivos contra a doença.[52,57,61,64,86] A determinação do risco de cárie deve ser realizada a partir do maior número de informações clínicas e microbiológicas possíveis de se obter do paciente.[86]

Existem diversos trabalhos de pesquisa sobre diagnóstico de cárie comparando os vários métodos utilizados.[65,83,89,103,104,106] Para validar o diagnóstico correto de cárie, em geral comparam-se os diagnósticos determinados pelos examinadores com o diagnóstico histológico (padrão-ouro). Para a análise das decisões entre a presença ou não da doença, usualmente utilizam-se quatro variáveis[22], conforme segue (Quadro 1).

- decisões positivo-verdadeiras (PV): casos com doença, sendo o resultado do método de diagnóstico positivo;
- decisões negativo-verdadeiras (NV): casos sem doença, quando o resultado do método de diagnóstico for negativo;
- decisões falso-positivas (FP): casos sem doença, quando o resultado do método de diagnóstico for positivo;
- decisões falso-negativas (FN): casos com doença, sendo o resultado do método de diagnóstico negativo.

Quadro 1: *Variáveis de decisões utilizadas para validação de resultados obtidos entre diagnóstico de cárie e método histológico (Douglas e Mcneil 22, 1983).*

Resultado do teste	Presença da doença	
	Presente	Ausente
Positivo	PV	FP
Negativo	FN	NV

PV: positivo-verdadeiras; NV:negativo-verdadeiras; FP: falso-positivas; FN: falso-negativas

As resultantes descritas no quadro 1 permitem o cálculo da sensibilidade (proporção de dentes com cárie reconhecidos pelo método de diagnóstico) e da especificidade (proporção de dentes sem cárie reconhecidos pelo método de diagnóstico), calculadas pelas fórmulas:

Assim, sensibilidade caracteriza-se como uma medida do grau de precisão que um método de diagnóstico

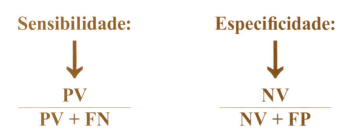

é capaz de identificar indivíduos com a doença; especificidade, indivíduos sem a doença, ou seja, a proporção de indivíduos sadios.[93] O valor preditivo de um método de diagnóstico é a probabilidade de que um indivíduo com teste positivo ou negativo esteja doente ou sadio respectivamente[106].

Observa-se, entretanto, que não existe um método de diagnóstico ideal para lesões de cárie que possa ser aplicado em todas as situações, com sucesso e segurança. O método mais apropriado deve ser selecionado de acordo com cada situação, considerando-se o tipo de lesão (ativa ou inativa), o sítio do dente (esmalte ou dentina) e, principalmente, o risco de cárie do paciente (alto ou baixo).

DIAGNÓSTICO *VERSUS* RISCO DE CÁRIE

A cárie dentária é uma doença infectocontagiosa crônica, de aspecto comportamental e de padrão individual. A avaliação do risco de cárie é importante para predizer se um indivíduo desenvolverá lesões durante um período específico, auxiliando no diagnóstico. Essa avaliação é importante para o conhecimento precoce da doença, para se obter diagnóstico mais preciso, que orientará as medidas preventivas, a escolha adequada do tratamento a ser executado, o melhor uso dos recursos disponíveis e para os estudos de epidemiologia.[43]

Estreptococos do grupo *mutans* são os principais agentes etiológicos da cárie dentária. Este grupo de estreptococos compreende sete espécies, sendo os *Streptococcus mutans* e *S. sobrinus* os mais importantes na cárie dentária em humanos. Os fatores de cariogenicidade destas bactérias incluem síntese de glicanos insolúveis em água, produção de ácido lático, alto potencial acidúrico, síntese de polissacarídeos intracelulares e produção de endodextranase.[5]

Segundo Koga et al.[44], o conhecimento do risco de cárie de um indivíduo ou população é muito importante para o clínico ou a Saúde pública, pois medidas preventivas mais intensas poderiam concentrar-se apenas em indivíduos de alto risco, diminuindo o custo e aumentando a eficiência de programas de prevenção. Assim, existem vários testes microbiológicos para avaliar a atividade de cárie, buscando alcançar a praticidade e o baixo custo necessário para o uso clínico. Os autores compararam alguns métodos utilizados na contagem de estreptococos do grupo *mutans* e lactobacilos, e na determinação da capacidade tampão da saliva. Foram realizados testes em 10 pacientes sem lesões de cárie evidentes. Os autores concluíram que todos os métodos testados apresentaram validade na determinação da atividade de cárie, variando a sua indicação de acordo com a precisão nos resultados e a facilidade de execução.

Gavazzi et al.[32] selecionaram 356 crianças em duas escolas de primeiro grau da cidade de Piracicaba, na faixa etária de 6 a 8 anos de idade, as quais foram acompanhadas semestralmente durante dois anos consecutivos. As crianças foram divididas em dois grupos: no primeiro, foram feitas aplicações tópicas de flúor e, no segundo, as crianças não receberam esse tratamento. Em seguida, foi realizada a análise da saliva (fluxo salivar e capacidade tampão) e análise microbiológica (estreptococos do grupo *mutans* e lactobacilos). Os autores concluíram que houve correlação significativa entre a prevalência de cárie em dentes decíduos e o incremento de cárie nos dentes permanentes. As correlações significativas observadas entre os fatores salivares e microbiológicos com o incremento de cárie não permitiram incluí-los como previsores do desenvolvimento da doença.

Souza et al.[84] realizaram um estudo em 100 estudantes de 11 a 13 anos de idade, da rede de ensino pública. Foram realizados exames clínicos (índice CPOD), verificação de níveis salivares de estreptococos do grupo *mutans* e velocidade do fluxo salivar. Por meio de análise estatística, os autores procuraram determinar a possível relação entre a incidência de cárie após 2 anos e a classificação de risco dada pelas variáveis clínicas analisadas. Os resultados mostraram que as variáveis clínicas podem ser empregadas para identificar indivíduos com risco de cárie.

Para Höfling et al.[36], as superfícies da cavidade bucal são constantemente colonizadas por microrganismos, sendo que os estreptococos são parte essencial dessa microbiota. Os autores analisaram a presença de *mutans* e *sobrinus* em estudantes de diferentes classes econômicas e sua correlação com a atividade cariogênica. Foram selecionadas crianças com idade de 6 a 9 anos que foram avaliadas por um único examinador através dos índices de cárie CPOD, CPOS, ceo e ceos. Em seguida, foi feita coleta de saliva e posterior identificação das espécies de estreptococos presentes na saliva de cada criança. Os indivíduos colonizados por *mutans* e *sobrinus* apresentaram índice de cárie por superfície em dentes decíduos maiores em relação aos colonizados apenas por *mutans*.

Fantinato et al.[25] avaliaram o risco de cárie em crianças de 10 a 15 anos de idade que apresentavam diferentes graus de orientação sobre saúde bucal e situações distintas frente à doença cárie. Participaram do estudo 30 crianças divididas em 3 grupos: dois grupos eram de crianças institucionalizadas, estando um grupo em tratamento odontológico oferecidos por alunos de Odontologia, apresentando uma ou mais lesões de cárie, e o outro grupo já havia finalizado o tratamento curativo. O terceiro grupo era constituído de filhos de cirurgiões-dentistas e professores de Odontologia. Os autores realizaram anamnese, análise da dieta, exames clínico, microbiológico e salivar em todas as crianças. Os resultados não demonstraram diferença significativa entre os grupos quando foram considerados todos os escores atribuídos. Por outro lado, crianças com boa orientação sobre higiene bucal (filhos de cirurgiões-dentistas) apresentaram diferença significativa para CPOD, índice de higiene bucal, número de dentes com selantes, tempo de escovação e consumo de sacarose entre as refeições.

A cárie dentária deve ser vista como uma doença passível de ser prevenida e controlada, e não como uma fatalidade à qual o ser humano está sempre exposto. Como procedimento preventivo para o controle da doença cárie, é importante o controle mecânico do biofilme dentário, realizando-se a sua remoção por meio de escovação dentária e/ou por meio da profilaxia profissional e o controle químico deste. A dieta alimentar é uma variável de importância crítica no desenvolvimento da doença, pois

influencia na produção de ácidos, no tipo e na quantidade de biofilme dentário, na variação de microrganismos e na quantidade de secreção salivar. Outro fator importante é o efeito cariostático do flúor presente nos fluidos bucais em baixas concentrações.[56]

Para explicar ao paciente a natureza da doença cárie de maneira simples e compreensível, foi desenvolvido por Bratthall et al.[9] o Cariograma, um programa de computador que ilustra o risco que o paciente apresenta de desenvolver cárie. Segundo os autores, o biofilme dentário específico é o fator primário causador de cárie. Entretanto, um número distinto de outros fatores determinam o nível de atividade bacteriana como o flúor, a saliva e a presença de sacarose.

Segundo Buischi[13], o objetivo da avaliação do risco de cárie é determinar estratégias de promoção e manutenção da saúde bucal nos indivíduos e grupos mais suscetíveis à doença. Contudo, mesmo em pessoas que já apresentam sintomas da doença, essa avaliação é importante, pois auxilia na determinação do diagnóstico, assim como no tipo e na intensidade do tratamento a ser desenvolvido. Para o autor, o programa Cariograma é uma ilustração gráfica interativa do risco que o paciente tem de desenvolver cáries no futuro. É também um programa educacional desenvolvido para melhor entendimento dos aspectos multifatoriais da cárie dentária. Outro objetivo deste programa é estimular a introdução de medidas preventivas, antes que novas lesões de cárie possam se estabelecer.

Os objetivos do programa Cariograma são: a) ilustrar as chances de desenvolver lesões de cárie; b) demonstrar as interações dos fatores relacionados à cárie; c) expressar graficamente o risco de cárie; d) indicar a necessidade de ações preventivas; e) motivar e educar o paciente em relação ao risco de cárie.[12] Os fatores determinantes de risco de cárie expressos no quadro 2 podem ser aplicados no Cariograma.

O diagnóstico é uma etapa crítica na prevenção e abordagem da cárie dentária e necessita ir além da detecção clínica de lesões que devem ser restauradas. O profissional ao basear-se apenas nos sinais da doença (lesões de cárie), sem considerar a etiologia multifatorial da cárie e a inter-relação entre esses fatores, incorrerá em uma decisão inadequada de tratamento e julgamento do prognóstico da doença.[38, 90] O diagnóstico deve incluir uma avaliação total do risco de cárie e atividade da doença do paciente.[3, 59] Além do exame clínico, vários outros fatores devem ser verificados para que se obtenha um diagnóstico de cárie correto, o qual irá orientar o plano de tratamento, conforme pode ser observado no quadro 2.

DIAGNÓSTICO DE CÁRIE OCLUSAL

O diagnóstico de lesões de cárie na superfície oclusal apresentam dificuldades. A cor marrom geralmente encontrada pode estar cobrindo o esmalte cariado, pode representar apenas alteração superficial do esmalte sadio[45], pode significar inativação de lesões[87] ou pode, ainda, indicar selamento biológico.[31]

Quadro 2: Fases de diagnóstico e fatores determinantes de alto ou baixo risco de cárie, que devem ser avaliados para o diagnóstico correto da doença cárie.

Fases de Diagnóstico	Fatores Determinantes	
	ALTO RISCO	BAIXO RISCO
Anamnese	• *presença de doenças sistêmicas associadas* • *utilização de medicamentos contendo sacarose ou que atuem na salivação* • *desconhecimento de métodos de higiene bucal* • *dieta rica em sacarose consumida frequentemente* • *ausência de fluoretos*	• *ausência de doenças sistêmicas associadas* • *não utilização de medicamentos contendo sacarose ou que atuem na salivação* • *conscientização de métodos de higiene bucal* • *dieta balanceada, com consumo de sacarose apenas às refeições* • *presença de fluoretos*
Exame Clínico	• *experiência de cárie anterior; aspecto das lesões: cárie ativa e aguda* • *localização das lesões: cárie em superfície lisa* • *tratamento restaurador prévio* • *presença de aparelho ortodôntico* • *grande quantidade de biofilme dentário*	• *pouca experiência de cárie; aspecto das lesões: crônica;* • *localização das lesões: cárie em superfície oclusal* • *ausência de tratamento restaurador prévio* • *sem aparelho ortodôntico* • *biofilme dentário controlado*
Testes Microbiológicos e Bioquímicos	• *contagem elevada de estreptococos do grupo* mutans *(acima 10^6 UFC/mL)* • *contagem elevada de lactobacilos na saliva* • *fluxo salivar diminuído* • *baixa capacidade tampão da saliva*	• *baixa contagem de estreptococos do grupo* mutans *(abaixo 10^5 UFC/mL)* • *baixa contagem de lactobacilos na saliva* • *fluxo salivar normal* • *capacidade tampão da saliva normal*

A diminuição da prevalência e progressão das lesões de cárie e a alteração no padrão da doença decorrentes do uso frequente de fluoretos[8] incrementaram as dificuldades de se estabelecer o seu diagnóstico na superfície oclusal, tanto em esmalte[26, 54] quanto em dentina.[75, 81]

Considera-se a superfície oclusal como o sítio mais vulnerável para o desenvolvimento da cárie. A sua morfologia, com fossas, sulcos e fissuras, favorece a retenção do biofilme dentário e o início do desenvolvimento da cárie, em especial na fase de irrupção dos dentes.[15] A identificação de áreas suscetíveis à cárie na superfície oclusal deve ser baseada mais no acúmulo de biofilme e na morfologia oclusal que na configuração estrutural do sistema de fissuras.

Diagnosticar cárie oclusal não exige do profissional somente experiência e habilidade; é indispensável conhecer os métodos de diagnóstico e os parâmetros que estabeleçam acuidade e efetividade de cada teste, a fim de escolher o mais adequado, diligenciando adequar o método às condições clínicas e às do paciente.[106] Parece claro não existir ainda um método de diagnóstico ideal que possa ser aplicado em todas as situações, com sucesso e segurança, pelo menos no que diz respeito à sensibilidade e especificidade.

Pecoraro[65] analisou *in vitro* o diagnóstico de cárie oclusal (20 dentes humanos) por cirurgiões-dentistas (n = 55) com diferentes tempos de formados (2 a 30 anos) e observou que profissionais com mais tempo de formação diagnosticaram mais doença (sensibilidade), enquanto profissionais com menor tempo diagnosticaram mais saúde (especificidade) na inspeção visual e no exame radiográfico.

Os métodos usualmente utilizados no diagnóstico de cárie oclusal são inspeção visual e radiografias interproximais convencionais.[14,68,90] Na tentativa de melhorar o diagnóstico radiográfico das lesões cariosas, através da manipulação de tamanho, brilho e contraste da imagem, o sistema de análise radiográfica por computador foi submetido a pesquisas científicas e estudos comparativos na literatura têm demonstrado uma tendência de maior sensibilidade dos exames radiográficos digitais em relação aos convencionais, no diagnóstico de lesões cariosas oclusais.[1, 58, 62, 88] Outros métodos estão sendo discutidos e desenvolvidos para auxiliar no diagnóstico de cárie oclusal, como a transiluminação por fibra óptica (FOTI – *Fiber Optic Transillumination*) e o uso do *laser* diodo (DIAGNOdent®). Biologicamente, ao contrário do exame radiográfico, esses métodos não apresentam efeitos colaterais.[53]

INSPEÇÃO VISUAL

A técnica da inspeção visual é fácil de realizar e possui a prerrogativa de não provocar descontinuidade do tecido desmineralizado.[34, 106] A sondagem frequentemente gera resultados falso-positivos, mesmo que a sonda exploradora se prenda nas fissuras.[35] A sondagem pode também produzir danos irreversíveis às superfícies hipomineralizadas[67] e transferir microrganismos cariogênicos de sítios infectados para os não infectados.[48] Comparando-se exames visual e tátil com sonda exploradora, os autores não observaram diferença significativa entre os métodos,[89, 90] o que justifica a substituição do exame com sonda exploradora pela simples inspeção visual.

Ekstrand et al.[23] realizaram um estudo em 10 adultos portadores de dois terceiros molares indicados para extração. Em um dente, os autores realizaram inspeção com explorador e no outro, apenas visual. Após as extrações, os dentes foram submetidos a cortes seriados e foram examinadas as regiões de fissuras em esmalte. Em 60% dos cortes, os autores observaram danos no esmalte dos dentes submetidos à inspeção com explorador, enquanto apenas 7% dos controles demonstraram danos. Os autores concluíram que o explorador produz danos irreversíveis, facilitando a formação da cárie e convertendo lesões incipientes em cavidades.

Ekstrand et al.[24] relacionaram condições externas da progressão da lesão de cárie e as reações internas do esmalte e dentina. Os autores enfatizaram a seguinte correlação entre os aspectos visuais e histológicos da lesão: a) quando a inspeção visual apresenta pequena mudança na translucidez, após secagem prolongada por mais de 5 segundos, o exame histológico apresenta pequena zona de opacidade ou nenhuma desmineralização; b) quando a inspeção visual apresenta opacidade ou descoloração difícil de visualizar na superfície molhada, mas visível após a secagem, o exame histológico apresenta desmineralização do esmalte limitada a 50% de sua camada externa; c) quando a inspeção visual apresenta opacidade ou descoloração visível sem secagem, o exame histológico apresenta desmineralização envolvendo cerca de 50% do esmalte e 1/3 da dentina; d) quando a inspeção visual apresentar destruição localizada do esmalte,

tornando-o opaco ou com descoloração acinzentada na dentina subjacente, o exame histológico apresenta desmineralização envolvendo o terço médio da dentina; e e) quando a inspeção visual apresenta cavitação no esmalte opaco ou descolorido, com exposição da dentina, o exame histológico apresenta desmineralização envolvendo o terço interno da dentina.

Segundo Zanardo & Rego,[104] a inspeção visual pode ser considerada um bom método de diagnóstico de cárie oclusal, apresentando boa sensibilidade. O exame tátil não demonstrou vantagens como auxiliar na detecção de lesões de cárie oclusal, além de poder causar iatrogenias durante o seu uso.

RADIOGRAFIA INTERPROXIMAL CONVENCIONAL

Na superfície oclusal, o exame radiográfico apresenta valor limitado, devido à massa radiopaca de esmalte sadio e à presença de lesões ou restaurações nas superfícies livres que mascaram efetivamente a evidência de alguma pequena radiolucidez, resultante da desmineralização do esmalte.[72] Este conceito foi reavaliado pela necessidade de se detectarem lesões ocultas em dentina e evitar o comprometimento pulpar.

Para Flaitz et al.[28], a imagem obtida a partir da tomada radiográfica interproximal convencional evidencia 33% das alterações dentinárias superficiais e 100% das alterações profundas. As alterações dos tecidos dentários oclusais são evidenciadas na radiografia quando ocorre o comprometimento de mais de 0,5mm da dentina.[91]

O conhecimento dos aspectos radiográficos observados numa radiografia interproximal permite diagnosticar a cárie oclusal com mais acuidade. Nos estudos de Ekstrand et al.,[24] os autores compararam os aspectos radiográficos com a profundidade de penetração histológica, fazendo a seguinte correlação: a) quando a radiografia não apresenta área radiolúcida visível, no exame histológico há uma pequena zona de opacidade ou nenhuma desmineralização; b) quando a radiografia apresenta área radiolúcida visível em esmalte, no exame histológico há desmineralização do esmalte limitada a 50% de sua camada externa; c) quando a radiografia apresenta área radiolúcida visível em dentina, mas restrita ao terço mais externo desta, no exame histológico há desmineralização envolvendo cerca de 50% do esmalte e 1/3 da dentina; d) quando a radiografia apresenta área radiolúcida estendendo-se ao terço médio da dentina, no exame histológico há desmineralização envolvendo terço médio da dentina; e, e) quando a radiografia apresenta área radiolúcida atingindo o terço pulpar da dentina, no exame histológico há desmineralização envolvendo o terço interno da dentina.

Estima-se que as radiografias interproximais convencionais revelam, em média, duas vezes mais lesões de cárie que se estendem até a dentina do que apenas a inspeção visual.[34, 96] O uso da radiografia interproximal tem sido o método mais recomendado como auxiliar no diagnóstico visual da superfície oclusal de dentes permanentes[35] e decíduos.[39] Somada à inspeção visual, a avaliação radiográfica apresenta melhora significante à exatidão do diagnóstico da cárie oclusal,[99] em especial para as lesões em dentina.[81, 91] Portanto, considera-se, atualmente, ideal a associação do exame visual com o exame radiográfico, para melhorar a precisão no diagnóstico final.[51,90,94,104] Desde que criteriosamente realizados, os exames visual e radiográfico podem ser considerados suficientes para a detecção precoce da lesão de cárie.[14]

RADIOGRAFIA DIGITAL DIRETA (RDD)

Após a introdução do primeiro sistema de RDD, vários estudos foram realizados para avaliar a capacidade de diagnosticar diversos tipos de lesão de cárie. As RDD são vantajosas por diminuir o tempo de exposição do paciente à radiação ionizante e reduzir o tempo de procedimento e processamento em relação à radiografia convencional.[106]

Wenzel et al.[95] compararam a eficácia do filme convencional, da radiografia digitalizada e do RDD (*RadioVisioGraphy* – sistema de radiografia digital direta) na detecção de cáries oclusais na dentina de dentes extraídos não cavitados. Eles concluiram que, embora as radiografias digitais e o RDD apresentaram-se mais acurados, não houve diferença estatisticamente significante entre os três métodos. Este resultado está de acordo com Hintze et al.,[35] que compararam os sistemas RDD e VIX (*Visualix Digital Radiography*) com os filmes convencionais na detecção de cáries oclusais e não encontraram diferença estatisticamente significante; e com NOSÉ,[62] que concluiu que os exames radiográficos convencionais e digitais não foram tão acurados na detecção da cárie quando comparados com o exame histológico (padrão-ouro).

No estudo de Torriani et al.[88] em que foram comparadas a sensibilidade e a especificidade dos exames radiográficos convencional e digital, foi verificada uma tendência de melhor desempenho do método radiográfico digital em relação ao convencional, quanto ao diagnóstico de lesões cariosas oclusais. Porém, pode-se observar, no estudo, que em relação ao tratamento de superfícies oclusais, o método não apresentou influência.

Segundo Biffi et al.,[10] as imagens da RDD são mais nítidas e possibilitam uma avaliação quantitativa da extensão das áreas comprometidas pelo processo de cárie e sua profundidade. Condição esta não obtida com a radiografia convencional, que sobrepõem as estruturas extremamente espessas sobre a desmineralização, dificultando a visualização dos limites da cárie, principalmente quando esta é pequena.

A radiografia digital intrabucal parece ser tão precisa quanto os filmes convencionais para a detecção da cárie, principalmente quando a lesão está na dentina. A área radiolúcida na dentina é reconhecida como um fator relevante para se prever a presença de dentina desmineralizada. A maioria dos estudos atesta pouca sensibilidade da RDD para detectar cárie em esmalte e valor igual ao do exame radiográfico para detectar cárie em dentina, mostrando-se bem eficaz na detecção de cárie proximal.

TRANSILUMINAÇÃO POR FIBRA ÓPTICA (FOTI)

A FOTI pode fornecer informações úteis para suplementar o diagnóstico de cárie e tem sido utilizada para detectar cáries proximais. Existe, entretanto, pouca informação disponível sobre a atuação da FOTI na detecção de cárie oclusal e avaliação de sua profundidade.[4,92]

Côrtes et al.[16] demonstraram que a FOTI, a inspeção visual e o exame radiográfico interproximal convencional apresentaram dificuldades de detectar se uma lesão estava localizada no fundo da parede de esmalte ou se já teria alcançado o terço externo da dentina. Entretanto, os três métodos foram exatos no diagnóstico quando a lesão foi mais profunda que o terço externo da dentina. Resultados parecidos foram encontrados por Ashley et al.,[4] com a diferença de que quando a lesão se encontrava em esmalte, a inspeção visual obteve melhor sensibilidade, enquanto a FOTI e a radiografia convencional obtiveram baixa sensibilidade. Para Fernandes et al.,[26] a FOTI apresentou bom desempenho na detecção de lesões oclusais incipientes, tendo também uma boa eficácia para detectar lesões ocultas na dentina. A FOTI mostrou-se, segundo os autores, o método mais eficaz para detectar lesões de cárie incipiente nas superfícies oclusais em relação aos demais métodos.

A FOTI parece ser útil para complementar a inspeção visual e a radiografia interproximal convencional e aumentar a acuidade do diagnóstico de cárie oclusal,[20] sem causar efeitos prejudiciais ao dente ou aos tecidos adjacentes. O aparelho é muito sensível a qualquer alteração da superfície do esmalte, de tal modo que, quando se utiliza a validação em esmalte, os valores de sensibilidade e especificidade são altos, demonstrando boa capacidade do método de identificar a doença.[63] Pode-se, também, melhorar a sensibilidade, utilizando-se de corantes.[105]

LASER *DIODO* (*DIAGNODENT*[®])

O *laser* diodo representa tecnologia atual no diagnóstico da lesão cariosa, embora apresente baixa especificidade para cárie em dentina e frequentes resultados falso-positivos.[106] Além disso, requer do profissional treinamento específico e o alto custo do equipamento, que inviabiliza, muitas vezes, o seu uso para uma finalidade tão específica. Apresenta as vantagens de não causar efeito nocivo no dente ou em tecidos adjacentes, possibilitar inspeção da face oclusal sem o uso de sonda exploradora, possibilitar a estimativa da profundidade da lesão e detecção de lesão em esmalte no estágio inicial. As desvantagens desse método incluem a não-diferenciação entre lesões ativas e inativas e entre cárie e defeitos congênitos de formação do dente, não detecção de cáries secundárias sob restaurações metálicas e custo alto do aparelho.[66]

Parece não existir uma relação da detecção da desmineralização com a profundidade da lesão quando se utiliza o *laser* diodo para o diagnóstico de cárie oclusal.[27] Por outro lado, os valores de sensibilidade deste método são altos[63], sendo evidente a sua facilidade de identificar qualquer alteração dentária. Observa-se, porém, baixo valor de especificidade, explicado pelo grande número de diagnósticos falso-positivos.[33,63,83] Shi et al.[83] observaram em estudo *in vitro* que o diagnóstico de cárie oclusal e o desempenho do método DIAGNOdent[®] foram superiores ao da radiografia interproximal. O DIAGNOdent[®] é um aparelho que apresenta boa capacidade de identi-

ficar doença, podendo ser útil no reconhecimento da lesão de cárie no estágio inicial; porém, para que haja uma decisão de tratamento invasivo, com cárie em dentina, devem-se utilizar métodos auxiliares de diagnóstico, como o visual e radiográfico, diminuindo a possibilidade de decisão incorreta.[47,63] No quadro 3 estão apresentados os escores digitais apresentados pelo DIAGNOdent[®] e as correlações com lesões de cárie.

Comparando-se métodos de diagnóstico de cárie oclusal descritos anteriormente e observando-se a sensibilidade em relação ao diagnóstico histológico, Zanardo[103] obteve os melhores resultados para inspeção visual, com diferença estatisticamente significativa, com exceção para a Radiografia Digital Direta (RDD), cuja sensibilidade foi maior para esmalte e esmalte/dentina. Para especificidade, os melhores resultados foram para a associação da inspeção visual com a radiografia interproximal e a FOTI, conforme pode ser observado no quadro 4.

A *Academy of Operative Dentistry*[2] desenvolveu as seguintes recomendações de diagnóstico e tratamento de cáries de fissuras para o clínico geral de serviços privados ou institucionais: a) o paciente deve ser informado do processo da doença, dos métodos de prevenção e reversão desta, dos tratamentos alternativos, dos resultados esperados, das sequelas e da responsabilidade que cabe a ele durante o tratamento; b) o fracasso da prevenção e do tratamento pode ocasionar a perda do dente ou de estruturas que o enfraqueceram, aumentando o risco de cárie adicional; c) o método de avaliação da cárie oclusal não deve usar exploradores afiados, pois estes não

Quadro 3: *Escores digitais apresentados pelo aparelho de* laser *diodo DIAGNOdent[®] e as respectivas interpretações para o diagnóstico de cárie.*

DIAGNOdent[®]	
Escore Digital	**Interpretação**
00 a 10	dente sadio (processo **DES/RE** fisiológico)
11 a 20	lesão em esmalte
21 a 30	lesão em dentina na metade externa
A partir de 31	lesão em dentina na metade interna
Próximo a 99	comprometimento pulpar

DES/RE = desmineralização/remineralização

Quadro 4: *Valores de sensibilidade, sensibilidade em profundidade e especificidade em esmalte, dentina e esmalte/dentina nos métodos de diagnóstico avaliados (n = 64).*

Métodos	Sensibilidade			Sensibilidade em Profundidade			Especificidade
	E	D	E/D	E	D	E/D	
Inspeção Visual	0,62	0,85*	0,68	0,56*	0,69*	0,59*	0,65
Radiografia Interproximal	0,45	0,55	0,47	0,33	0,31	0,33	0,85
Inspeção Visual e Radiografia Interproximal	0,52	0,81	0,60	0,45	0,62	0,48	0,90
Transiluminação por Fibra Óptica (FOTI)	0,57	0,71	0,61	0,32	0,50	0,36	0,90
Laser Diodo (DIAGNOdent®)	0,67	0,71	0,68	0,31	0,33	0,32	0,70
RDD	0,72*	0,71	0,72*	0,08	0,64	0,35	0,30

E: esmalte; D: dentina; E/D: esmalte e dentina; RDD: radiografia digital direta.
* melhor método, com diferença estatística (p ≤ 0,05) em relação aos demais métodos. Baseado em Zanardo.[103]

aumentam a confiança na detecção da doença cárie; d) a primeira medida para detectar a cárie oclusal é a inspeção visual com dentes secos e limpos, boa iluminação e, se necessário, auxílio de lupa; e) a radiografia interproximal pode ser utilizada em lesões que se encontram no limite amelodentinário e deve ser usada em lesões de dentina; f) a radiografia digital pode ser utilizada como método adicional, oferecendo mais confiança no diagnóstico e outros métodos também podem aumentar a segurança no diagnóstico, de cárie oclusal, como, por exemplo, os métodos elétrico e *laser* fluorescente.

DIAGNÓSTICO DE CÁRIE OCULTA

O termo *cárie oculta* é usado para descrever a lesão cariosa que já atingiu a dentina e é observada através de radiografia interproximal, em que clinicamente o esmalte oclusal está aparentemente sadio ou com desmineralização mínima.[76,100] A cárie oculta também pode ser referida como cárie coberta, escondida ou síndrome do flúor.[100]

A cárie oculta é visualizada clinicamente como uma linha escura contínua ao longo da base da fissura, sendo difícil diferenciar se há apenas coloração exógena ou presença de uma lesão dentinária oculta extensa. Descalcificações na entrada da fissura oclusal podem encobrir cáries de dentina sob um esmalte macroscopicamente intacto.[49, 71] Os indícios visuais da presença de lesão em dentina incluem a opacidade ou translucidez da estrutura de esmalte delineando a fissura e a presença de microcavidades. No entanto, os baixos valores de sensibilidade[39, 49] expressam a dificuldade de relacionar a sua presença com a aparência externa do esmalte, especialmente em descolorações da fissura. Mesmo sem defeito visível no esmalte, pode estar presente uma cárie na dentina.

Medidas preventivas como controle da dieta, remoção da placa bacteriana e exposição do dente ao flúor ajudam no processo de remineralização do dente.[100] Durante os anos 70 e 80, foram observados resultados nítidos na redução da prevalência de cáries nas crianças. A maior redução foi percebida nas superfícies lisas, seguidas das interproximais e oclusais. Esses resultados continuaram até os anos 80 e 90. Desde então, o diagnóstico da cárie oclusal tem sido mais difícil, pois nem sempre existe uma cavidade característica de cárie no esmalte.[78]

Pelo fato de o flúor reduzir a solubilidade do esmalte, a lesão inicial de cárie torna-se muito pequena para ser vista clinicamente. Com o uso dos fluoretos, essa lesão é remineralizada, porém as bactérias não são removidas. Quando o substrato está disponível, essas lesões podem progredir pela contínua desmineralização da dentina.[21]

O esmalte dentário é mais resistente e a dentina mais vulnerável ao ataque cariogênico. Assim, o menor defeito presente em uma fissura oclusal poderia atuar como ponto de entrada a carboidratos fermentáveis, conduzindo a um processo carioso lento e irreversível formando as cáries ocultas. Nesse caso, os íons salivares, especificamente os fluoretos, não seriam capazes de alcançar essa região, seguindo-se períodos prolongados de desmineralização da dentina.[6]

A suspeita de que o flúor seria o agente etiológico do padrão oculto das cáries foi amenizada pelos resultados obtidos no estudo de Weerheijm et al.[101] Este estudo epidemiológico foi realizado em duas cidades holandesas em 1968 e 1969, antes da adição de flúor aos dentifrícios. As duas cidades tinham desenvolvimento socioeconômico iguais. Na cidade de Tiel, os participantes foram expostos à água fluoretada artificialmente (concentração de 1,1 ppm de F), do nascimento até o final do estudo. Já em Cullemborg, os participantes permaneceram com a concentração natural de flúor na água (0,1 ppm de F). Os autores avaliaram 515 crianças e, ao final do estudo, os resultados percentuais foram de 16,9% de lesões ocultas em Tiel e 24,6% de lesões ocultas em Cullemborg. Os resultados evidenciaram que a cárie oculta não é um fenômeno recente e que não está diretamente associada ao flúor, já que a cidade que não recebeu flúor adicional à água, foi a que apresentou maior índice de cáries ocultas.

Embora a etiologia da cárie oculta ainda não esteja totalmente elucidada, considera-se que a microbiota bacteriana é mais simples que nas lesões visíveis clinicamente.[78] De Soet et al.[21] (1995) estudaram a microbiota de lesões cavitadas e ocultas encontrando a presença de *mutans* e lactobacilos nas cáries ocultas, enquanto nas cáries visíveis clinicamente encontraram *S. mutans*, *S. sobrinus*, lactobacilos, *Actinomyces* e outros. Para os autores, essa diferença na microbiota da cárie oculta e da

cárie visível clinicamente pode ser causada pela diferença no pH ou pela quantidade de substrato presente.

Possivelmente, as cáries visíveis clinicamente e as ocultas desenvolvem-se através de uma lesão no esmalte com biofilme dentário penetrando nesta lesão. Então, nas cáries ocultas, a superfície externa remineraliza e o biofilme dentário fica aprisionado, ocorrendo seleção dos microrganismos nesse meio ambiente fechado, e o processo carioso não estaciona; dando, assim, o aspecto de um dente clinicamente sadio, mas com uma extensa cárie em dentina.[21] A presença desses microrganismos vivos, junto com dentina clara e amolecida, é um indicativo de cárie ativa. O tratamento de escolha deve ser a remoção do tecido cariado e posterior restauração.[78, 100]

Vários estudos foram feitos para a determinação da prevalência das cáries ocultas. Estes estudos tiveram sempre comparação entre dados clínicos e dados radiográficos. Segundo Creanor et al.[18] (1990), 7,2% dos molares inferiores e 1,4% dos superiores, considerados sadios ao exame visual, apresentaram radiolucidez quando observados em radiografias interproximais. Kidd et al.[41] demonstraram que 6,3% dos molares superiores e 12,9% dos molares inferiores considerados clinicamente sadios apresentaram radiolucidez na radiografia interproximal.

Segundo o estudo de Weerheijm et al.[99], existe maior prevalência de cárie oculta nos primeiros molares superiores em relação aos inferiores. Já com os segundos molares, ocorre maior prevalência de cárie oculta nos inferiores que nos superiores. Os autores demonstraram ainda que a prevalência de cárie oculta aumenta com a idade. Eles dividiram os pacientes em 3 grupos etários: 14, 17 e 20 anos. Após comparação clínica e radiográfica, obtiveram respectivamente 26%, 37,5% e 50% de radiolucidez nas radiografias, indicando cárie oculta. Esses dados refletem progressão lenta e detecção tardia da doença. Quando analisaram molares selados, os resultados da presença de cárie oculta aumentou para 32%, 44% e 58% para as faixas etárias respectivamente. Segundo os autores, as explicações mais aceitas para esses resultados são: a) já existia cárie oculta antes de o selante ser aplicado ao dente. Isso pode acontecer quando não é realizada radiografia interproximal para o diagnóstico correto; b) uma pequena lesão pré-cavitária estava presente na base de uma fissura profunda e quando selada resultou numa cárie ativa em condições de progredir; c) uma falha no selante pode ter possibilitado a formação de cárie logo abaixo.

A literatura é unânime em salientar que o profissional deve preparar-se com boa iluminação, profilaxia prévia para a remoção do biofilme dentário, isolamento da área a ser examinada e, sobretudo, ter radiografias interproximais de boa qualidade para a possível detecção de cárie oculta. A radiografia interproximal tem sido apontada como um método complementar de escolha ao exame visual para minimizar as dificuldades no diagnóstico desse tipo de lesão.[49, 74, 77, 97]

Por outro lado, alguns cuidados devem ser tomados durante a interpretação radiográfica, pois apenas lesões que avançam mais de 0,5 mm da junção amelodentinária em direção à polpa são perceptíveis na radiografia interproximal.[91] Pode ocorrer superposição de cáries na superfície vestibular e/ou lingual/palatina em dentina. Além disso, as radiografias podem subestimar o tamanho da lesão pela projeção de esmalte hígido da superfície vestibular e/ou lingual/palatina.[41,77] A radiografia computadorizada parece aumentar a sensibilidade à detecção das lesões ocultas quando comparadas com as limitações do filme convencional.[74]

Deve-se considerar, também, possível presença de reabsorção intracoronária pré-eruptiva, uma anomalia diagnosticada através de radiografias de rotina, em que aparece uma área radiolúcida localizada mais na dentina que no esmalte de dentes não irrompidos. Essa anomalia pode ser confundida com diagnóstico de cárie oculta.[19]

Antes da aplicação de selantes, é importante a realização de radiografia interproximal, mesmo com o dente aparentemente hígido, pois pode existir cárie oculta. Na ausência de dentina cariada, os autores recomendam a aplicação do selante tão logo o dente esteja erupcionado.[98] Quando houver impossibilidade de isolar o dente por completo, os autores indicam a aplicação de selamento com ionômero de vidro e, assim que possível, a sua troca por um selante resinoso.

Considerando-se cárie oculta, pode-se resumir: a) o exame clínico deve ser realizado com o dente limpo, seco, bem iluminado e, ainda, deve ser complementado com radiografias interproximais de boa qualidade; b) a remoção do biofilme dentário com profilaxia adequada é fundamental no diagnóstico de cárie oculta; c) a cárie oculta é uma lesão ativa, com presença de dentina clara e amolecida; d) a opção terapêutica mais indicada é a remoção da dentina cariada e posterior restauração do dente; e) o profissional deve sempre ter bom senso e não considerar a lesão isoladamente, mas avaliar sempre o risco e a atividade de cárie de cada paciente.[49,74,76,77,98-100]

DIAGNÓSTICO DE CÁRIE INTERPROXIMAL

No diagnóstico de cárie interproximal, a visão é obscurecida pelo dente adjacente e em geral, quando a lesão é detectada visualmente, encontra-se em estágio mais tardio e já progrediu em dentina (para dentro), podendo ser visualizada como uma mancha cinza através da crista marginal.[42]

No diagnóstico clínico de cárie interproximal de dentes posteriores, a região interproximal não oferece visão direta, portanto, o cirurgião-dentista fica com as seguintes dúvidas: Existe presença de lesão? Se presente, qual é a sua profundidade: somente no esmalte, no esmalte, na dentina ou já atingiu a polpa? Existe cavitação?

Exames complementares são, portanto, necessários para aumentar a sensibilidade do exame clínico da cárie. Weerheijm et al.[98] observaram áreas radiolúcidas na dentina de 26% dos pacientes com 14 anos de idade, 37% dos pacientes com 17 anos e 50% dos pacientes com 20 anos, nos quais o diagnóstico clínico de cárie tinha sido negativo.

O uso de explorador continua sendo ainda utilizado rotineiramente para o diagnóstico de cárie na região de contato interproximal por alguns profissionais.[9] O seu uso, entretanto, tem sido criticado por várias razões: transmissão de bactérias cariogênicas de um sítio infectado para outro, produção de defeitos traumáticos irreversíveis em esmalte que poderia ser remineralizado, e não representa um método de diagnóstico mais acurado que a inspeção visual.[2, 40, 59, 74, 85]

O diagnóstico visual de cárie interproximal também apresenta muitas limitações. Ketley & Holt[39] examinaram 100 molares decíduos e 100 permanentes que não apresentavam destruição pela cárie observáveis visual e radiograficamente. As observações histológicas através de cortes seriados demonstraram sensibilidade de 31% e especificidade de 98% no diagnóstico visual da cárie.

Costa & Nicodemo[17] estudaram o diagnóstico de cárie dentária comparando o exame clínico com o radiográfico (interproximal e panorâmico) em 50 pacientes, e concluiram: 1) o exame clínico foi mais eficaz que os exames radiográficos para detectar cáries nas faces oclusal, vestibular e lingual ou palatina; 2) os exames radiográficos, interproximal e panorâmico foram mais eficientes que o exame clínico para detectar cáries nas faces mesial e distal; 3) o exame radiográfico interproximal mostrou-se melhor que o panorâmico para visualizar cáries nas regiões de pré-molares e molares e 4) há a necessidade dos exames clínico e radiográfico na pesquisa da prevalência da cárie dentária.

O exame radiográfico usualmente leva ao aumento de 50% no diagnóstico da cárie interproximal em relação ao exame clínico.[40,74,85] O uso de radiografias interproximais (*bitewing*) é essencial naquelas lesões não visíveis clinicamente e adquire particular importância na detecção de pequenas lesões que podem ser tratadas principalmente preventiva e não operativamente. Kidd & Pitts[40] apresentam esquema interessante considerando a importância na associação do exame visual com o exame radiográfico interproximal (Fig. 1).

Radiografia interproximal convencional (Bitewing)

As radiografias interproximais (*bitewing*) são um importante instrumento no diagnóstico de cárie interproximal[9,35,59,74], mas a técnica não é capaz de detectar desmineralizações subsuperficiais iniciais. Os primeiros sinais radiográficos de cáries proximais são vistos nas radiografias interproximais como pequenas áreas triangulares radiolúcidas localizadas cervical ao ponto de contato. Embora a lesão pareça confinada à camada externa do esmalte, estudos histológicos mostram que ela já penetrou em dentina subjacente.[42]

Roeters et al.[79] recomendam o uso de radiografias interproximais na detecção de cárie em dentes decíduos. Os autores sugerem que o exame radiográfico deve ser realizado a cada 2 anos nas crianças com baixa atividade de cárie e a cada 6 meses naquelas com alta atividade.

Segundo Pitts,[74] em artigo de revisão, os dados obtidos no diagnóstico de cárie com o uso de radiografias interproximais permitem as seguintes conclusões: a) são essenciais quando a cárie interproximal não pode ser observada clinicamente; b) existe dúvida entre o risco da exposição a radiações ionizantes no paciente e a falha ética em não estabelecer o diagnóstico da cárie; c) apenas exames clínicos geralmente detectam menos de 50% do total de lesões encontradas com a associação do exame com a radiografia interproximal. Apenas o uso do exame radiográfico detecta mais de 90% do total de lesões de cárie interproximais; d) quanto menos minucioso for o exame clínico, mais importante torna-se a radiografia interproximal no diagnóstico. O autor questiona "quando e com que frequência deve-se usar a radiografia interproximal" através de discussão extensa, que é sumarizada nos quadros 5 e 6 baseados em Pitts & Kidd[73] e nas recomendações da Federação Dentária Americana (FDA). O autor concluiu o trabalho com as recomendações para uso das radiografias interproximais contidas no quadro 7.

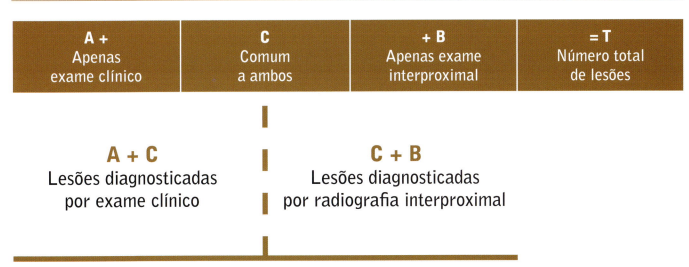

Fig. 1: Esquema para mostrar a relação entre o diagnóstico realizado através dos exames clínico e radiográfico interproximal (bitewing). O número total de lesões (**T**) é derivado de **A + C + B**. **C** representa lesões diagnosticadas em ambas as técnicas. Baseado em Kidd & Pitts[40] (1990), com modificações.

Quadro 5: *Recomendação quanto ao intervalo que devem ser realizadas as radiografias interproximais em relação ao risco de cárie do paciente.*

Faixa Etária	Alto Risco (meses)	Médio Risco (anos)	Baixo Risco (anos)
3 - 6	6	1	2
7 - 13	6	1	1 - 2
14 - 17	6	1	2
18 - 25	6	1	2
26 - 55	6	1	4
56 - 70	6	1	1 - 4
> 70	6	1	1 - 4

Baseado em Pitts[74] (1996)

Técnica radiográfica interproximal convencional

O exame radiográfico interproximal registra apenas as coroas de ambas as arcadas dentárias, juntamente com as cristas alveolares interdentárias. Esta técnica é também conhecida por técnica *bitewing*, pelo fato de a película utilizada apresentar uma "asa de mordida". É indicada para verificar cristas alveolares em Periodontia, para a detecção das cáries das faces proximais, adaptação de blocos e restaurações.

Na técnica interproximal, a cabeça do paciente deve manter-se com o plano sagital mediano, perpendicular ao solo e a linha trágus-asa do nariz paralela ao plano hori-zontal. O filme é colocado na boca, com o lado da asa de mordida, correspondente à face ativa, voltado para o apare-lho radiográfico, devendo ser levado primeiramente no lado lingual (mandíbula) mantendo-se a aleta segura pelo profissional. Posteriormente, o paciente cerrará os dentes, sendo assim o filme mantido pela sua mordida.[29]

A orientação do feixe-útil de raio X é para a linha trágus-comissura labial, que corresponde ao plano oclu-sal. A angulação vertical é 80 positivos (+) para compen-sar maxila e mandíbula (coroas) e a angulação horizontal deve ser obtida com a orientação do feixe paralelo às faces proximais dos dentes. O feixe-útil deve ser centraliza-do para o meio do filme, devendo na série de duas pelí-culas (filme nº 2, de 3 x 4cm) tomar como orientação a face vestibular do primeiro molar superior para os mola-res, e a face distal do segundo pré-molar superior para a segunda tomada, correspondente aos pré-molares. O tempo de exposição é de acordo com a película utiliza-da, sendo determinado pelo fabricante e pela quilovol-tagem e miliamperagem empregadas.[29]

Outras técnicas para o diagnóstico de cárie inter-proximal

- Separação temporária de dentes: é um método au-xiliar importante no diagnóstico de lesões de cárie interproximais, sugerido por vários autores.[42, 59, 70, 74] No quadro 8, estão resumidas as vantagens e desvantagens do uso da separação de dentes para o diagnóstico de cárie interproximal.[70]

Quadro 6: *Sumário das recomendações da Federação Dentária Americana (FDA) para uso de radiografias interproximais (bitewing) no diagnóstico da cárie.*

Paciente	Criança com dentição decídua	Criança com dentição permanente	Adolescente	Adulto
Paciente novo	*Bitewing* superfície proximal não visível e não sondável	Exame radiográfico indi-vidualizado	Exame radiográfico indi-vidualizado	Exame radiográfico indi-vidualizado
Paciente de retorno com cáries clínicas ou alto risco	*Bitewing* posterior em intervalos de 6 meses ou mesmo que as lesões não sejam vistas clinicamente		*Bitewing* porterior em intervalos de 6 - 12 meses	*Bitewing* porterior em intervalos de 12 - 18 meses
Paciente de retorno sem cáries clínicas ou sem fatores de alto risco	*Bitewing* porterior em intervalos de 12 - 24 meses se a superfície proximal não visível	*Bitewing* porterior em intervalos de 12 - 24 meses	*Bitewing* porterior em intervalos de 18 - 36 meses	*Bitewing* porterior em intervalos de 24 - 36 meses

Baseado em, Pitts[74] (1996), com modificações.

Diagnóstico de Cárie

Quadro 7: Recomendações clínicas baseadas em orientações científicas como guia para uso de radiografias no diagnóstico da cárie.

1. Radiografias posteriores interproximais são necessárias para todos os pacientes novos dentados com mais de 5 anos de idade, como auxiliar ao exame clínico na detecção de cárie interproximal, oclusal, secundária e de raiz.

2. Radiografias de rotinas em tempos predeterminados não devem ser utilizados; entretanto, o uso individual de exames radiográficos interproximais com frequências variáveis de acordo com o risco de cárie devem ser usadas.

3. Na visita inicial, a verificação do risco de cárie do indivíduo deve ser feita. A quantidade de radiografias iniciais assim como os intervalos para novos exames radiograficos são sugeridos com base no risco de cárie de cada paciente. Intervalos subsequentes para novos exames radiográficos devem ser avaliados a cada período.

4. O propósito da detecção de lesões individuais facilitam o planejamento apropriado, a orientação preventiva e a orientação na decisão do tratamento da lesão.

Baseado em Pitts[74] (1996), com modificações.

- Transiluminação por fibra óptica (FOTI): proposta por Friedman & Marcus[30] para detectar cárie interproximal. Baseia-se no fato de que o tecido desmineralizado transmite mais quantidade de luz que o tecido saudável. Mitropoulos[55] comparou diagnóstico de cárie realizado com a FOTI e com radiografias interproximais, concluindo que ambas as técnicas foram semelhantes em 98% das superfícies examinadas. Por outro lado, segundo Pitts[72], infelizmente a FOTI deve ser usada apenas como complemento no diagnóstico de cárie, não substituindo as radiografias interproximais porque este método não é capaz de detectar pequenas lesões interproximais antes de o envolvimento dentinário ter ocorrido. A associação da FOTI com a imagem digital (DIFOTI) representa novo método

seguro e de alta sensibilidade para o diagnóstico da cárie.[92]

- Método endoscópico: pode ser realizado com luz visível (VMV) ou com o uso de luz fluorescente excitada por luz azul (VFF). Demonstra aumento de sensibilidade na detecção de lesões de cárie em esmalte quando comparado com inspeção visual e com a FOTI.[46]

- *Laser* autofluorescente (LAF): luz visível da faixa verde-azulada é usada para o diagnóstico de cárie de esmalte inicial. O dente é iluminado com luz verde-azulada de 488nm proveniente de *laser* de argônio. Utiliza filtro para o amarelo e as áreas desmineralizadas aparecem em escuro.

Quadro 8: Vantagens e desvantagens no uso da separação de dentes, com elástico ortodôntico, com especial referência ao diagnóstico de cárie.

VANTAGENS	DESVANTAGENS
Permite a diferenciação de lesões cavitadas das não cavitadas.	Requer uma visita adicional
Permite um resultado inquestionável	Desconforto ocasional
Permite a visualização da extensão vestibulolingual da lesão	Falha ocasional na separação (perda do separador)
Método reversível não invasivo sem exposição à radiação ionizante	Perigo potencial de ingestão
Método geralmente bem tolerado, fácil, efetivo e barato	Potencial de exacerbação de inflamação gengival
Versátil, podendo ser usado tanto em dentes anteriores como nos posteriores e em crianças e adultos	

Baseado em Pitts & Longbotton[70] (1987), com modificações.

- Iluminação ultravioleta: pode ser usada para aumentar o contraste óptico entre a lesão de cárie e o tecido sadio. A fluorescência natural do esmalte dentário, quando submetido à luz ultravioleta, é diminuída nas áreas onde ocorrem perdas de substância (cárie, desmineralização artificial ou defeitos de estrutura).

- Uso de corantes: podem ser utilizados para corar o tecido amolecido pela cárie, propiciando contraste entre a lesão de cárie e o esmalte sadio que o circunda. A penetração de iodeto de potássio também pode ser utilizada para evidenciar lesões de cárie. Este método é utilizado para áreas definidas de esmalte e em superfícies lisas.

- Condutibilidade elétrica: baseia-se na condutibilidade elétrica do esmalte em função de sua porosidade. A desmineralização do esmalte resulta em maior porosidade, a qual é preenchida pela saliva, resultando em mais condutibilidade elétrica. Utiliza-se um aparelho que realiza a medida de condutibilidade elétrica (Electrical Caries Meter, ECM).[50]

INDICAÇÕES DE MÉTODOS PARA O DIAGNÓSTICO DE CÁRIE

Para o diagnóstico adequado de cárie, a associação de métodos, dependendo da superfície do dente considerada, deve ser realizada. O quadro 9 apresenta as principais indicações de cada método, de acordo com o tipo de cárie dentária.

Quadro 9: *indicação de diferentes métodos para o diagnóstico de cárie, de acordo com o tipo de lesão (Baseado em LUSSI [50], 2001 com modificações).*

MÉTODO	CÁRIE				
	Oclusal	Oculta	Interproximal	Superfície Lisa	Radicular
Visual (dente seco)	A	A	S	E	A
Visual + Tátil	N	N	N	N	E
Visual + Radiografia Inter-proximal	E	E	E	N	N
FOTI*	A	A	A	A	A
DIAGNOdent®	A	A	N	A	A
Condutibilidade Elétrica	A	A	N	A	A
Radiografia Interproximal	A	E	E	N	N

E: método de escolha; A: método aplicável; N: não recomendado; S: aplicável após a separação temporária dos dentes.

*Para dentes posteriores necessita treinamento supervisionado.

REFERÊNCIAS

1. Abreu Junior M et al. Two- and three-dimensional imaging modalities for the detection of caries. A comparison between film, digital radiography and tuned aperture computed tomography (TACT™). Dentomaxillofac. Radiol 1999; 28(3): 152-57.

2. Academy of Operative Dentistry. Recommendations for clínical practice: fissures caries. Oper.Dent., v.26, n. 4, p. 324-327, Jully, 2001.

3. Anderson MH, Balls DJ, Omnell KA. Modern management of dental caries: the cutting edge is not the dental bur. J Amer Dent. Assoc 1993; 124(6):37-44.

4. Ashley PF, Blinkhorn AS, Davies RM. Occlusal caries diagnosis: an in vitro histological validation of the electronic caries monitor (ECM) and other methods. J Dent 1998; 26(2):83-88.

5. Balkrishnan M, Simmonds R, Tagg JR. Dental caries is a preventable infectius disease. Aust Dent J 2000; 45(4):235-245.

6. Ball JA. The fluoride syndrome: occult caries? Br Dent J 1986; 160:75-76.

7. Baratieri LN. Dentística: procedimentos preventivos e restauradores. São Paulo: Ed. Santos, 1992.

8. Basting RT, Serra MC. Occlusal caries: diagnosis and non-invasive treatments. Quintessence Int 1999; 30(3):174-177.

9. Benn DK. Radiographic caries diagnosis and monitoring. Dentomaxillofac.Radiol 1994, 23:69-72.

10. Biffi JCG. Métodos de diagnóstico da profundidade de cárie. Rev Assoc Paul Cir Dent 1994; 48(5):1449-1455.

11. Bratthall D, Petersson GH, Stjernswärd JR. Cariograma: manual. São Paulo: Bios Comunicação e Editora, 1999.

12. Bratthall D, Stjernswärd JR, Peterson GH. Assessment of caries risk in the clinic: a modern approach. In: Wilson NHF, Roulet JF, Fuzzi M. Advances in operative dentistry: challenges of the future. Chicago: Quintessence, 2001. p.61-72.

13. BuischI YP, Axelsson P. Controle mêcanico da placa dental realizado pelo paciente. In: Kriger L. Promoção de saúde bucal. São Paulo: Artes Médicas, 1997, p. 113- 127.

14. Campos JADB, Cordeiro RCL. Validade do diagnóstico de lesões de cárie em faces oclusais de dentes permanentes jovens. Rev Assoc Paul Cir Dent 2000; 54(1):35-9.

15. Carvalho JC, Ekstrand KR, Thylstrup A. Dental plaque and caries on occlusal surfaces of first permanent molars in relation to stage of eruption. J Dent Res 1989; 68(5):773-79.

16. Cortes DF et al. An in vitro comparison of the ability of fibre-optic transillumination, visual inspection and radiographs to detect occlusal caries and evaluate lesion depth. Caries Res 2000; 34:443-47.

17. Costa MAO, Nicodemo RA. Estudo comparativo entre os métodos clínico e radiográfico (interproximal e panorâmico), no diagnóstico da cárie dentária. Rev Fac Odont São José dos Campos 1976; 5:35-42.

18. Creanor SL. The prevalence of clínically undetected occlusal dentine caries in scotish adolescents. Br Dent J 1990, 169:126-28.

19. Dadalto ECV. Reabsorção intracoronária pré-eruptiva de dente permanente: relato de caso. J Bras Odontoped Odonto Bebê 1999, 2(6):149-53.

20. Davies GM et al. The use of fibre-optic transillumination in general dental practice. British Dental J 2001, 191(3):145-47.

21. De Soet JJ, Weerheijm KL, Van Amerongen WE, De Graaf J. A comparision of the microbial flora in carious dentine of clínically detectable and undetectable occlusal lesions. Caries Res 1995; 29(1):46-49.

22. Douglas CW, McNeil BJ. Clínical decision analysis methods applied to diagnostic tests in dentistry. J Dent Educ 1983; 47(11):708-12.

23. Ekstrand K. et al. Light microscope study of the effect of probing in occlusal surfaces. Caries Res 1987; 21:368-74.

24. Ekstrand KR, Ricketts DNJ, Kidd EAM. Reproducibility and accuracy of three methods for assessment of desmineralization depth on the occlusal surface: An in vitro examination. Caries Res 1997; 31(4):224-31.

25. Fantinato V, Munhoz WC, Roja Junior R, Rego MA, Jorge AOC. Avaliação do risco de cárie em crianças com e sem orientação domiciliar de saúde bucal. Rev Odontol Uncid 2000; 12(1):23-33.

26. Fernandes LMAG. et al. Métodos de diagnóstico de cárie: uma comparação clínica. Rev ABO Nac 2000; 7(6):337-43.

27. Ferreira CM, Brandão CG, Bramante CM. Uso do laser DIAGNOdent no diagnóstico de cárie. RBO 2001; 58(1):30-32.

28. Flaitz CM, Hicks MJ, Silverstone LM. Radiographic, histologic, and eletronic comparison of occlusal caries: an in vitro study. Pediatr Dent 1986; 8(1):24-8.

29. Freitas L, Mishimia M. Técnicas radiográficas intrabucais. In: Freitas L. Radiologia bucal: técnicas e interpretação. São Paulo: Pancast, 1992, p. 77-103.

30. Friedman J, Marcus MI. Transillumination of the oral cavity with the use of fiber optics. J Am Dent Assoc 1970; 80:801-9.

31. Galil KA, Gwinnett AJ. Three-dimensional replicas of pits and fisures in human teeth: scanning electron microscopy study. Archs Oral Biol 1975; 20(8):493-95.

32. Gavazzi JC, Hofling JF, Moreira BW, Peters CF, UsbertI AC, Cury JA. Previsores do incremento de cárie em crianças escolares brasileiras. Rev Assoc Paul Cir Dent 1995; 49(1):40-5.

33. Granville-Garcia AF, Araújo FB, Tovo MF. Estudo dos métodos visual, radiográfico interproximal e a laser no diagnóstico de cárie. Rev Assoc Paul Cir Dent 2000; 54(5):384-89.

34. Hintze H, Wenzel A. Clinically undetected dental caries assessed by bitewing screening in children with little caries experience. Dentomaxillofac Radiol 1994; 23(1):19-23.

35. Hintze H, Wenzel A, Jones C. In vitro comparison of D- and E Speed film radiography, RVG, and Visualix Digital Radiography for detection of enamel approximal and dentinal occlusal caries lesions. Carie Res 1994; 28(5):363-67.

36. Höfling JF, Spolidório DMP, Pereira CV, Rosa EAR, Moreira D. Presença de Streptococcus mutans e Streptococcus mutans associado a Streptococos sobrinus em escolares de diferentes classes sócio-econômicas e sua relação com a atividade cariogênica dessas populações. Rev Odontol Univ São Paulo 1999, 13(2):173-80.

37. Jorge AO. Microbiologia bucal. 2. ed. São Paulo: Ed. Santos, 1998.

38. Kay ENN. Clinical decision making – an art or a science? Part II: Making sense of treatment decisions. Br Dent J 1995, 178(3):113-16.

39. Ketley CE, Holt RD. Visual and radiographic diagnosis of occlusal caries in first permanent molars and second primary molars. Br Dent J 1993, 174(10):364-70.

40. Kidd EAM, Pitts NB. A reapraisal of the value of the bitewing radiographic in the diagnosis of posterior approximal caries. Br Dent J 1990, 169:195-00.

41. Kidd EAM, Naylor MN, Wilson RF. The prealence of clinically undetected and untreated molar occlusal dentine caries in adolescents on the isle of wight. Caries Res 1992; 26:397-406.

42. Kidd EAM. The carious lesion in enamel. In: Murray JJ. Prevention of oral disease. 3. ed. Oxford: Oxford University Press, 1996, p. 95-106.

43. Kidd EAM. Caries management. Dent Clin North Am 1999, 43(4):743-64.

44. Koga CY, Unterkircher CS, Fantinato V, Shimizu MT, Jorge AOC. Testes de atividade de cárie: avaliação de diferentes métodos, RGO 1995, 43(3):141-44.

45. König KG. Findings in serially sectioned teeth showing early fissure lesions. Adv Fluor Res 1966; 4:73-9.

46. Longbottom C, Pitts NB. An initial comparison between endoscopic and conventional methods of caries diagnosis. Quintessence Int 1990; 21:531-40.

47. Lopes BO, Loureiro, CA. Laser fluorescente quantitativo para diagnóstico de cárie oclusal – revisão da literatura. JBC 1999, 3(18):49-52.

48. Lussi A. Validity of diagnostic and treatment decisions of fissure caries. Caries Res 1991; 25(5):409-16.

49. Lussi, A. Comparison of different methods for diagnosis of fissure caries without cavitation. Caries Res, v.27, n. 5, p. 409-416, Sept./Oct. 1993.

50. Lussi A. Methods for caries detection. In: Wilson NHF, Roulet, JF, Fuzzi M. Advances in operative dentistry: challenges of the future. Chicago: Quintessence, 2001, p. 43-59.

51. Machiulskiene V, Nyvad B, Baelum V. A comparison of clinical and radiographic caries diagnoses in posterior teeth of 12-year-old Lithuanian children. Caries Res 1999; 33(5):340-48.

52. Maltz M, Carvalho J. Diagnóstico da doença cárie. In: Kriger L. Abropev: promoção de saúde bucal. São Paulo: Artes Médicas, 1997. p. 79-91.

53. Mialhe FL et al. Comparação in vitro de quatro métodos de diagnóstico para cárie oclusal – visual, videoscópico, FOTI e laser fluorescente. RPG Rev Pós Grad 2000; 7(2):125-32.

54. MilicichI G. Clinical applications of news advances in occlusal caries. N Z Dent J 2000; 96(423):23-6.

55. Mitropoulos CM. A comparison of fibre-ptic transillumination with bitewing radiographs. Br Dent J 1985; 159:21-3.

56. Monte-Alto LA, Ramos MEB, Siviero VM, Volshan BC, Cruz RA. Aspectos fundamentais da prevenção de cárie dentária e doença periodontal. Disponível em: odontológica@estacio.br. Acesso em: 18 nov. 2001.

57. Murray JJ. Prevention of oral disease. Oxford: Oxford University Press, 1996.

58. Nair MK et al. Diagnostic Accuracy of intraoral film and Direct Digital Images for Detection of Simulated Recurrent Decay. Operative Dentistry 2001; 26(3):223-30.

59. Newbrun E. Problems in caries diagnosis. Int Dent J 1993; 43(2):133-42.

60. Nikiforuk G. Clinical features and classification of dental caries. In: Understanding dental caries. etiology and mechanisms basic and clinical aspects. p. 1-23, 1985.

61. Nisengard RJ, Newman MG. Microbiologia oral e imunologia. 2. ed. Rio de Janeiro: Guanabara Koogan, 1997.

62. Nose CC. Detecção de cárie em molares decíduos por meio da radiografia convencional e da radiografia digital direta [Tese de Doutorado]. São Paulo: Faculdade de Odontologia, Universidade de São Paulo, 2001.

63. Pardi V. et al. Avaliação in vitro do aparelho DIAGNOdent® para diagnóstico oclusal. Pesq Odontol Brás 2000; 14(4):372-77.

64. Park KK, Banting DW. Caries activity testing. In: Harris NO, Christein AG. Primary preventive dentistry 4. ed. Stanford: Appleton & Lange, 1995. p. 289-315.

65. Pecoraro PVBF. Diagnóstico e indicação de tratamento in vitro de cárie oclusal por cirurgiões-dentistas da rede pública do município de Valença, RJ [Tese de Mestrado]. Taubaté: Faculdade de Odontologia, Universidade de Taubaté, 2003.

66. Pegoraro CN, Franco EB. Cárie Dentária: métodos de diagnóstico e filosofia atual de tratamento. CECADE News 1994; 2(1):1-14.

67. Penning C et al. Validity of probing for fissure caries diagnosis. Caries Res 1992; 26(6):445-49.

68. Pereira CRS et al. Avaliação da precisão dos métodos visual e radiográfico no diagnóstico de cárie de cicatrículas e fissuras. J Bras Odontopediatr Odontol Bebê 2001; 4(19):197-02.

69. Pinelli C, Serra MC. Diagnóstico de cárie. Rev Assoc Paul Cir Dent 1999, 53(2):127-32.

70. Pitts NB, Longobottom C. Temporary tooth separation with special reference to the diagnosis and preventive management of equivocal approximal carious lesions. Quintessence Int 1987; 18:563-73.

71. Pitts NB. The diagnosis of dental caries: 1. Diagnostic methods for assessing buccal, lingual and occlusal surfaces. Dent Update 1991, 18(9):393-96.

72. Pitts NB. The diagnosis of dental caries: 2. The detection of approximal, root surface and recurrent lesions. Dent Update 1991; 18:436-42.

73. Pitts NB, Kidd, EAM. The prescription and timing of bitewing radiographic in the management of dental caries. Br Dent J 1992; 172:225-7.

74. Pitts NB. The use of bitewing radiographs in the management of dental caries: scientific and practical considerations. Dentomaxillofacial Radiol 1996; 25(1):5-16.

75. Rego MA, Araújo MAM, Mello JB. Cáries oclusais: restaurações conservadoras e preventivas. Rev Odontol UNICID 1995; 7(1):51-8.

76. Ribeiro CP, Valentim C, Rego MA. Diagnóstico e tratamento de cárie oclusal. J Bras Clin Odontol Int 2002; 6(35):366-70.

77. Ricketts DN. Operative and microbiological validation of visual radiographic and eletronic diagnosis of occlusal caries in non cavitated teeth judge to be in need of operative care. Br Dent J 1995, 179(6):214-20.

78. Ricketts DN, Kidd E, Weerheijm K, Soet H. Hidden caries: what is it ? does it exist ? does it a matter? Int Dent J 1997; 47(5):259-65.

79. Roeters FJ et al. Prediction of the need for bitewing radiography in detecting caries in the primary dentition. Community Dent Oral Epidemiol 1994; 22:456-60.

80. Samaranayake LP. Microbiology of dental caries. In: Essential microbiology for dentistry. New York: Churchill Livingstone, 1996. p. 275-281.

81. Sawle RF, Andlaw RJ. Has occlusal caries become more difficult to diagnose? Br Dent J 1988; 165(7):209-21.

82. Schneiderman A et al. Assessment of dental caries with digital imaging fiber-optic translllumination (DIFOTITM): in vitro study. Caries Res 1997; 31:103-10.

83. Shi XQ, Tranaeus S, Angmar-Mansson, B. Comparison of QLF and DIAGNOdent for quantification of smooth surface caries. Caries Res 2001; 35(1):21-6.

84. Souza MLR, Guimarães LOC, Mayer MPA, Zelante F. Risco de cárie: relação entre a incidência de cárie e algumas variáveis clínicas. Rev Odontol Univ São Paulo 1995; 9(4):235-37.

85. Stephens RG et al. Information yield from routine bitewing radiographs for young adults. Can J Dent 1981; 47:247-52.

86. Thylstrup A, Fejerskov O. Cariologia clínica. Trad: de Sergio Weyne, 2 ed. São Paulo: Ed. Santos, 1995.

87. Thylstrup A, Fejerskov O. Características clínicas e patológicas da cárie dentária. In: Thylstrup A, Fejerskov O. Cariologia clínica. Trad.: de Sergio Weyne, 2 ed. São Paulo: Ed. Santos, 2001. p. 111-157.

88. Torriani DD, Gonaçalves MR, Vieira JB. Comparação entre os exames radiográficos, convencional e digitalizado em relação ao plano de tratamento de superfícies oclusais. Pesqui Odontol Bras 2000; 14(3):256-61.

89. Tovo MF, Vono BG, Silava SMB. Avaliação do método fotográfico, exame visual, visual-tátil e radiográfico no diagnóstico de lesões de cárie em superfície oclusal de molares decíduos. Rev FOB 1997; 5(1/2):27-3.

90. Tobo MF et al. Avaliação do exame visual, visual-tátil e radiográfico no diagnóstico de lesões de cáries dentinárias em superfície oclusal de molares decíduos. Rev FOB 1998; 6(2):39-5.

91. Van Amerongen JP et al. An in vitro assessment of the extent of caries under small occlusal cavities. Caries Res 1992; 26(2):89-3.

92. Verdonschot EH et al. Performance of some diagnostic systems in examinations for small occlusal carious lesions. Caries Res 1992; 26, n. 1, p. 59-64, 1992.

93. Vecchio JJ. Predictive value of a single diagnostic testing unselected population. Engl J Med 1966; 275(21):1171-73.

94. Vieira AR et al.. Concordância no diagnóstico do estado da superfície oclusal. J Bras Ortodontia Ortop Maxilar 1998; 3(14):23-7.

95. Wenzel A et al. Radiographic detection of occlusal caries in noncavitated teeth. A comparison of conventional film radiographs, digitized film radiographs, and radiovisiography. Oral Surg Oral Med Oral Pathol 1991; 72(5):621-26.

96. Wenzel A et al. Developments in radiographic caries diagnosis. J Dent 1993; 21(3):131-40.

97. Weerheijm, K.L. Occlusal hidden caries: a bacteriological profile. J Dent Child 1990; 57(6):428-32.

98. Weerheijm KL et al. Clínically undetected occlusal dentine caries: a radiographical comparision. Caries Res 1992; 26:305-9.

99. Weerheijm KL, Gruythuysen RJM, Van Amerongen WE. Prevalence of hidden caries. J Dent Child 1992; 59(6):408-12.

100. Weerheijm KL. Occlusal hidden caries. Dent Update 1997; 24(5):182-84.

101. Weerheijm KL, Kidd E, Groen HJ. The effect of fluoridation on the ocurence of hidden caries in clínically sound occlusal surfaces. Caries Res 1997; 31(1):30-4.

102. Weyne S. Cariologia. In: Baratieri LN. Dentística: procedimentos preventivos e restauradores. São Paulo: Ed. Santos, 1992. p. 1-42.

103. Zanardo A. Diagnóstico de cárie oclusal em dentes permanentes: estudo in vitro [Tese Mestrado]. Taubaté: Faculdade de Odontologia, Universidade de Taubaté, 2002.

104. Zanardo, Rego MA. Métodos de diagnóstico de cárie oclusal: revisão de literatura. Ver Odontol UNICID 2002; 14(3):195-04.

105. Zandona AGF et al. An in vitro comparison between laser fluorescence and visual examination for detection of desmineralization in occlusal pits and fissures. Caries Res 1998; 32(3):210-18.

106. Zárate-Pereira P, Oda M. Diagnóstico de cárie dentária: considerações comparativas entre métodos. RPG Rev Pós Grad 2000; 7(2):23-8.

Capítulo 9

TÉCNICAS RADIOGRÁFICAS E CONTROLE DE QUALIDADE PARA O DIAGNÓSTICO DAS ALTERAÇÕES DO ÓRGÃO DENTÁRIO

Mario Sergio Saddy
Darcy Nóbile Júnior

O exame radiográfico, quando associado à história clínica e aos dados do exame físico, é um dos recursos mais importantes para o diagnóstico das lesões do órgão dentário.

A diversidade de informações fornecidas pelo exame radiográfico odontológico é extraordinária, porém para a sua interpretação deve se ter um conhecimento detalhado do que é normal, considerando ainda que muitas variações estruturais estejam dentro do limite de normalidade.

Quanto a estrutura, os dentes e seus tecidos de suporte são radiograficamente bem definidos. O esmalte é observado com uma capa radiopaca muito densa que recobre a porção coronária e se adelgaça progressivamente até atingir a margem cervical do dente. O cemento que recobre toda a superfície da raiz tem radiopacidade menor que a dentina, sendo apenas observada quando acometido por hiperplasia. A câmara pulpar e os canais radiculares apresentam-se como um espaço contínuo e radiolúcido na porção central do dente estendendo-se desde a porção coronária até o ápice radicular. A lâmina dura, que é a porção cortical do alvéolo, é observável como uma linha radiopaca que se estende por toda a raiz. O espaço periodontal é visto como uma linha radiolúcida fina entre a raiz dental e a lâmina dura. A crista óssea do rebordo alveolar é radiopaca, contínua à lâmina dura e observada nos espaços interproximais.

A radiografia intrabucal tem um papel fundamental na detecção de lesões e alterações que acometem o dente e suas estruturas circunvizinhas. A primeira radiografia intrabucal foi realizada em 1895 pelo Dr. Otto Walkhoff, 15 dias após a descoberta dos raios X, posicionando em sua própria boca um papel fotográfico entre duas placas de vidro envoltas por um lençol de borracha e utilizando um tempo de exposição de 25 minutos. Atualmente, podemos trabalhar com tempos de exposição de décimos de segundo produzindo exames adequados para o diagnóstico e reduzindo os efeitos biológicos inerentes à radiação ionizante.

Nos casos de diagnóstico radiográfico de lesões de cárie e controle de formação de dentina reacional, que podem ser alterações discretas, é imprescindível uma padronização da técnica radiográfica e o controle de qualidade do exame em relação ao aparelho de raios X, ao filme radiográfico, ao processamento radiográfico e também à interpretação radiográfica.

Neste capítulo procuramos descrever uma padronização, sem sofisticação, para aplicações nas mais diversas instalações de consultórios odontológicos existentes no Brasil, que, sendo seguidas, oferecerão a qualidade suficiente para a obtenção e manutenção de imagens radiográficas com um padrão mínimo para o controle de casos clínicos.

TÉCNICA RADIOGRÁFICA

No estudo e diagnóstico da cárie dentária, a técnica radiográfica escolhida é a interproximal, ficando a periapical do paralelismo como segunda opção.

Técnica interproximal

A radiografia interproximal, também conhecida como *bitewing*, difundida por Raper em 1925, nos propicia a detecção de cáries nas faces proximais que, muitas vezes, não são detectadas no exame clínico com o explorador. Mostra-nos ainda a dimensão da câmara pulpar e a sua relação com a lesão de cárie (Fig. 1).

É uma técnica frequentemente indicada para aqueles pacientes que estiveram sob cuidados profissionais do cirurgião-dentista há pouco tempo, com a realização de uma avaliação radiográfica completa recente. Nessas situações, o exame interproximal será suficiente para um controle periódico na detecção de novas lesões de cárie que possam estar se desenvolvendo, reduzindo, assim, a dose de radiação a qual esses pacientes seriam submetidos.

Como em outras técnicas radiológicas, antes da realização do exame interproximal, a avaliação do paciente deve ser executada obtendo-se informações sobre o estado geral das arcadas dentárias e sua anatomia, presença ou não de todos os dentes da região examinada, assim como a presença de próteses e aparelhos ortodônticos e ortopédicos removíveis, que devem ser retirados antes do exame.

As principais indicações das radiografias interproximais são:

- Diagnóstico ou detecção de cáries nas faces proximais
- Avaliação da altura dos cornos pulpares
- Adaptação de restaurações
- Adaptação de próteses
- Detecção de cálculos salivares interproximais
- Avaliação periodontal da crista óssea do rebordo alveolar

Para a realização das radiografias interproximais, podemos utilizar filme nº 2 (3 x 4cm), em que se adapta da uma asa de mordida de estoque, de plástico ou papelão (Fig. 2), confecciona-se manualmente uma asa de mordida com fita adesiva (Fig. 3).

Há no mercado filmes radiográficos específicos para a realização de radiografias interproximais, em que a asa de mordida está presente no filme. Este filme

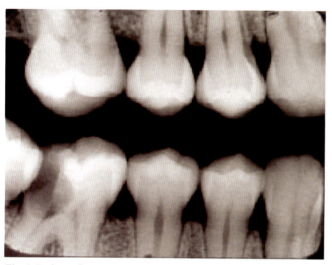

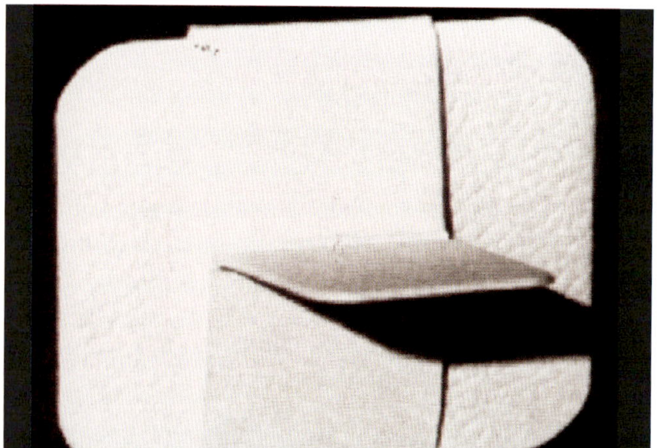

Fig. 1. Radiografia interproximal com imagem radiolúcida na face distal do molar inferior direito comprometendo a câmara pulpar.

Fig. 2. Filme radiográfico periapical com asa de mordida de estoque para radiografias interproximais.

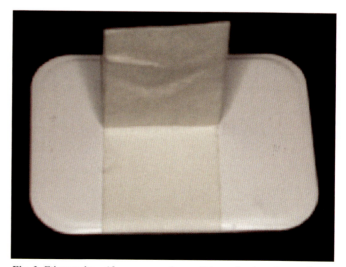

Fig. 3. Filme radiográfico com asa de mordida confeccionada com fita adesiva para radiografias interproximais.

possui dimensão horizontal maior (5,4 cm x 2,7 cm) e possibilita a realização de apenas uma tomada posterior de cada lado.

Para o exame interproximal, a cabeça do paciente é posicionada no apoio de cabeça da cadeira, de modo que o plano oclusal fique paralelo ao plano do solo e o plano sagital mediano perpendicular ao plano do solo. O filme que possui a aleta de mordida fixada no lado da sua face ativa é colocado na boca por lingual, com a aleta estendendo-se no sentido vestibular entre os dentes das arcadas superior e inferior. O paciente é orientado a morder lentamente, ficando assim o filme disposto paralelo aos dentes (Figs. 4 e 5). O feixe de raios X é direcionado no plano horizontal, de modo a incidir perpendicular às faces proximais do dentes e filme. No plano vertical, o feixe de raios X é direcionado com uma angulação positiva de 5 a 10°.

TÉCNICA DO PARALELISMO

Também conhecida como *técnica do cone longo* ou *técnica do ângulo reto*. O objetivo principal da técnica é obter paralelismo entre o longo eixo do dente e o longo eixo do filme (Fig. 6), minimizando as distorções.

Para evitar a ampliação da imagem devido ao afastamento do filme do dente, aumenta-se a distância foco-filme para 40 cm com o uso de posicionadores e cilindros colimadores para esta finalidade.

Os posicionadores são dispositivos utilizados para facilitar o posicionamento do filme radiográfico e a execução da técnica adequada. Possuem três partes básicas: estrutura para manter o filme em posição e paralelo às coroas dentárias, base para mordida que substitui a asa de mordida do filme e haste de orientação para o feixe de raios X.

Inúmeros posicionadores foram desenvolvidos e encontram-se no mercado à disposição do cirurgião-dentista, porém todos são compostos por três partes: uma base ou bloco de mordida, um dispositivo que orienta a incidência do feixe de raios X e uma estrutura que mantém o filme em posição e paralelo ao longo eixo dos dentes (Fig. 7).

As principais vantagens na utilização dos posicionadores estão relacionadas à simplicidade de uso e à pouca dependência do operador. A predeterminação das angu-

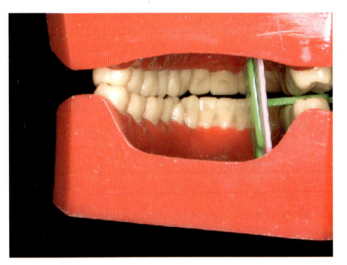

Fig. 4. Vista posterior do posicionamento de uma radiografia interproximal com o uso de posicionador.

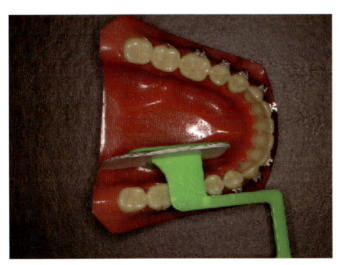

Fig. 5. Relação das faces interproximais com o filme da radiografia interproximal.

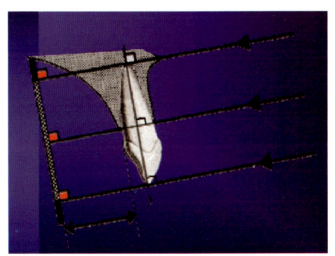

Fig. 6. Princípio da técnica do paralelismo, com o objeto paralelo ao filme e o feixe de raios X incidindo perpendicular ao objeto e ao filme.

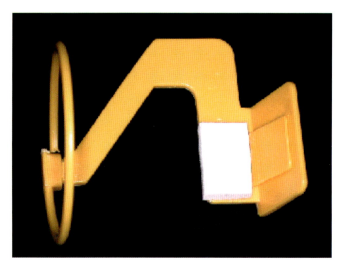

Fig. 7. Posicionador radiográfico para a técnica do paralelismo.

lações horizontal e vertical oferecida pelo posicionador reduz as sobreposições das faces interproximais, as distorções e as incidências de erros, como a meia-lua. É importante ressaltar que, mesmo com o uso de posicionadores, é necessário cuidado na utilização destes para propiciarem o paralelismo desejado e não há uma condição de reprodutibilidade técnica totalmente segura.

As vantagens da técnica do paralelismo são:
- Posicionamento do paciente menos crítico.
- Angulações verticiais e horizontais obtidas pelo posicionador.
- Possibilidade maior de reprodutibilidade.
- Técnica menos operador-dependente.
- Imagens mais precisas, com pouca ampliação.
- Sobreposição menor do processo zigomático da maxila sobre os ápices dos molares.
- Coroas dentárias e crista óssea do rebordo alveolar bem vizualizadas.

Como desvantagens da técnica, podemos citar:
- Desconforto causado pelo conjunto filme/posicionador.
- Limitações que a anatomia do paciente impõem, como o palato plano.

O diagnóstico de cáries interproximais ainda representa um desafio para a Odontologia. Mesmo não sendo o exame radiográfico um método de diagnóstico sensível quanto à precisão da extensão das cáries, principalmente daquelas que estão restritas ao esmalte, cabe aqui alertar os profissionais sobre a importância de tornar rotineira a sua utilização. Trabalhos atuais demonstram que a diferença entre o número de lesões cariosas detectadas a mais pelo exame radiográfico atingem 50%, sem esquecer de que cáries ocultas são lesões visualizadas em dentina através de radiografias interproximais, em que o esmalte oclusal apresenta-se sadio ou minimamente desmineralizado, mas para isto temos que produzir radiografias de qualidade.

CONTROLE DE QUALIDADE

O controle de qualidade tem ganhado importância em diversos segmentos da sociedade como sinônimo de excelência. O princípio do controle de qualidade é a obtenção de produtos, em diferentes períodos, com a manutenção de um padrão mínimo que não ofereça percepção de alterações a quem faz uso.

Para obtermos exames radiográficos de qualidade, devemos, além da padronização da técnica descrita anteriormente, conhecer o equipamento de raio-x, observar o tipo do filme radiográfico, respeitar os procedimentos do processamento radiográfico e interpretar a radiografia de uma maneira adequada.

EQUIPAMENTOS DE RAIO-X

Conhecer os equipamentos de raio-x e o rendimento destes é de suma importância para uma radiografia ideal. Uma imagem ideal deve possuir mínimas distorções, o máximo de detalhes e grau de contraste e densidade médios.

Um dos fatores que influencia no contraste radiográfico, que é a diferença de tons de cinza de uma radiografia, é a quilovoltagem (kVp) que representa a tensão de pico do feixe de raios X. Na maior parte dos aparelhos, a quilovoltagem é fixa; portanto, recomenda-se o uso de aparelhos de no mínimo 70 kVp para obter uma imagem com tons de cinza adequados. Quanto maior a kVp, mais tons de cinza terá a imagem radiográfica.

A densidade radiográfica é o grau de escurecimento de uma radiografia e será definida pela quantidade de raios X emitidos ao paciente. O fator energético responsável pela densidade é o binômio miliamperagem (mA) e tempo de exposição (s). Quanto maior for o binômio mAs, maior será a densidade da radiografia, ou seja, mais escura será a imagem. A miliamperagem também é fixa na maioria dos equipamentos; portanto, na aquisição dos equipamentos estes fatores devem ser observados para a produção da imagem ideal.

FILMES RADIOGRÁFICOS

Os filmes radiográficos possuem algumas propriedades na produção da imagem radiográfica como contraste, latitude e sensibilidade. Como visto anteriormente, contraste é a diferença de tons de cinza da imagem radiográfica. Latitude é a capacidade dos filmes de produzirem imagens diagnósticas com diferentes tempos de exposição, ou seja, a diferença entre a menor e a maior exposição para a realização da radiografia. Sensibilidade é a velocidade que o filme responde aos estímulos de radiação X para produção da imagem radiográfica e depende do tamanho dos sais de prata que compõem o filme para formação da imagem. Devemos sempre utilizar filmes mais rápidos que necessitam menos tempo de exposição. Mesmo possuindo um pouco menos de detalhes, estes filmes promovem mais benefícios ao paciente e produzem menos quantidade de radiação secundária. A radiação secundária é aquela formada a partir da interação dos feixes de raios X com a matéria e produzirá efeitos adversos na formação da imagem, que é o chamado *véu*. É impossível impedi-la, pois os raios X devem chegar à matéria para a obtenção da radiografia; entretanto, podemos minimizá-la e, quanto menor a dose, menor será a sua produção.

PROCESSAMENTO RADIOGRÁFICO

O processamento radiográfico tem como função evidenciar a imagem radiográfica após a exposição dos raios X, tornando-a permanente. É importante salientar que não basta produzir uma imagem radiográfica para interpretar naquele instante, esta imagem deve ser arquivada como um documento legal e permitir consultas futuras. Para que isso ocorra, o processamento radiográfico adequado é fundamental, e mesmo assim é uma etapa negligenciada por grande parte dos profissionais.

O processamento radiográfico deve ser realizado em local apropriado, sem incidência de luz, podendo ser um quarto escuro ou a câmara portátil, método mais utilizado nos consultórios. Devemos ter cuidados com rachaduras nas caixas de revelação e localização próxima à incidência direta de luz, pois mesmo tendo a coloração vermelha translúcida não consegue filtrar feixes de luz mais intensos. O processamento radiográfico manual possui

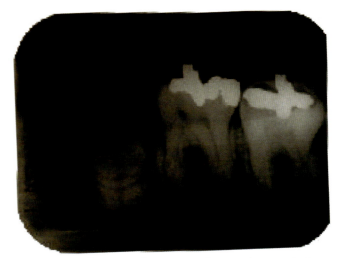

Fig. 8. *Radiografia Periapical com excesso de tempo de permanência no líquido revelador.*

cinco etapas fundamentais: revelação, lavagem intermediária, fixação, lavagem final e secagem.

A revelação tem a função de formar a imagem visível, reduzindo os sais de prata, que compõem o filme, em prata metálica. O tempo que o filme deve permanecer na solução processadora pode ser obtido por dois métodos: método tempo/temperatura ou visual. No método tempo/temperatura, é necessário utilizar termômetros para aferição da temperatura dos químicos e, a partir de uma tabela de recomendação do fabricante, há um tempo pré-estabelecido para a obtenção da imagem. Este é o método recomendado pelas autoridades legais. O outro método, sem dúvida o mais utilizado, é o visual, em que o filme deve permanecer na solução reveladora até a diferenciação do contorno do dente, coroa e raiz, no filme. Um tempo diminuto ou excessivo interferirão diretamente na qualidade da imagem radiográfica (Fig. 8).

A lavagem intermediária não interfere na qualidade final da imagem, porém esta etapa é fundamental para a manutenção da vida útil do fixador, pois remove os resíduos de revelador, que é uma solução básica para que este não neutralize a função do fixador, que é uma solução ácida, reduzindo o desempenho de suas funções. Deve ser realizada em água limpa e durante 20 segundos.

A imersão do filme na solução fixadora tem como objetivo remover os sais de prata que não foram expostos aos raios X e endurecer a gelatina da emulsão, para proteger a imagem radiográfica. O tempo desta etapa pode variar com a temperatura e com o fabricante da solução. Entretanto, 8 minutos são suficientes para que o fixador desempenhe as funções adequadamente.

A lavagem final tem como função remover os resíduos de químicos presentes no filme, pois estes podem oxidar em contato com o ar formando manchas castanhas no filme radiográfico (Fig. 9). Os filmes devem permanecer por 10 minutos em água corrente para a execução deste procedimento. O tempo de secagem variará com o método utilizado, mas há necessidade da eliminação total da umidade para armanezamento da radiografia.

A interpretação radiográfica deve ser realizada em um ambiente escuro, com o uso de negatoscópio e lupa. A utilização destes recursos possibilita uma otimização da interpretação, possibilitando as observações de lesões mais incipientes.

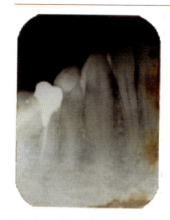 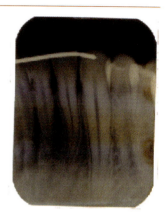

***Fig. 9.** Radiografias periapicais com lavagem final inadequada. Manchas acastanhadas iniciais indicativas de oxidação.*

REFERÊNCIAS

1. Freitas A, Rosa JE, Souza IF. Radiologia Odontológica. São Paulo: Artes Médicas, 2000.

2. Gould RG, Gratt BM. A radiographic control system for the dental office. Dentomaxillofac Radiol 1982; 11:123-7.

3. Langland OE, Langlais RP. Princípios do diagnóstico por imagem em Odontologia. São Paulo. Ed. Santos, 2002.

4. Tavano O, Estevam E. A imagem radiológica. In: Álvares LC, Tavano O. Curso de radiologia em Odontologia. São Paulo. Ed. Santos, 1998.

5. Tavano O. O máximo de segurança e qualidade de obtenção de radiografias odontológicas com equipamentos de 70 kV. Revista ABRO 2000; 1:35-40.

6. Thorogood J, Horner K, Smith NJD. Quality control in processing of dental radiographs. A pratical guide to sensitometry. Brit Dent J 1998; 164:282-7.

7. Whaites E. Princípios de radiologia odontológica. Porto Alegre. Artmed, 2003.

Capítulo 10

TRATAMENTO DA CÁRIE EM DENTINA

Eliza Maria Agueda Russo

A Dentística restauradora adotou, durante muitos anos, uma abordagem pouco conservadora. Visava a remoção cirúrgico-mecânica do tecido cariado e o restabelecimento da forma e da função dental, muitas vezes com o desgaste desnecessário de grande porção de estrutura dental sadia. O diagnóstico e o tratamento estavam baseados na detecção da cavidade de cárie, na remoção e reparação da lesão através de restaurações. Esse procedimento, entretanto, não impedia o aparecimento de novas lesões, algumas em dentes recentemente restaurados. Ocasionadas por cáries recorrentes, microinfiltrações, falhas do material restaurador ou no preparo cavitário, essas lesões exigiam uma nova intervenção; isto implicava, naturalmente, no desgaste cada vez maior de estrutura dental e a necessidade de procedimentos cada vez mais complexos. Ao remover a lesão cariosa e restaurar o dente, o profissional não estava direcionado para a causa da doença. Dessa forma, era realizado o tratamento dos sinais clínicos da infecção cariosa, mas não era eliminada a infecção que realmente causava a lesão de cárie.

Um novo enfoque no tratamento da cárie surgiu, especialmente após:

- o reconhecimento de que a doença cárie é infectocontagiosa,[1-3] multifatorial, em que um processo dinâmico alterna períodos de desmineralização e remineralização;
- a constatação de que o tratamento restaurador por si só não é capaz de impedir a instalação de novos processos de cárie e de gerar saúde bucal.[4]

A observação de que as "as restaurações não curam a doença cárie" e de que a verdadeira cura ocorre através do tratamento dos fatores etiológicos da cárie permitiu uma modernização na forma de tratamento das lesões de cárie, com menos ênfase à remoção radical do tecido cariado e mais preocupação com a preservação da estrutura dentária. O melhor entendimento do processo de instalação e evolução do processo carioso, assim como da forma como ocorre a resposta fisiológica aos estímulos lesivos decorrentes da cárie, permitiu a adoção de métodos preventivos que visam a promoção da saúde.

Dentro desta visão de promoção da saúde, o paciente deve ser alertado para um fato importante: a doença cárie pode ser evitada. A verificação da atividade de cárie e o uso de medidas preventivas e educacionais que possam evitar o desenvolvimento da doença fazem parte da filosofia da Odontologia preservadora.

Embora a cárie seja uma doença multifatorial, os microrganismos presentes na placa são os grandes responsáveis pelo seu desenvolvimento; todos os esforços na prevenção desta doença estão voltados, dessa forma, à eliminação da placa bacteriana. Hábitos higiênicos e alimentares adequados, assim como o aumento da oferta de flúor no meio bucal, são essenciais para atingir esse objetivo.

A adoção de medidas preventivas tem minimizado a destruição da estrutura dentária. Além de reduzir a incidência de cárie, tem permitido o uso de técnicas menos invasivas, em especial quando o diagnóstico da lesão de cárie é feito precocemente.

Na lesões de cárie em esmalte, o processo pré-clínico é seguido pelo desenvolvimento de uma lesão cariosa incipiente, detectável clinicamente. Isso ocorre quando a descalcificação já progrediu, atingindo de 200 a 300 μm no esmalte. Consiste em alterações no esmalte, representado clinicamente por uma mancha esbranquiçada em superfície lisa ou pigmentada de castanho nas fóssulas e fissuras. Não existe cavitação. Sob condições adequadas, é possível, neste momento, atuar com o objetivo de estagnar a progressão da lesão. É possível ainda reverter o processo, conseguindo a remineralização dos tecidos envolvidos.

DENTINA

A dentina normal é formada por túbulos característicos que seguem um caminho tortuoso em direção à superfície externa da dentina, sob o esmalte ou cemento. Os túbulos dentinários, em forma de um "S", suave e longo, cortam a dentina a partir da polpa até o limite amelodentinário. Esses túbulos abrigam no seu interior os prolongamentos odontoblásticos, fluidos responsáveis pela umidade própria da dentina e, eventualmente, terminações nervosas.

Os túbulos dentinários estão envoltos pela dentina peritubular, que é um tecido altamente mineralizado que circunda estes, em toda a sua extensão e promove suporte adicional. O diâmetro dos túbulos dentinários diminui, com o passar do tempo, em função da formação fisiológica de dentina peritubular.

A dentina situada entre os túbulos é chamada *dentina intertubular*, é menos mineralizada e constitui a maior porção da dentina. Cerca de metade do seu volume é composto por uma matriz orgânica representada por fibras colágenas envolvidas por substância amorfa. A formação da dentina é constante e fisiológica. À medida que é formada, os odontoblastos vão ficando mais comprimidos na câmara pulpar contraída e o número de túbulos fica mais concentrado por unidade de área.

Próximo da polpa, portanto, os túbulos dentinários apresentam-se mais numerosos e com diâmetro maior, o que torna esta dentina mais permeável e úmida. Já a dentina esclerosa, formada em decorrência da precipitação de sais minerais, apresenta a superfície externa obliterada e com maior conteúdo mineral na dentina intertubular.

CÁRIE EM DENTINA

A cárie em dentina tem início com a proliferação de bactérias cariogênicas na junção amelodentinária. O acesso desses microrganismos à dentina pode ocorrer através de cavitação destrutiva do esmalte, de fendas ou defeitos anatômicos em sulcos e fissuras ou, ainda, através de microtrincas no esmalte dentário. A figura 1 mostra que a cárie em dentina pode ter uma extensão tal que a destruição dentinária pode se aproximar da polpa, mesmo com o esmalte praticamente íntegro.

Na dentina, a cárie é caracterizada por uma desmineralização da porção inorgânica e desorganização da porção orgânica, resultando na desnaturação do colágeno, tornando-o suscetível à degradação enzimática. A produção de ácidos orgânicos provenientes da metabolização dos carboidratos pelas bactérias provoca perda mineral na estrutura subjacente ao limite amelodentinário; isso facilita a difusão de toxinas, a desestruturação da matriz orgânica e a invasão bacteriana. Clinicamente, a cárie em dentina é caracterizada por um amolecimento progressivo e por uma pigmentação com perda concomitante de sua integridade estrutural.

ZONAS DE CÁRIE EM DENTINA

A lesão de cárie em dentina evolui de tal forma que podem ser descritas três zonas de dentina cariada, da superfície para o interior da estrutura dental, e que compõem o corpo da lesão.

CAMADA DESORGANIZADA

A camada desorganizada ou destruída é a porção mais superficial da cárie de dentina. É composta por tecido necrosado, decomposto e com desorganização estrutural decorrente da degeneração, em especial da matriz orgânica (colágeno). É uma camada repleta de produtos residuais da decomposição dentinária, como pode ser observado na figura 2.

CAMADA INFECTADA

A atividade de cárie de maior intensidade resulta na invasão bacteriana na dentina. A dentina infectada contém uma ampla variedade de componentes e irritantes patogênicos, incluindo alto nível de ácidos, enzimas hidrofílicas, bactérias e resíduos de células bacterianas. Em consequência, pode ocorrer degeneração e morte dos odontoblastos e de seus prolongamentos dentro dos túbulos localizados na direção da lesão, assim como o desencadeamento de uma leve inflamação pulpar. É, portanto, uma camada subsuperficial de invasão bacteriana, em que ainda é mantida a estrutura organizada de dentina. A maioria dos túbulos aparece repleta de bactérias; outros se apresentam vazios, enquanto outros ainda estão obstruídos por depósitos de mineral. O lúmen dos túbulos dilata com essa infiltração bacteriana (Fig. 3).

CAMADA AFETADA

A dentina afetada, contaminada por ácidos e toxinas produzidas pelas bactérias da camada anterior, é uma zona profunda, parcialmente desmineralizada, que ainda mantém muito de sua estrutura tubular. Esta camada pode conter algumas células microbianas viáveis que não conseguem sobreviver após a remoção da zona infectada e o selamento da cavidade que evitará o contato com a placa acidogênica (Fig. 4). Clinicamente, apresenta consistência mais amolecida e o estímulo dessa região produz dor. A camada afetada é reversivelmente denaturada, sensível, vital, passível de remineralização e deve, portanto, ser preservada.[11, 12]

RESPOSTA PULPAR AOS ESTÍMULOS LESIVOS

A polpa responde a diferentes estímulos aos quais o dente é submetido, através da formação de dentina. A polpa, com o passar do tempo, sofre alterações fisiológi-

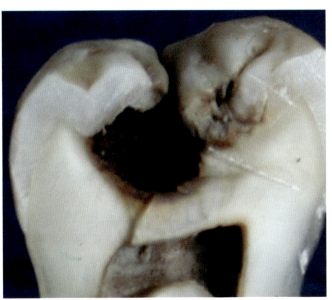
Fig. 1. Lesão da cárie em dentina próxima à polpa.

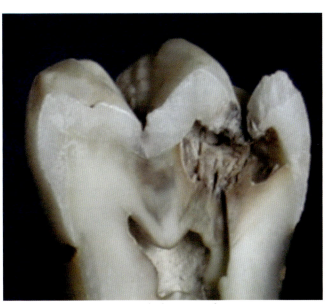
Fig. 2. Cárie em dentina – camada desorganizada.

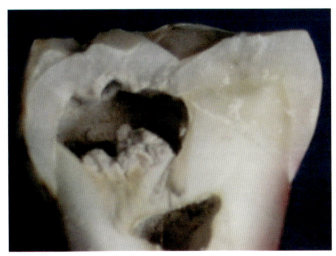
Fig. 3. Dentina infectada – lúmen dos túbulos deletados.

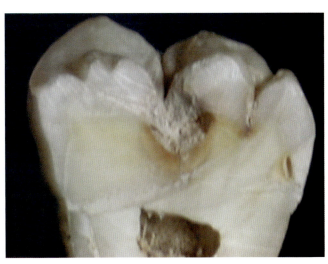
Fig. 4. Camada de dentina afetada.

cas capazes de diminuir a capacidade de resposta tecidual. Basicamente, podemos dizer que a resposta da polpa ocorre em função de três níveis de intensidade de estímulos recebidos:[9]

- pequeno nível de desmineralização associado a uma lesão cariosa de evolução lenta;
- ataque cariogênico de intensidade moderada;
- presença de um alto nível ácido diante de uma lesão severa e de evolução rápida.

No primeiro grau de estímulo, a intensidade é discreta e afeta apenas as porções dos odontoblastos mais próximos da área envolvida. Ocorre degeneração das extremidades afetadas dos prolongamentos odontoblásticos e estas áreas sofrem intenso depósito de sais de cálcio.

O segundo grau de estímulo é representado por uma lesão maior, capaz de provocar a degeneração dos prolongamentos odontoblásticos que perdem sua ligação com a polpa e deixam dentro da dentina, imediatamente abaixo da área lesada, uma zona de túbulos vazios ou com resíduos dos prolongamentos.

No terceiro grau de estímulo, o agente agressor apresenta tal grau de severidade que os odontoblastos terminam por sucumbir progressiva e completamente. É formada uma matriz totalmente atubular e eventualmente calcificada.

A resposta pulpar, através da formação de dentina, é proporcional à agressão recebida. Dependendo da intensidade do estímulo lesivo e da evolução lenta ou rápida da lesão de cárie, é possível encontrar a formação dos seguintes tipos de dentina:

CAMADA DE DENTINA TERCEÁRIA REACIONAL

- A dentina reacional é uma resposta pulpar à cárie de intensidade moderada.

A camada de dentina reacional, subjacente à dentina afetada, é menos permeável que a dentina sadia.[13] A sua formação pode ser atribuída a uma resposta fisiológica do dente à cárie, retardando a invasão bacteriana e a difusão de toxinas à polpa.[14] É produzida em resposta a estímulos suaves, como a atrição, ou estímulos mais intensos, como a cárie ou preparos cavitários, capazes de provocar leve inflamação pulpar.

O depósito de minerais e a obliteração dos túbulos dentinários na camada mais interna da dentina afetada em relação à polpa formam a zona translúcida. Nessa zona

desmineralizada da dentina afetada, ocorre a precipitação de cristais no lúmen dos túbulos dentinários. Uma vez que os túbulos afetados ficam totalmente fechados pelo precipitado mineral, eles passam a ter uma aparência translúcida que faz essa zona de dentina ser também chamada de zona de dentina transparente (Fig. 5).

CAMADA DE DENTINA TERCEÁRIA REPARATORA OU OSTEOIDE

- A dentina reparadora ou osteoide é uma resposta pulpar à cárie de evolução rápida.

O alto nível de ácidos e toxinas bacterianas presentes nas duas zonas mais superficiais da cárie de dentina pode provocar uma resposta pulpar que desencadeia a formação da camada de dentina reparadora. Esta é produzida pelos odontoblastos como resposta aos estímulos de alta intensidade e frequência. Dependendo da severidade do estímulo, a estrutura da camada de dentina reparadora poderá eventualmente conter túbulos bem organizados ou, o que é mais frequente, apresentar histologicamente, a dentina sem túbulos dentinários definidos, tortuosos ou ausentes; pode ocorrer, às vezes, o aprisionamento de células no seu interior. A dentina reparadora é a mais efetiva barreira de difusão de bactérias e toxinas através dos túbulos e é um passo importante para a manutenção da vitalidade pulpar. Ela provoca diminuição do tamanho da câmara pulpar e aumento da espessura da dentina que se interpõe entre a lesão cariosa e a polpa.[10]

CAMADA DE DENTINA ESCLEROSADA

- A dentina esclerosada é uma resposta pulpar à cárie de evolução lenta e aos estímulos fisiológicos que ocorrem diariamente, ao longo dos anos.

Com o avanço lento da cárie, a polpa pode reparar a dentina desmineralizada através da remineralização da dentina intertubular e pela aposição de dentina peritubular. Estágios iniciais da cárie ou ataques cariogênicos suaves apresentam um baixo nível de desmineralização e são acompanhados por uma resposta pulpar gradativa e de semelhante intensidade; isso vai conferir, com o passar do tempo, à formação de áreas hipermineralizadas, em especial na direção dos túbulos, onde, mais próxima do limite amelodentinário, se encontra a porção infectada da lesão.

A dentina que contém maior conteúdo mineral é chamada *dentina esclerosada*. A formação desta dentina ocorre adiante da desmineralização da lesão que avança lentamente, tem aspecto brilhante, é endurecida e apresenta coloração escura (Fig. 6). A função da dentina esclerosada é formar uma barreira de proteção contra os estímulos lesivos aos quais o dente é submetido, através do fechamento dos túbulos, da redução do diâmetro do lúmen e da redução da permeabilidade dentinária.[15, 16] Zonas de dentina esclerosada desenvolvem-se abaixo de lesões cariosas de progressão lenta ou outras irritações suaves ou, ainda, sob restaurações antigas. Na polpa, os odontoblastos correspondentes aos prolongamentos esclerosados sofrem atrofia parcial, e fica parcialmente inibida a formação de dentina nestas regiões. Como a permeabilidade da dentina esclerosada é bastante reduzida em comparação com a dentina normal, pode ser mais difícil a adesão de materiais restauradores à dentina esclerosada.

CONE DE CÁRIE EM DENTINA

A junção amelodentinária (JAD) é a região menos resistente ao ataque cariogênico e permite uma rápida propagação lateral, assim que a cárie penetra no esmalte. Devido a essa característica, os cones de cárie em dentina, tanto na região de sulco como em superfícies lisas, apresentam a base voltada para o limite amelodentinário e o ápice voltado em direção à polpa, como pode ser observado nas figuras 7 e 8.

Toxinas e outros produtos metabólicos podem penetrar, via túbulos dentinários, até a polpa. Mesmo quando a lesão está limitada ao esmalte, a polpa já pode mostrar uma resposta. Diante dos estímulos lesivos desencadeados pela presença do processo carioso, a polpa responde de acordo com a sua intensidade. O primeiro episódio de desmineralização da dentina já provoca depósito de material cristalino em ambos, no lúmen dos túbulos e na dentina intertubular que está na direção da porção infectada da lesão.

A cárie avança mais rapidamente em dentina que em esmalte porque a dentina opõe menos resistência aos ácidos, devido ao seu menor conteúdo mineral. O complexo dentinopulpar reage ao ataque proporcionado pela cárie através do esforço em iniciar a remineralização e obliterar o lúmen dos túbulos. Especialmente

nas lesões de cárie de evolução lenta, o processo carioso desenvolve-se de forma intermitente, com períodos de atividade e de inativação, havendo tempo suficiente para ocorrer resposta pulpar. A resposta fisiológica do dente pode levar à inativação total, ou da maior parte da lesão, com a paralisação total do processo.

PROGRESSÃO DAS LESÕES DE CÁRIE

As lesões de cárie podem ser ativas ou inativas. As ativas podem ser agudas ou crônicas.

As lesões ativas e as inativas apresentam diferenças, tanto em relação ao tipo de ácido predominante quanto ao pH. Na dentina cariada de lesões ativas, o ácido que tem maior atuação é o lactato, e o pH médio é 4,9. Já nas lesões inativas, o acetato e o propionato são os ácidos predominantes e o pH médio é 5,7.[17]

CÁRIE ATIVA

• Aguda

A cárie aguda é uma cárie ativa de evolução rápida, tem aspecto amolecido e coloração amarela-clara. É úmida, apresenta tecido desorganizado superficialmente e é fácil de remover, mesmo com instrumentos manuais. O paciente em geral relata sensibilidade dolorosa de maior ou menor intensidade. Nas bordas da lesão, apresenta muitas vezes mancha branca ativa. Na cárie aguda de superfície oclusal, geralmente, há uma mancha branca ativa nas vertentes das cúspides próximas ao sulco.

• Crônica

A cárie crônica é uma cárie ativa de evolução lenta e coloração que varia de marrom-escuro ao negro. Apresenta aspecto borrachoide, consistência mais firme e é mais difícil de remover que a cárie aguda. Em geral é indolor; devido à sua evolução lenta, há tempo de formação de dentina em resposta ao estímulo lesivo provocado pela cárie.

CÁRIE INATIVA OU ESTACIONÁRIA

A cárie estacionária, também denominada cárie inativa, apresenta a superfície dura e coloração pigmentada. Pode estar localizada em esmalte, tanto em sulcos

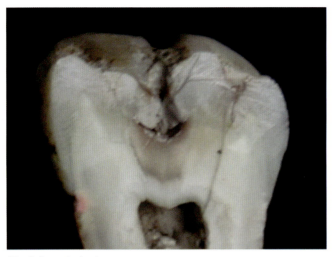
Fig. 5. Lona de dentina transparente.

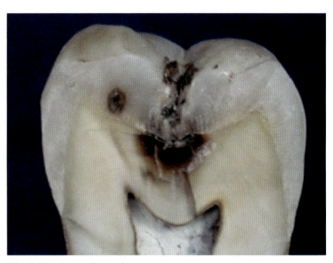
Fig. 6. Dentina esclerosada.

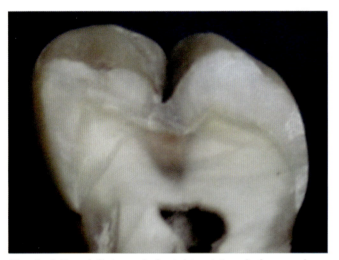
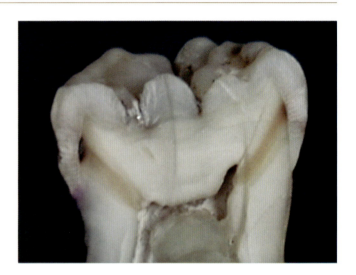
Figs. 7 e 8. Zona de limite amelo dentinário – ápice voltado para polpa.

e fóssulas, quanto em superfícies lisas. Localizada em dentina, geralmente apresenta uma coloração escurecida semelhante à apresentada pela cárie crônica. O diagnóstico diferencial entre elas é basicamente em função da atividade de cárie do paciente.

A cárie inativa ocorre quando o indivíduo, através da alteração de hábitos, consegue restabelecer o equilíbrio desmineralização/remineralização. Pode voltar a evoluir a qualquer momento, desde que o equilíbrio seja quebrado por algum motivo.

Tratamento da cárie em dentina

Ainda hoje, o tratamento das lesões de cárie em dentina está voltado para a técnica cirúrgico-restauradora em que, após o exame e diagnóstico das lesões cavitárias de cárie, é feita a remoção cirúrgica do tecido cariado através de extirpação mecânica da estrutura dental amolecida e desintegrada pela cárie.

O desenvolvimento de novas técnicas procura minimizar o desconforto ocasionado ao paciente pelo uso do método convencional de remoção do tecido cariado. Os pacientes estão se tornando mais exigentes e buscam conforto durante o tratamento dentário. Com frequência relatam o desagrado quando da utilização dos instrumentos cortantes rotatórios, em baixa rotação, acusa desconforto, devido às vibrações provocadas por esse tipo de instrumento e no momento da remoção do tecido cariado. Além do enfoque biológico que visa minimizar a destruição de estrutura dentária, o conforto para o paciente passou a uma preocupação constante da Odontologia moderna.[6]

Na tentativa de conseguir solução para esse tipo de problema, foram desenvolvidos sistemas alternativos capazes de realizar preparos extremamente conservadores e/ou remover o tecido cariado de maneira atraumática, sem provocar desconforto ao paciente. Entre os sistemas atraumáticos alternativos, alguns são provenientes do desenvolvimento de novos recursos, como a remoção químico-mecânica do tecido cariado e o *laser*. Outros, resultam da modernização e revalorização de métodos antigos como o jato de ar abrasivo. Outros, ainda, advém do desenvolvimento de novas técnicas para o tratamento da cárie, como o Tratamento Restaurador Atraumático (ART).

ART

A remoção da dentina cariada através do uso de escavadores visa erradicar apenas o tecido altamente infectado e irremediavelmente desmineralizado. A manutenção do tecido cariado residual não pode ser considerada como adequada quando existe a possibilidade de remoção total do tecido cariado, mantendo apenas a dentina afetada. Quando, porém, isso não é possível, o uso de materiais que promovem um bom vedamento marginal parece ser o método mais eficaz para permitir a estabilização do processo de cárie.[8] O tratamento restaurador atraumático é uma técnica interessante mas com enfoque eminentemente social.

LASER E JATO DE AR ABRASIVO

Tanto o *laser* como o jato de ar abrasivo exigem aparelhos especiais que tornam seu uso proibitivo para a maioria dos profissionais. Dessa forma, a remoção químico-mecânica através do gel Papacárie® pode ser considerada o método de eleição para remoção do tecido cariado.

REMOÇÃO QUÍMICO-MECÂNICA

A escolha da remoção químico-mecânica como principal método de remoção do tecido cariado deve-se à sua eficiência associada ao baixo custo. Não necessita de aparelhos ou instrumentais especiais, e pode ser utilizada de forma abrangente por todos os profissionais. Está especialmente indicada em Odontopediatria e em jovens e adultos que recusam a remoção do tecido cariado pelo método convencional. Em Geriatria, apresenta a vantagem de ser praticamente indolor, dispensando anestesia na maioria dos casos. O paciente com idade mais avançada apresenta, com frequência, doenças sistêmicas que podem dificultar o uso de anestésicos. Além disso, a remoção químico-mecânica do tecido cariado evita o desconforto e a trepidação dos instrumentos rotatórios cortantes.

O Papacárie®, desenvolvido para a remoção químico-mecânica do tecido cariado, apresenta como componentes ativos a papaína e a cloramina, ambas com propriedades bactericidas. Embora *in vitro* a atividade antimicrobiana para *Streptoccocus mutans* não tenha ainda sido confirmada[5], o Papacárie® é um gel que promove o amolecimento do tecido cariado, permitindo a sua remoção com escavadores em forma de colher (curetas).

Considerando o exposto anteriormente, tanto em relação à evolução dos processos de cárie quanto à presença de diferentes tipos de dentina formados em resposta à lesão cariosa, torna-se importante estabelecer padrões clínicos para o uso do gel Papacárie®.

Muito se tem discutido sobre o que ocorre primeiro no processo carioso, o amolecimento da dentina ou a invasão bacteriana. Em pesquisas em laboratório, é possível detectar alterações microscópicas mínimas da dentina: a comparação entre a dentina que sofreu desmineralização por ácidos bacterianos (é considerada afetada por cárie e amolecida), em relação à dentina sadia subjacente é perfeitamente possível; qualquer perda mineral patológica pode ser detectada. Por outro lado, clinicamente, a verificação da alteração de dureza da dentina, realizada pelo operador através da sensibilidade tátil, é muito mais difícil.

Fusayama & Kurosaki[18] defendem a preservação de dentina amolecida, desde que não infectada. Eles consideram amolecida toda a dentina descalcificada patologicamente, mesmo que esse amolecimento seja muito sutil. Segundo os autores, a remoção total da dentina afetada amolecida resultaria naturalmente em remoção total da dentina infectada. Entretanto, isso seria desnecessário, uma vez que existe uma distância considerável entre a dentina amolecida e a região infectada.

Por outro lado, em relação aos critérios clínicos para a remoção do tecido cariado, tais como avaliação da dureza, umidade e coloração da dentina, as críticas mais frequentes recaem sobre a subjetividade do método.[20, 21] A dureza (amolecida, média ou dura) e a umidade da dentina (seca ou úmida) podem ser os meios eficientes para orientar a quantidade de tecido dentinário a ser removido, sem o desgaste desnecessário de estrutura. A coloração da dentina, entretanto, não deve ser o critério decisivo para a remoção do tecido cariado: a dentina afetada, ligeiramente amolecida, mas que deve ser mantida, pode apresentar coloração que varia entre amarela-clara, marrom-clara ou marrom-escura.

Na prática clínica, é importante que haja, ainda, uma abordagem diferente em relação ao tratamento da dentina cariada afetada localizada na periferia do preparo e ao da dentina localizada mais profundamente, na parede pulpar ou na parede axial. A dentina cariada afetada presente na junção amelodentinária deve ser totalmente removida,[19] enquanto a localizada próxima à polpa deve ser mantida.

A estratégia da remoção químico-mecânica do tecido cariado é desorganizar quimicamente o colágeno denaturado (zona desorganizada) e remover a zona infectada com escavação delicada, deixando uma camada de dentina apropriada para receber condicionamento ácido e os procedimentos adesivos.

Uma vez aplicado, o material deve atuar por 30 segundos em cáries agudas, e de 40 a 60 segundos em cáries crônicas, no final dos quais é possível iniciar a remoção do tecido cariado. Escolhem-se as curetas que apresentem os formatos mais adequados para o acesso e/ou o tamanho da cavidade de cárie. A dentina cariada amolecida é raspada com a porção contrária da cureta, a parte que não tem corte. O tecido cariado vai sendo removido e desprende-se com facilidade. Muda-se o formato da cureta, se necessário. Após passar os instrumentos por toda a cavidade, observa-se o aspecto da dentina remanescente. Se ainda existir a presença do tecido cariado, repete-se a operação até que toda a dentina cariada tenha sido removida. Enquanto o gel apresentar a coloração turva, significa que está havendo decomposição de tecido cariado. Quando o gel apresentar coloração clara, inalterada, deve-se confirmar, através de instrumentos manuais, se a cavidade está realmente sem tecido cariado.

Para exemplificar o uso do gel frente a diferentes tipos de cárie, utilizamos quatro dentes extraídos portadores das seguintes lesões: cárie crônica, cárie de intensidade moderada, cárie aguda de evolução rápida e cárie aguda severa, de evolução rápida e com evidente camada de dentina desorganizada (Fig. 9).

Nas figuras 10 a 12, observa-se a utilização do gel Papacárie® em cárie crônica. Esse tipo de cárie apresenta certa resistência à remoção e, muitas vezes, torna-se necessário reaplicar o gel mais que uma vez e estender o tempo de atuação por até 1,5 minuto. Esse procedimento deve-se ao seguinte: sob a cárie crônica, muitas vezes, existe uma dentina sadia, escurecida, bastante endurecida e de difícil remoção. Em dentes anteriores, quando sua manutenção puder comprometer a estética da restauração, essa dentina, embora sadia, deve ser removida;

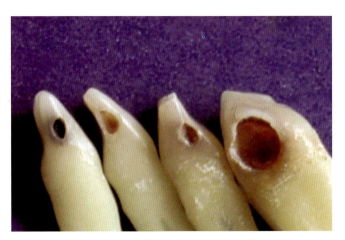

Fig. 9. Dentes extraídos com diferentes tipos de lesão de cárie.

será mantida apenas na região axial mais profunda, como pode ser visualizado nas figuras 13 e 19.

Clinicamente, diante de cáries crônicas em dentes anteriores (Figs. 14 a 19), é possível utilizar a porção cortante da cureta, especialmente próximo ao limite amelodentinário, na face vestibular. Essa manobra tem a finalidade de remover a dentina escurecida que poderá comprometer a estética. É importante salientar que, em cáries crônicas, pode ser necessária a repetição da aplicação do gel mais que uma vez. Não se deve lavar e secar a cavidade entre as aplicações do gel.

Nas cavidades de intensidade moderada (Figs. 20 a 26) encontra-se, normalmente, após a remoção da dentina cariada, uma dentina endurecida, esclerosada, formada gradativamente, como resposta a um estímulo lesivo de baixa frequência e intensidade. Encontrar sob a lesão dentina esclerosada, significa o final da escavação em profundidade, uma vez que esta representa uma barreira de proteção à penetração de toxinas e ácidos.

As figuras 27 a 29 mostram lesão de evolução rápida. O aspecto esbranquiçado das bordas da lesão é uma das características da lesão aguda. Sob esse tipo de lesão

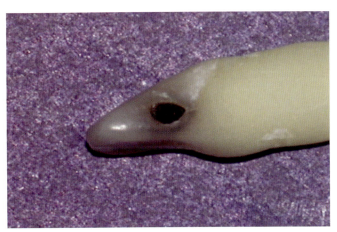

Fig. 10. Lesão de cárie crônica.

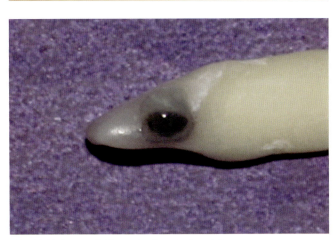

Fig. 11. Utilização do Papacárie® em lesão crônica.

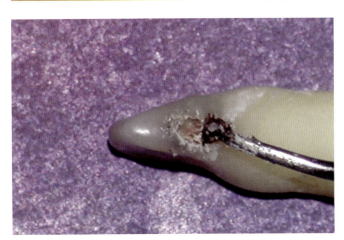

Fig. 12. Remoção do tecido cariado após amolecimento do tecido.

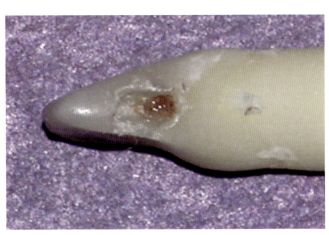

Fig. 13. Aspecto da cavidade após remoção da lesão de cárie – dentina afetada.

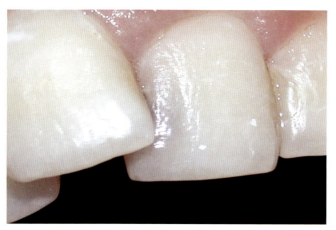

Fig. 14. Lesão de cárie crônica na face proximal de dente anterior.

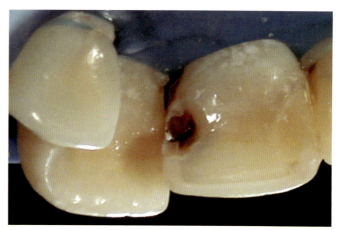

Fig. 15. Aspecto da lesão por palatal.

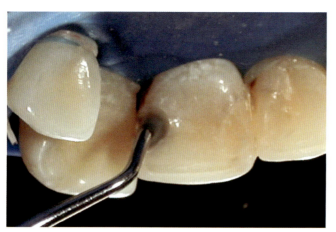

Fig. 16. Colocação do gel e utilização da porção contrária da cureta.

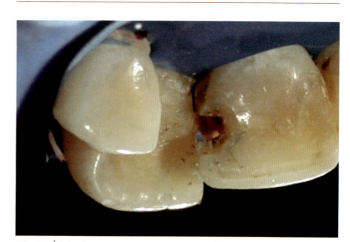

Fig. 17. Ínicio da raspagem para a remoção do tecido cariado.

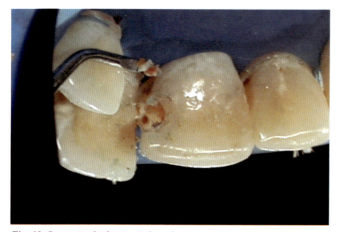

Fig. 18. Remoção da dentina infectada.

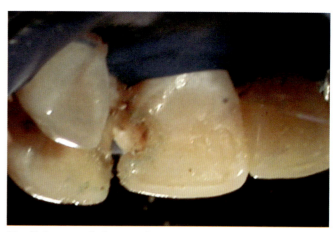

Fig. 19. Remoção da dentina infectada.

pode ser encontrada dentina amolecida, afetada, não necessariamente manchada, mas que deve ser preservada. A remoção cuidadosa do tecido cariado amolecido pelo gel, com a porção sem corte da cureta, propiciará a remoção da dentina infectada, mantendo a dentina amolecida, afetada por toxinas, mas passível de remineralização (Fig. 30). O mesmo pode ser observado nas figuras 31 a 35, em que o tecido cariado deve ser cuidadosamente removido, de forma a manter, na região mais profunda, a dentina afetada ligeiramente amolecida.

Cárie de evolução rápida e com camada evidente de dentina desorganizada pode ser observada na figura 36.

A sequência de remoção de tecido cariado, que pode ser observada nas figuras 37 a 40, mostra que esse tipo de lesão apresenta um tecido amolecido e fácil de ser removido. A dentina desorganizada e infectada sofre rapidamente a ação do gel Papacárie®, tornando fácil a sua retirada. A dentina visivelmente amolecida, deve ser mantida na parede axial (Fig. 41).

Clinicamente, as lesões agudas podem apresentar grande profundidade e pouco remanescente dentinário. A ação da cureta deve ser cuidadosa, removendo apenas o tecido amolecido pelo gel. Não deve ser aplicada nenhuma pressão ou força na cureta. O tecido cariado deve ser

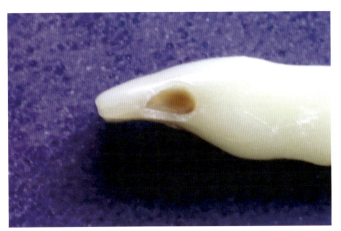

Fig. 20. Aspecto clínico inicial da lesão de cárie.

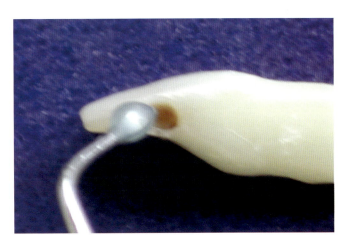

Fig. 21. Aplicação do gel Papacárie na lesão de cárie.

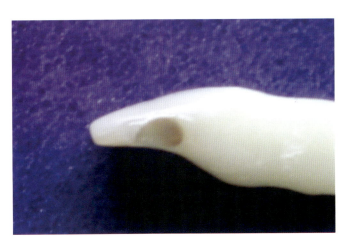

Fig. 22. Aspecto clínico após a remoção da dentina infectada.

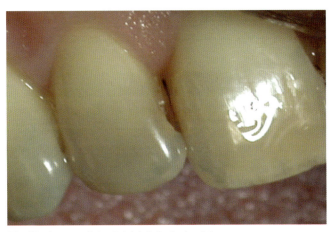

Fig. 23. Aspecto clínico inicial da lesão de cárie.

Remoção Química e Mecânica do Tecido Cariado

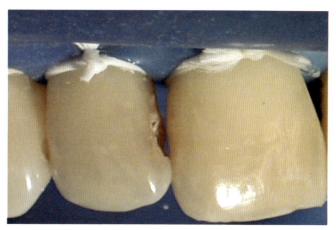

Fig. 24. Aspecto clínico inicial da lesão de cárie.

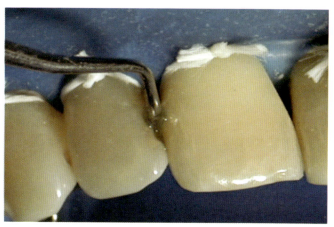

Fig. 25. Aplicação do gel Papacárie na lesão de cárie.

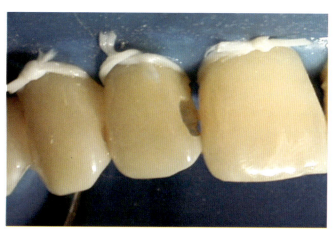

Fig. 26. Aspecto clínico após a remoção da dentina infectada.

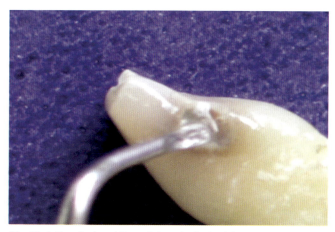

Fig. 27. Aplicação do gel Papacárie na lesão de cárie.

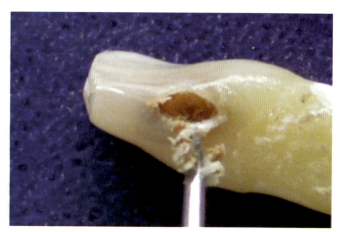

Fig. 28. Raspagem do tecido necrosado por meio de cureta sem corte.

Tratamento da Cárie em Dentina

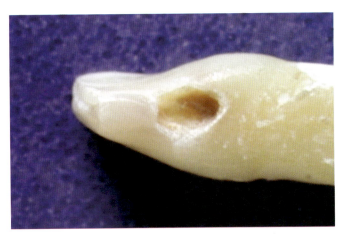

Fig. 29. Aspecto clínico após a remoção da dentina infectada.

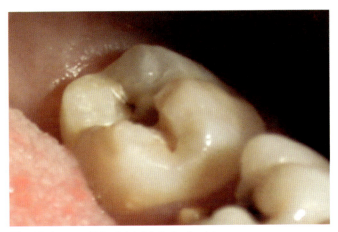

Fig. 30. Aspecto clínico inicial da lesão de cárie.

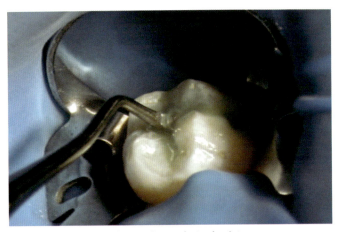

Fig. 31. Aplicação do gel Papacárie na lesão de cárie.

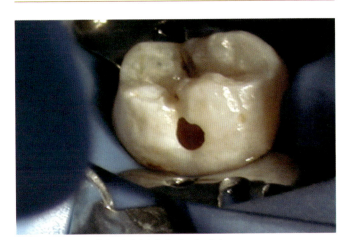

Fig. 32. Aspecto clínico inicial da lesão de cárie.

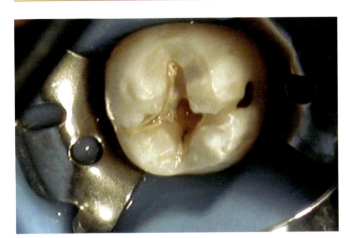

Fig. 33. Aspecto clínico após a remoção da dentina infectada.

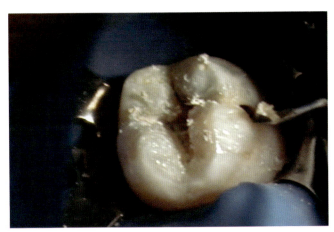

Fig. 34. Raspagem do tecido necrosado por meio de cureta sem corte.

removido inicialmente nas laterais da cavidade (Figs. 42 a 45). Sempre que necessário, uma nova porção do gel Papacárie® deve ser aplicada até a remoção total da dentina infectada, mantendo na região mais profunda apenas dentina afetada (Fig. 46 a 48).

A dentina amolecida próxima à polpa deve ser deixada, especialmente em lesões de cárie profunda em que a escavação total da dentina amolecida certamente levará à exposição pulpar. A manutenção deliberada da dentina amolecida próxima à polpa associada ao uso de hidróxido de cálcio é denominada *capeamento indireto*.[7]

Nas lesões de cárie profundas, em que radiograficamente é visível, a ausência de uma camada de dentina reacional entre a polpa e a lesão cariosa, a técnica mais indicada é o tratamento expectante. Na presença de vitalidade pulpar, procura-se, através dessa técnica, evitar a exposição pulpar. Baseado na capacidade reparadora da polpa, o tratamento expectante utiliza a escavação em duas sessões (*stepwise escavation*).[23, 24] Sob condições favoráveis de controle do processo carioso, o dente produz dentina terceária reparadora em cerca de 60 dias. As figuras 49 e 50 mostram radiografias com pouquíssimo remanescente dentinário e a camada de dentina formada após 60 dias.

Diante da presença de cárie profunda, vitalidade pulpar e ausência de sintomas clínicos que possam sugerir comprometimento irreversível da polpa, o gel Papacárie® deve ser utilizado para permitir a remoção parcial do tecido cariado; a escavação removerá apenas a camada desorganizada e a dentina infectada mais superficial, na parte central da cavidade; na porção periférica da lesão, a escavação será completa. O selamento da cavidade com material restaurador temporário, como o óxido de zinco e eugenol, fornecerá condições favoráveis para o controle do processo carioso, formação de dentina em resposta ao estímulo lesivo da cárie (Figs. 51 a 53) e posterior remoção do tecido cariado.

CONSIDERAÇÕES FINAIS

Finalizando, deve-se ressaltar que, sempre que possível, é desejável que todo o tecido cariado seja removido das paredes laterais e da junção amelodentinária, a fim de garantir uma adesão adequada do material restaurador à estrutura dental remanescente e um bom vedamento marginal.[22] A escavação manual associada ao uso do gel Papacárie® parece oferecer a melhor combinação de eficiência e efetividade na remoção da dentina cariada. É um método simples, capaz de remover seletivamente o tecido infectado, em tempo compatível com os demais métodos; é apenas mais lento que o uso de instrumentos cortantes rotatórios.

As principais vantagens do uso da remoção químico-mecânica da cárie através do gel Papacárie® são: remoção específica do tecido cariado; mais conforto e menos possibilidade de presença de dor, minimizando o uso de anestésico; tratamento mais amigável e cordial ao paciente; menos possibilidade de agressão pulpar pela ausência de vibração e de calor gerados pelos instrumentos.

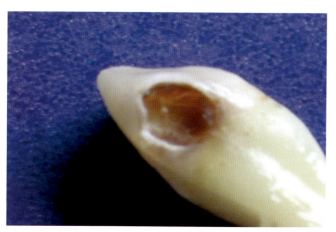

Fig. 35. Cárie de evolução rápida, com evidente dentina desorganizada.

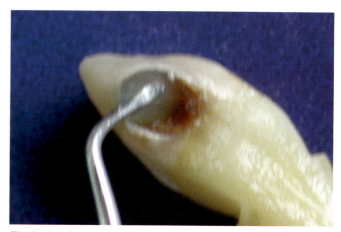

Fig. 36. Tecido dentinário desorganizado.

Tratamento da Cárie em Dentina

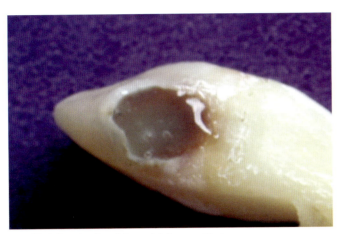
Fig. 37. Aplicação do gel Papacárie® na cavidade.

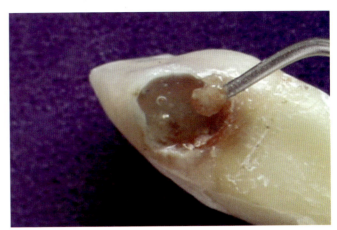
Fig. 38. Remoção do tecido cariado por meio de cureta sem corte.

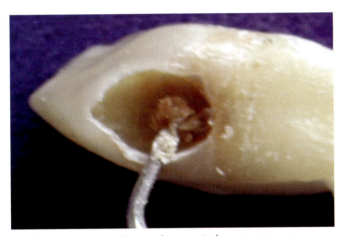
Fig. 39. Remoção do tecido cariado por meio da cureta sem corte.

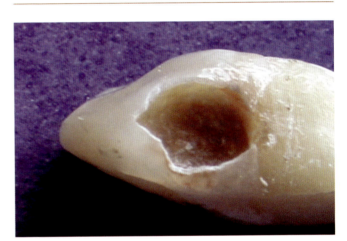
Fig. 40. Aspecto vítrio da dentina após remoção do tecido infectado.

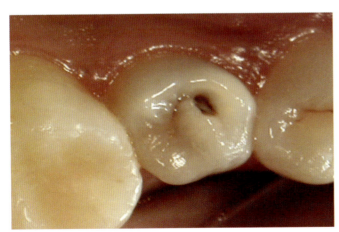
Fig. 41. Aspecto clínico de lesão de cárie.

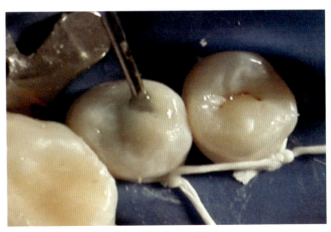
Fig. 42. Aplicação do gel Papacárie® na cavidade.

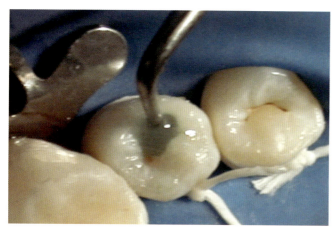
Fig. 43. Aplicação do gel Papacárie® na cavidade.

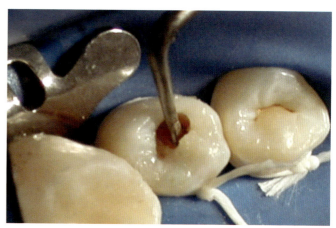
Fig. 44. Remoção do tecido cariado.

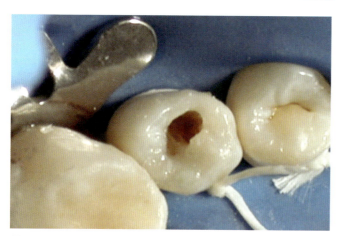
Fig. 45. Aspecto clínico após remoção do tecido cariado.

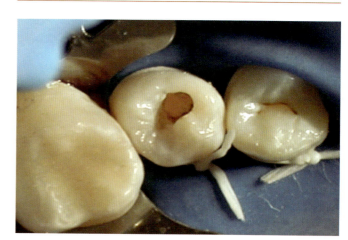
Fig. 46. Aspecto clínico após remoção do tecido cariado.

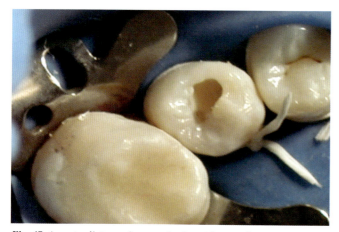
Fig. 47. Aspecto clínico após remoção do tecido cariado.

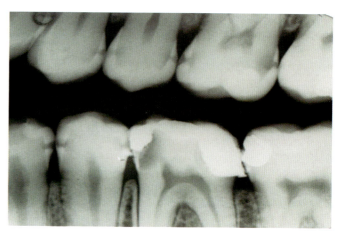
Fig. 48. Remanescente dentinário.

Tratamento da Cárie em Dentina

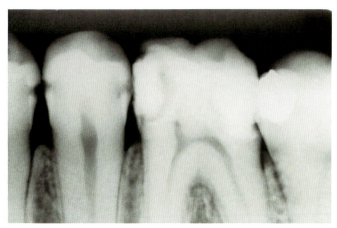

Fig. 49. Formação de dentina após 60 dias.

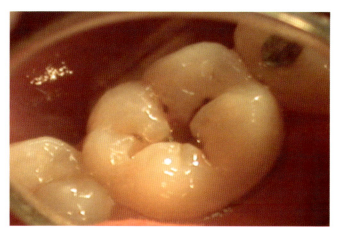

Fig. 50. Aspecto clínico da lesão de cárie.

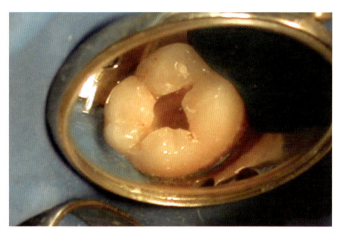

Fig. 51. Aspecto clínico após a remoção do tecido cariado.

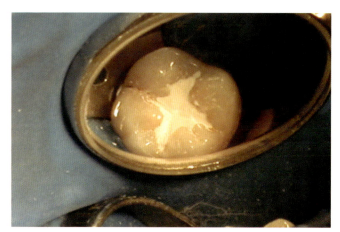

Fig. 52. Selamento da cavidade com material restaurador temporário.

REFERÊNCIAS

1. Carlsson J, Grahnen H, Jonsson G. Lactobacilli and Streptococci in the mouth os children. Caries Res, 1975; 9333-9. 1 art 1.

2. Caufield PW, Cutter GR Desanayake AP. Inicial acquisition of mutans streptococci by infants: evidence for a discrete window os infectivity. J Dent Res, 1993; 72(1):37-45. 2 art 1.

3. Berkowitz R, Jordan H. Similarity os bacteriocins if Streptococcus mutans from mother and infant. Arch Oral Biol, 1975; 20:725-30. 3 art 1.

4. Krasse B. Biological factors as indicators of future caries. Int Dent J 1988; 39(4):219-25. 4 art 1.

5. Bortoletto CC, Motisuki C, Ferrari JCL, Santos-Pinto L. Atividade antimicrobiana do Papacárie. Braz Oral Res 2004; 18(supplement):100[Ic092]. 5.

6. Horowitz, A M. Introduction to the symposium om minimal intervention techniques for caries. J Public Health Dent, 1996; 56(3):133-4. 6 livro.

7. Roberson TM, Lundeen TF. Cariology: the lesion, etiology, prevention and control in Sturdevant's – Art & Science of Operative Dentistry, 2003. 4ª ed. p.128 7.

8. Weerheijm KL, Groen HJ. The residual caries dilemma Commnity Dent Oral, 1999; 27(6):435-441. 8.

9. Shroff FR. Thoughts on the physiologic pathology of regressive and reparative changes in the dentin and dental pulp. Oral Surg, 1952; 5:51-58.

10. Murray PE, About I, Lumley PJ et al. Postoperative pulpal and repair responses. J Am Dent Assoc, 2000; 131(3):321-9.10.

11. Massler M. Pulpal reactions todental caries. Brit Dent J, 1967. v. 17, p. 441-60.11.

12. Fusayama T, Okuse K, Hosoda H. Relationship between hardness, discoloration and microbi8al invasion. J Dent Res, 1966. v. 45, p. 1033-46.12.

13. Pashley EL, Talman R, Horner JA et al. Permeability of normal versus carious dentin. Endod Dent Traumatol, 1991; 7(5):207-11.13.

14. Horsted-Bindslev PH, Mjör IA. Dentística Operatória Moderna. 1ª ed. São Paulo: Ed. Santos, 1990. Cap. 2, p. 48: Cárie Dental. 14.

15. Frank RM. Structural events in the caries process in enemel, cementum, and dentin. J Dent Res, 1990; 69(Special Issue):559-66.15.

16. Ogawa K, Yamashita T, Ichijo T et al. The ultrastructure and hardness of the transparent layer of human carious dentin. J Dent Res, 1983; 62(1):7-10.16

17. Hojo S, Komatsu M, Takahashi N, Yamada T. Acid profiles and pH of carious dentin in active and arrested lesions. J Dent Res, 1994; 73(12);1853-3857.17

18. Fusayama Y, Kurosaki N. Structure and removal of carious dentin. Int Dent J, 1972; 51(3):401-11.18

19. Kidd EAM, Ricketts DNJ, Beighton D. Criteria for caries removal at the enamel-dentind junction: a clinical and microbiological study. Brit Dent J, 1996; 180(8):287-91.19.

20. Kidd EAM, Joyston-Bechals S, Beighton D. The use of a caries detector dye during cavity preparation: a microbiological assessment. Brit Dent J, 1993; 174(7):245-8.20.

21. Banerjee A, Kidd EAM, Watson TF. In nitro validation of carious dentin removed using different excavation criteria. Am J Dent, 2003; 16(4):228-230.21.

22. Russo EMA, Carvalho RCR, Andrade AP, Pagliari AF, Campos KB. Effect of chemo-machanical caries removal on dentin bonding. J Dent Res, 2001; 80(Special Issue):555[0229].22.

23. Bjorndal L, Thylstrup A. A practice-based study on stepwise excavation of deep carious lesions im permanent teeth: a 1-year follow-up study. Community Dent Oral Epidemiol, 1998; 26(2):122-8.23.

24. Leksell E, Ridell K, Cvek M et al. Pulp exposure after stepwise versus direct complete excavation of deep carious lesions in young posterior permanent teeth. Endod Dent Traumatol, 1996; 12 (4):192-6.24.

Capítulo 11

TRATAMENTO RESTAURADOR ATRAUMÁTICO (ART): FILOSOFIA E TÉCNICA DE TRABALHO

Daniela Prócida Raggio
Gabriel Tilli Politano
José Carlos Pettorossi Imparato

INTRODUÇÃO

Atualmente, há grande preocupação da comunidade odontológica em realizar restaurações que exijam a menor destruição do dente. Com essa filosofia, aliada à facilidade de realização e transporte, surgiu o Tratamento Restaurador Atraumático (ART). Este tratamento envolve procedimentos educativos e preventivos, assim como uma parte restauradora.

Em abril de 1994, a Organização Mundial de Saúde (OMS) divulgou a aceitação do ART em nível mundial. Inicialmente, acreditou-se na técnica pelo fato de ser pouco onerosa, o que facilitaria o tratamento da doença cárie em populações menos beneficiadas economicamente e regiões de difícil acesso. Com poucos instrumentos necessários, os profissionais teriam condições de realizar este tratamento em qualquer lugar.

A indicação inicial do ART foi levar saúde bucal às pessoas que estavam em campos de refugiados ou comunidades rurais e não teriam a possibilidade de receber atendimento odontológico convencional. Desse modo, Frencken et al.[1] introduziram o conceito de remoção de tecido cariado infectado com colheres para dentina (curetas) e posterior aplicação de material restaurador adesivo, que apresentasse presa química, sendo o material de escolha o cimento de ionômero de vidro.

Com essa técnica simples, pode-se evitar que muitos dentes sejam extraídos de forma indiscriminada. A paralisação do processo carioso por meio do ART evita que cavidades tornem-se mais extensas e doloridas, levando em alguns momentos a exodontias em massa, um processo mutilador.

O termo atraumático significa que o tratamento é praticamente indolor para o paciente, pois remove-se apenas o tecido cariado irreversivelmente atingido, e geralmente não há necessidade de aplicação de anestesia local. Todos os procedimentos são realizados sob isolamento relativo. O ART tem sido bem recebido pelos pacientes, pela tranquilidade demonstrada por eles durante o tratamento,[2,3] assim como pela aceitação em realizar o tratamento em nova sessão, se necessário.[1]

Para o tratamento não há necessidade de materiais e equipamentos modernos para a sua realização, e pode ser realizado por outros profissionais, que não o cirurgião-dentista, desde que a legislação vigente esteja em acordo, tais como enfermeiros, agentes de saúde, THDs (técnicos em higiene dental), estudantes de Odontologia, entre outros. Até mesmo o meio de transporte pode ser facilitado, pois com apenas uma bicicleta e uma pequena caixa com os instrumentais pode-se realizar o trabalho clínico.[4]

O material escolhido para a fase restauradora é o cimento de ionômero de vidro (CIV), e alguns fabricantes desenvolveram materiais indicados para o ART, aumentando a proporção pó-líquido, reduzindo o desgaste e o tempo de presa, facilitando a aplicação em campo.

Atualmente, pela filosofia de Mínima Intervenção, o ART conseguiu ter abrangência maior, aumentando a sua indicação. O ART pode ser aplicado em várias situações, seja em campo, saúde publica ou consultório particular, tais como: pacientes com pouca idade, pacientes fóbicos, odontogeriatria, pacientes com necessidades especiais, entre outros. Esta ampliação de possibilidades trouxe à tona uma nova nomenclatura: ART modificado, pois alguns pontos puderam ser alterados e melhorados em relação à técnica original, pelo acesso, em alguns casos, a instrumentais e equipamentos nos consultórios odontológicos. Como exemplo pode-se citar a utilização de motores de alta-rotação com o intuito de obter melhor acesso à lesão cariosa, seringa tríplice para lavagem e secagem das cavidades, sugador, iluminação do refletor e até equipamento de tomadas radiográficas, principalmente em cavidades mais profundas, quando se suspeita de envolvimento pulpar. Apesar de manter a linha de trabalho do ART, consegue-se, por meio destes equipamentos, melhor qualidade de trabalho.

LONGEVIDADE DAS RESTAURAÇÕES

O ART tem demonstrado índices de sucesso de durabilidade clínica comparáveis com as restaurações de amálgama, quando realizadas em condições semelhantes.[5,6] Em cavidades do tipo Classe I (apenas oclusais), o ART tem maior índice de sucesso em dentes permanentes.[7]

Nas cavidades do tipo Classe II, o índice de sucesso é menor,[8] sendo que a média de longevidade em dentes decíduos varia de 50 a 75% em um ano.[9,10] Essa menor taxa de sucesso poderia estar relacionada à falta de remoção de tecido cariado na parede cervical, inserção incorreta, contaminação do campo durante a restauração e má colocação da cunha de madeira e matriz.[4]

Algumas das razões de insucesso em alguns casos estão relacionadas ao chamado *efeito operador*, devido a erros na dosagem, manipulação e inserção do material nas cavidades. Foi relatado que cirurgiões-dentistas com mais experiência realizam restaurações mais duradouras que os inexperientes ou técnicos em higiene dental.[11] A dosagem e a manipulação são mais difíceis de se obterem nos materiais indicados para o ART que nos convencionais, devido à alta proporção pó-líquido.

A durabilidade de restaurações do ART em cavidades oclusais está estabelecida, porém em cavidades occluso proximais, a longevidade é sempre reduzida.[4] Pode-se imaginar que a inserção do material possa influenciar nessa longevidade, e o uso de seringas injetoras possa facilitar a colocação do material ionomérico na cavidade, reduzindo as fendas na porção cervical e a inclusão de bolhas.[10] Segundo Barata,[12] a seringa injetora influenciou na resistência dos cimentos ionoméricos estudados à fratura.

CIMENTOS DE IONÔMERO DE VIDRO INDICADOS PARA O ART

Os cimentos de ionômero de vidro CIV são os materiais escolhidos para esta técnica, devido às suas propriedades físicas, tais como adesividade química à estrutura dental, compatibilidade biológica e liberação de íons flúor.[4]

Mount[12] afirmou que o material, bem manipulado, pode demonstrar excelente longevidade; portanto, é essencial que o material seja bem dosado e, depois, seja realizada a manipulação correta.

No início dos anos 1980, nos primeiros trabalhos em campo, os CIV convencionais foram utilizados, porém a resistência ao desgaste era desfavorável e o tempo de presa inicial, muito alto. Os fabricantes desenvolveram, então, os chamados CIV de alta viscosidade, ou com grande proporção pó-líquido, para serem utilizados no ART.[13] Desse modo, as características físicas dos materiais foram melhoradas e o tempo de presa foi reduzido para a sua utilização em locais onde não houvesse infra-estrutura tradicional. São exemplos desses materiais: Fuji IX® (G.C. Corp.); Ketac™ Molar EasyMix (3M ESPE) e Chem Flex® (Dentsply) (Figs. 1 e 2).

Os materiais desenvolvidos com a finalidade de serem utilizados no ART apresentam mudanças em relação ao tempo de presa[14] e ao desgaste superficial[15]. Com o aumento da proporção pó-líquido, os materiais apresentam menos desgaste superficial em comparação com os materiais modificados por resina[16] e podem ser aplicados em locais com carga mastigatória. O tempo de presa foi diminuído[14] pelo do aumento da quantidade de ácido tartárico, que é um acelerador de presa do material.[17]

Há alguns CIV indicados para o ART, com presa química, porém sob a forma encapsulada. A dosagem e a manipulação são melhores, como abordado anteriormente, uma vez que o material vem em cápsulas, e sua manipulação é realizada de maneira mecânica, em amalgamador ou aparelho similar. São exemplos destes materiais: Ketac Molar Aplicap (3M ESPE); Fuji IX GP Fast (G.C. Corp.) e Vidrion Caps (S.S. White). Reduz-se, portanto, a interferência da dosagem e da manipulação do material, que é crítica nos ionômeros. Porém, estes materiais não podem ser utilizados em campo, pois a energia elétrica faz-se necessária para a manipulação, além de apresentarem alto custo para serem utilizados em larga escala. Outro possível inconveniente foi demonstrado pela sua alta rugosidade superficial em comparação com seus similares sob a forma pó-líquido.[18]

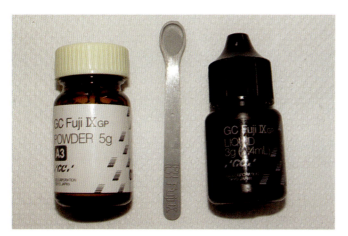

Fig. 1. Fuji IX®.

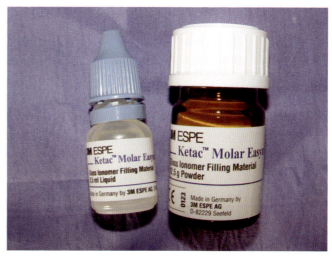

Fig. 2. Ketac™ Molar EasyMix.

A liberação de fluoreto dos CIV segue determinado padrão, já descrito na literatura como sendo maior nas primeiras 24 horas, decrescendo na primeira semana, e nas semanas subsequentes essa liberação é estabilizada.[19-24] Em meios ácidos, a liberação de fluoreto dos ionômeros tende a ser maior,[25] o que seria benéfico quando se pensa na atividade de cárie do paciente, uma vez que se este apresenta muitas lesões de cárie, inicialmente, seu meio bucal estará mais ácido, favorecendo a maior liberação de fluoreto do ionômero, e este auxiliará na fase de remineralização do meio bucal. Porém, os CIV desenvolvidos para o ART liberam quantidades menores de fluoreto ao longo do tempo,[23,24,26] pois essa liberação é dada devido à solubilidade do cimento.[22,26-28] Acredita-se que essa propriedade esteja relacionada à maior proporção entre pó e líquido ou, ainda, a mudanças na composição destes materiais. Outras características importantes do CIV são seu recarregamento e posterior liberação para o meio bucal por meio dos produtos fluoretados que o paciente faz uso no cotidiano, tais como dentifrícios, bochechos, aplicações tópicas, entre outros, sendo que os ionômeros para o ART também têm essa capacidade.[23,24,28]

Apesar dessa diminuição na liberação de fluoreto em relação aos materiais convencionais, os CIV indicados para o ART inibiram a formação de lesão de cárie artificial *in vitro*, de maneira semelhante a um CIV modificado por resina.[29,30]

A dosagem e a manipulação no tempo correto também devem ser seguidas criteriosamente, pois elas influenciam na performance dos materiais (Fleming et al., 2003), indicando-se a observação correta das recomendações dos fabricantes.

Cuidados como homogeneização do pó e posicionamento vertical do frasco do líquido,[31,32] embora sejam simples fatores a serem observados, fazem diferença no momento da manipulação.

Preocupados com os problemas de padronização na dosagem, uma nova modalidade de material foi lançada recentemente no comércio e, segundo o fabricante (3M ESPE), o material é do tipo anidro, ou seja, parte do ácido encontra-se liofilizada ao pó, e realizaram-se modificações importantes na estrutura deste. As partículas de vidro que compõem o pó, em geral dispersas, são agregadas umas às outras com um agente de união, fazendo que, em permanecendo unidas, formem uma esfera. Esta esfera auxilia na penetração do líquido em seu interior, por capilaridade, facilitando a mistura dos componentes do CIV para que ocorra com mais rapidez (3M ESPE). Aliada a este fato, a diminuição da quantidade de ácido no líquido faz o ângulo de contato ser reduzido, aumentando a capacidade de molhamento e facilitando ainda mais a manipulação. Este material é chamado Ketac™ Molar EasyMix (Fig. 2).

A maioria dos cimentos ionoméricos indicados para o ART é importada, apresentando, desse modo, custo alto para serem utilizados em grande escala. Percebendo que esse mercado estaria em amplo crescimento, algumas empresas brasileiras lançaram no comércio cimentos de ionômero de vidro indicados

TÉCNICA RESTAURADORA

A técnica consiste em remoção da dentina infecta-da com instrumentos manuais (curetas), sempre iniciando a remoção pelas paredes circundantes, tomando o cuidado de deixar o limite amelodentinário bem limpo, sem tecido infectado, para auxiliar na adesão do material. Depois, remove-se a dentina infectada da parede pulpar, com muito cuidado, para manter a dentina afetada na base e realiza-se a limpeza da cavidade. A dentina infectada é aquela bem amolecida, solta da cavidade,[33] enquanto a afetada mostra-se mais resistente à remoção, sendo uma maneira clínica de distingui-la da primeira a aparência de escamas.[34] Como já discutido, o termo atraumático refere-se à ausência de sensação dolorosa, pois, como apenas a dentina cariada infectada é removida, não há mudança na hidrodinâmica da dentina, não sensibilizando as fibras nervosas. Desse modo, a anestesia infiltrativa não é necessária durante a remoção do tecido cariado.[4]

A aplicação de ácido poliacrílico é realizada como pré-tratamento dentinário para a retirada parcial da lama dentinária, que é formada durante a remoção de tecido cariado. Para isso, aplica-se o líquido do material indicado para o ART, por 15 segundos, seguidos de lavagem e secagem com pensos de algodão, e o material pode ser aplicado após este procedimento. Vale lembrar que este ácido é mais fraco que o ácido fosfórico, utilizado previamente às restaurações com resina composta. Isso é necessário uma vez que os CIV ligam-se ao cálcio da estrutura dentária e um ácido forte, como o fosfórico por exemplo diminuiria a adesão do material restaurador ao dente. É de extrema importância que o material apresente-se brilhante no momento da inserção na cavidade, o que indica que ainda há ácido livre para atacar a superfície dentária e proporcionar boa adesão. Aplica-se pressão digital com luva vaselinada e procede-se à proteção superficial, com verniz do próprio *kit* ou verniz cavitário, ou até mesmo com adesivos fotopolimerizáveis, evitando a embebição do material nas primeiras 24 horas, até que se finalize a presa do material (Figs. 3 a 16). Quando se aplica essa pressão digital, os sulcos e fissuras do dente que recebe a restauração são selados, o que é de extrema importância, pois se alia o procedimento restaurador ao preventivo.[4] De modo semelhante, quando o paciente apresenta sulcos com lesões incipientes, pode-se também selar essa lesão, principalmente no período crítico de erupção do dente.

CONSIDERAÇÕES FINAIS

O panorama atual da doença cárie no Brasil e no mundo ainda é alarmante. Apesar de se notar a diminuição da incidência em algumas regiões, muitas pessoas ainda "perdem" seus dentes por lesões cariosas. O modelo extracionista de tratamento desta doença ainda pode ser encontrado devido à falta de recursos para um tratamento mais conservador.

Dessa maneira, para sanar essa necessidade, o ART mostra-se muito eficaz, podendo ser realizado em qualquer local e sem a necessidade de energia elétrica, com o intuito de atingir populações antes não atendidas, o que, com certeza, levará à manutenção de muitos dentes previamente extraídos indiscriminadamente.

No entanto, atualmente, com tantos trabalhos científicos que evidenciam a fidelidade e preservação da técnica, parece irresponsabilidade associarmos o ART apenas a populações carentes. O ART é comprovadamente eficaz como tratamento da doença cárie que, por acometer os dentes, atinge pessoas, sejam elas ricas ou pobres, moradoras de mansões ou favelas.

Tem-se o intuito de divulgar a associação da remoção parcial do tecido cariado e a restauração com cimento de ionômero de vidro, ou mesmo outro material, com o programa preventivo de orientações de dieta e higiene bucal, por meio de consultas periódicas, o verdadeiro Programa do ART, que pode devolver a saúde bucal a muitas pessoas debilitadas.

Várias pesquisas estão sendo desenvolvidas em relação às propriedades dos materiais utilizados no ART, assim como novas técnicas de inserção do material, a fim de facilitar e difundir o ART como alternativa eficaz, principalmente, no Brasil, para ser empregado em Saúde Pública.

Tratamento Restaurador Atraumático (ART): Filosofia e Técnica de Trabalho

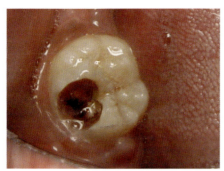
Fig. 3. Caso clínico pré-tratamento.

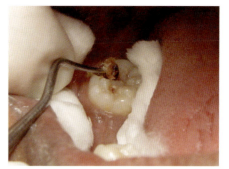
Fig. 4. Remoção parcial do tecido cariado. Remover apenas tecido infectado, amolecido.

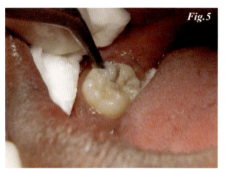
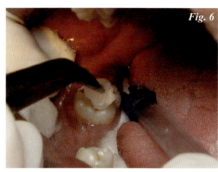
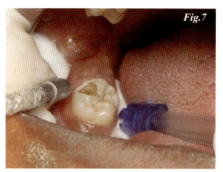

Figs. 5 a 7. Após a remoção do tecido infectado, aplica-se o líquido do material durante 15 segundos (tempo que pode variar conforme o fabricante), lava-se com água da seringa tríplice ou com três pensos de algodão embebidos em água sequencialmente e seca-se levemente a cavidade com jato de ar ou penso de algodão.

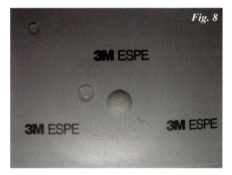
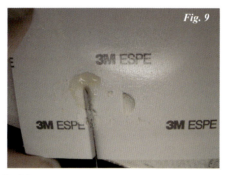
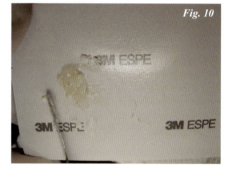

Figs. 8 a 10. Manipulação do cimento de ionômero de vidro.

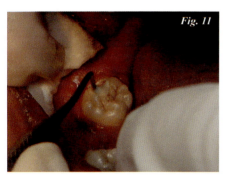
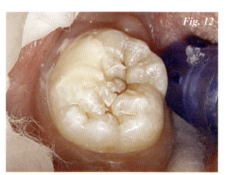
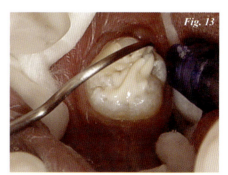

Figs. 11 a 13. Inserção do cimento de ionômero de vidro na cavidade e na superfície oclusal, com o intuito de promover o selamento da lesão incipiente da superfície oclusal. O material deve apresentar-se brilhante neste momento.

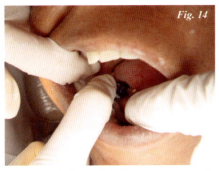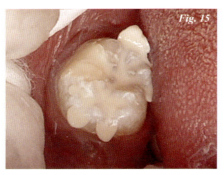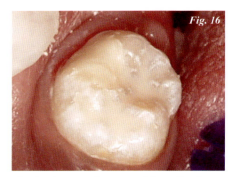

Figs. 14 a 16. Com o dedo levemente vaselinado, aplica-se pressão digital sobre a superfície oclusal com o intuito de acomodar o material nas fóssulas e fissuras. Observa-se o excesso escoado, que deve ser removido. Após o procedimento realizar a proteção do material.

REFERÊNCIAS

1. Frencken JE, Makoni F, Sithole WC. Atraumatic restorative treatment and glass-ionomer sealants in a school oral health programme in Zimbabwe: evaluation after 1 year. Caries Res 1996; 30(6):428-33.

2. Rahimtoola S, Van Amerongen E, Maher R, Groen H. Pain related to different ways of minimal intervention in the treatment of small caries lesions. ASDC J Dent Child 2000; 67(2):123-7.

3. Schirks MCM, Van Amerongen WE. Atraumatic perspectives of ART: psychological and physiological aspects of treatment with and without rotary instruments. Community Dent Oral Epidemiol 2003; 31(15):15-20.

4. Frencken JE, Holmgren CJ. Atraumatic Restorative Treatment (ART) for dental Caries. Nijmegen: STI Book, 1999.

5. Kalf-Scholte SM, van Amerongen WE, Smith AJ, van Haastrecht HJ. Atraumatic restorative treatment (ART): a three-year clínical study in Malawi-comparison of conventional amalgam and ART restorations. J Public Health Dent 2003; 63(2):99-103.

6. Fleming GJP, Farooq AA, Barralet JE. Influence of powder/liquid ratio on the performance of a restorative glass-ionomer dental cement. Biomaterials 2003; 24(23)4173-9.

6. Mandari GJ, Truin GJ, van't Hof MA, Frencken JE. Effectiveness of three minimal intervention approaches for managing dental caries: survival of restorations after 2 years. Caries Res 2003; 35(2):90-4.

7. Frencken JE, van't Hof MA, van Amerongen WE, Holmgren CJ. Effectiveness of single surface ART restorations in the permanent dentition: a meta-analysis. J Dent Res 2004; 83(2):120-3.

8. Yu C, Gao XJ, Deng DM, Yip HK, Smales RJ. Survival of glass-ionomer restorations placed in primary molars using atraumatic restorative treatment (ART) and conventional cavity preparations: 2-year results. Int Dent J 2004; 54(1):42-6.39.

9. Smales RJ, Yip HK. The atraumatic restorative treatment (ART) approach for the management of dental caries. Quintessence Int 2002; 33(6):427-32.

10. Moraes, D. Avaliação clínica e radiográfica de dois cimentos de ionômero de vidro utilizados em cavidades classe II preparadas pela Técnica Restauradora Atraumática modificada (TRAm) [Dissertação de Mestrado]. São Paulo: C.P.O. São Leopoldo Mandic, 2004.

11. Frencken JE, Makoni F, Sithole WD, Hackenitz E. Three-year survival of one-surface art restorations and glass-ionomer sealants in a school oral health programme in Zimbabwe. Caries Res 1998; 32(2):119-26.

12. Mount GJ. Glass-ionomers: a review of their current status. Oper Dent 1999; 14(2):115-24.

13. Rutar J, Mcallan L, Tyas MJ. Clinical evaluation of a glass-ionomer cement in primary molars. Pediatr Dent 2000; 22(6):486-8.

14. Bussadori SK, Imparato JCP, Guedes-Pinto AC. Dentística odontopediátrica: técnicas de trabalho e uso de materiais dentários. São Paulo: Ed. Santos; 2000.

15. Guggenberger R, May R, Stefan KP. New trends in glass-ionomer chemistry. Biomaterials 1998; 19(6):479-83.

16. Peutzfeldt A, Garcia-Godoy F, Asmussen E. Surface hardness and wear of glass-ionomer and compomers. Am J Dent 1997; 10(1):15-7.

17. Mondelli J, Pereira MA, Malaspina OA. Sistemas restauradores de uso direto. In: Cardoso RJA, Gonçalves EAN. Dentística/Laser. São Paulo: Artes Médicas, 2002. cap. 1, p. 1-26.

18. Raggio DP, Rocha RO, Imparato JCP. Rugosidade superficial de cimentos de ionômero de vidro. Pesqui Odontol Bras 2003; 17(supl 2):127.

19. Forsten L. Short and long term fluoride release from glass-ionomers and other fluoride containing filling materials in vitro. Scand J Dent Res 1990; 98(2):179-85.

20. Tenuta LMA, Pascotto RC, Navarro MFL, Francischone CE. Liberação de flúor de quatro cimentos de ionômero de vidro restauradores. Rev Odontol Univ São Paulo 1997; 11(4):249-53.

21. Forsten L. Fluoride release and uptake by glass-ionomers and related materials and its clínical effect. Biomaterials 1998; 19(6):503-8.

22. Bertacchini SM, Abate PF, Blank A, Baglieto MF, Macchi RL. Solubility and fluoride release in ionomers and compomers. Quintessence Int 1999; 30(3):193-7.

23. Uematsu NM, Myaki SI, Rodrigues CRMD, Rodrigues Filho LE, Ando T. Avaliação in vitro da liberação de flúor de cimentos de ionômero de vidro utilizados na técnica da restauração atraumática, antes e após a aplicação tópica de NaF a 2%. J Bras Odontopediatr Odontol Bebê 1999; 2(8):269-73.

24. Raggio DP. Avaliação "in vitro" da microinfiltração, liberação de fluoreto e resistência adesiva de cinco cimentos de ionômero de vidro utilizados no Tratamento Restaurador Atraumático (TRA) [Dissertação de Mestrado]. São Paulo: Faculdade de Odontologia da USP; 2001.

25. Carvalho AS, Cury JA. Fluoride release from some dental materials in different solutions. Oper Dent 1999; 24(1):14-9.

26. Yip HK, Lam WTC, Smales RJ. Surface roughness and weight loss of esthetic restorative materials related to fluoride release and uptake. J Clin Pediatr Dent 1999; 23(4):321-6.

27. Khouw-Liu VHW, Anstice HM, Pearson GJ. An in vitro investigation of a poly (vinyl phosphonic acid) based cement with four conventional glass-ionomer cements. Part 1: flexural strength and fluoride release. J Dent 1999; 27(5):351-7.

28. Rothwell M, Anstice HM, Pearson GJ. The uptake and release of fluoride by ion-leaching cements after exposure to toothpaste. J Dent 1998; 26(7):591-7.

29. Smales RJ, Gao W. In vitro caries inhibition at the enamel margins of glass-ionomer restoratives developed for the ART approach. J Dent 2000; 28(4):249-56.

30. Takeuti ML. Avaliação do desenvolvimento de lesões de cárie adjacentes a diversos materiais restauradores em dentes decíduos [Dissertação de Mestrado]. São Paulo: Faculdade de Odontologia da USP; 2002.

31. Navarro MFL, Pascotto, RC. Cimentos de ionômero de vidro – aplicações clínicas em Odontologia. São Paulo: Artes Médicas, 1998.

32. Davidson CL, Mjör IA. Advances in glass-ionomer cements. Carol Stream: Quintessence, 1999.

33. Fusayama T. Two layers of carious dentin; diagnosis and treatment. Oper Dent 1979; 4(2):63-70.

34. Massara ML, Alves JB, Brandão PR. Atraumatic restorative treatment: clínical, ultrastructural and chemical analysis. Caries Res 2002; 36(6):430-6.

Capítulo 12

FARMACOLOGIA DO PAPACÁRIE®

Márcia Bouças Miziara

Remover o tecido cariado com segurança e praticidade, com o mínimo de desconforto ao paciente e preservando ao máximo a dentina sadia, tem sido o objetivo de diversos pesquisadores na área odontológica.

Os primeiros produtos desenvolvidos para essa finalidade foram em países com baixo índice de cárie, com renda per capita alta e população com grau de escolaridade alto. Nesses países, as vantagens mais valorizadas da técnica de remoção químico e mecânica da cárie são, sem dúvida, a preservação da dentina sadia e a não utilização, na maioria dos casos, da alta rotação e da anestesia. Crianças, pacientes com necessidades especiais, idosos e portadores de enfermidades onde é desaconselhável o uso de anestésicos injetáveis são os principais beneficiários desta técnica, além de pacientes fóbicos.

No entanto, a remoção químico e mecânica das lesões de cárie pode ser feita em qualquer tipo de paciente e oferece, para países que tem população com alto índice de cárie e baixa renda como o Brasil, vantagens adicionais muito importantes.

Pela sua facilidade de uso, este método pode ser empregado com facilidade e economia em programas de saúde pública.

O Papacárie® foi desenvolvido com este objetivo: um produto de baixo custo e de uso simples que fosse acessível a populações carentes.

Os primeiros estudos sobre produtos químicos com ação sobre o tecido cariado relatam o uso do hipoclorito de sódio para a remoção química deste tecido. As soluções de hipoclorito de sódio têm pH alcalino e exercem uma ação proteolítica inespecífica nos tecidos.

Formulações contendo aminoácidos e hipoclorito de sódio foram desenvolvidas com o objetivo de, ao mesmo tempo em que o hipoclorito exerceria a sua atividade no tecido infectado, os aminoácidos preservarem o tecido sadio.

O produto mais conhecido com esse tipo de composição é o Carisolv™, desenvolvido na Suécia e composto por duas seringas, uma de hipoclorito de sódio a 0,5% e outra por uma mistura de três aminoácidos: ácido glutâmico, leucina e lisina. No momento do uso, o conteúdo das duas seringas é automaticamente misturado e o gel resultante é aplicado na cavidade lesada. O fabricante preconiza o uso de instrumentos especiais com o gel, como auxiliares na remoção do tecido cariado, que encarecem excessivamente o produto. Além disso, o gel começa a perder a sua ação sobre o tecido cariado 30 minutos após ter sido feita a mistura das duas seringas. Dessa forma, deve-se estimar com cuidado a quantidade da mistura a ser utilizada para evitar desperdício do produto. Além disso, como comprovado por Siqueira[1], a solução de hipoclorito de sódio a 0,5% perde consideravelmente seu teor de cloro ativo após 4 meses, mesmo se mantida em condições ideais de pH e temperatura (pH 9 e 8 a 10 ºC). Assim, apesar de eficiente, o Carisolv™ tem a sua atividade máxima se utilizado até 4 meses após a fabricação.

Quando iniciou-se o trabalho de pesquisa para a obtenção de um novo produto para a remoção químico-mecânica da cárie, o desafio de desenvolver uma composição efetiva, estável e de baixo custo foi muito grande. O objetivo era obter um produto eficaz, barato, com boa estabilidade, que não requeresse o uso de instrumentos especiais e, de preferência, monofásico, isto é, pronto para uso, sem a necessidade de fazer qualquer tipo de mistura no momento do uso.

Relendo toda a literatura disponível sobre os estudos desenvolvidos a respeito da técnica de remoção químico-mecânica da cárie, concluiu-se que seria necessário o uso de um composto clorado na composição. Pesquisas comprovam que estes compostos são capazes de remover a dentina.

As soluções de hipoclorito de sódio, em todas as suas possíveis concentrações, foram descartadas de imediato, pois desejávamos um produto monofásico e estas soluções, apesar de eficientes na remoção da dentina, são inespecíficas na sua ação e necessitam de algum tipo de mistura que preserve o tecido sadio da sua ação proteolítica. Se, sem qualquer mistura, as soluções de hipoclorito de sódio têm baixa estabilidade, perdendo significantemente o seu teor de cloro ativo depois de 4 meses de fabricação, mesmo se mantidas em condições ideais de pH e temperatura depois de misturadas com outros compostos, seria impossível manter a ideia de fazer um produto pronto para o uso, sem a necessidade de fazer mistura no momento do uso.

A cloramina T, um pó cristalino contendo cerca de 25% de cloro disponível e livremente solúvel em água, foi escolhida para teste. A cloramina T é um derivado orgânico do cloro, com ação bactericida e usos semelhantes a este. Em solução com pH entre 3 e 6, a cloramina T libera cloramina T ácida, íon cloramina T e dicloramina T. Em solução com pH maior que 7 predominam os íons cloramina T em solução. Seja qual for o valor de pH, estas moléculas representam mais de 99,99% do total de cloramina T presente em solução.

R-NHCl → **cloramina T ácida**

R-NCl$^-$ → **Íon cloramina T**

R-NCl^2 → **Dicloramina T**

Cloramina T: **N-cloro-para-toluenosulfonamida de sódio**

Fórmula molecular: **C$_7$H$_7$ClNaNO$_2$S.3H$_2$O**

Fórmula estrutural:

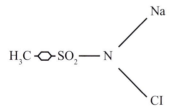

A cloramina T dissolve-se em água e ioniza-se formando íons cloramina T. Estes íons reagem com matéria orgânica, bactérias, fungos e vírus. Ocorre uma reação oxidativa que mata os microrganismos.

A cloramina é utilizada no tratamento de água com baixo teor de material orgânico, como espermicida, desinfetante de feridas, antisséptico cirúrgico e enxaguante bucal. As suas soluções são menos irritantes para os tecidos do que as de hipoclorito de sódio e, ao contrário destes, a produção de compostos halogênicos absorvíveis, prejudiciais à saúde, é insignificante. Produtos contendo cloramina são comercializados na Suíça, Espanha, Dinamarca, Austrália e Reino Unido.

Uma solução de cloramina a 5% em água tem pH variando entre 8 e 10. A conservação do produto deve ser feita em recipiente fechado, protegido da luz direta e em temperatura de 8 a 15 ºC. A cloramina é estável em pH alcalino, mas é mais ativa como bactericida em meio ácido.

Em testes microbiológicos, a cloramina T, dependendo da concentração utilizada, mostrou-se eficaz contra um grande número de microrganismos em tempo de contato variando entre 5 e 10 minutos.

Toxicidade Oral

- DL 50 em camundongo: 1200mg/kg
- DL 50 em ratos: 1010mg/kg
- 90 dias de ingestão de 15mg/kg: não houve efeito

Teste de Irritação Dérmica

- Solução a 8%: nenhum efeito
- Pó úmido: irritação em 1/3 dos animais testados
- Solução a 0,5%: não irritante
- Solução a 10%: leve irritação, sem danos à córnea e íris
- Pó puro: altamente irritativo à córnea, íris e conjuntiva

A cloramina é um composto biodegradável, totalmente seguro para a natureza. Um inconveniente da cloramina é o seu custo, muito mais alto que o do hipoclorito de sódio. Assim, o hipoclorito de sódio tem uso muito mais difundido que a cloramina; mas, para o desenvolvimento do Papacárie®, privilegiamos a estabilidade do produto, até porque, apesar de ter um custo mais alto, a cloramina não tem um custo proibitivo que inviabilize seu uso.

Em 1999, Ericsson[2] demonstrou que a cloramina é eficaz na remoção de dentina cariada, e remove apenas a sua porção desmineralizada, não removendo a dentina íntegra.

Em 2003, Kenichi[3] sugeriu que a cloramina tem um efeito mais prolongado e menos agressivo na dentina cariada que o hipoclorito de sódio. A cloramina teria ação seletiva e promoveria a clorinação do colágeno apenas da dentina cariada, sem afetar a estrutura da dentina sadia, o que não ocorre com o hipoclorito de sódio, que não é seletivo.

No entanto, apesar de a ação biocida da cloramina ser bem conhecida, a sua ação na remoção da dentina é bem discreta, diferentemente das soluções de hipoclorito de sódio, que atuam indistintamente na dentina infectada e na dentina sadia. Dessa forma, um produto apenas composto pela cloramina não seria totalmente eficaz na remoção do tecido cariado. Em contato com a cloramina, haveria amolecimento da dentina infectada que não seria suficiente para a sua remoção com um instrumento não cortante.

Por isso, seria preciso um segundo componente que atuasse em sinergia com a cloramina T, melhorando a sua atuação junto à dentina infectada. À procura por um princípio ativo que potencializasse a ação da cloramina nos levou à papaína.

A papaína é uma enzima proteolítica extraída do látex do *Carica papaya*, família Caricaceae. O mamão papaia, como é popularmente conhecido, foi descrito primeiro em 1526 pelo espanhol Oviedo, na costa caribenha do Panamá e na Colômbia. Graças à abundância e resistência das suas sementes, esta fruta logo se distribuiu pelos trópicos. Atualmente, os principais produtores de papaína crua são Zaire, Tanzânia, Uganda e Sri Lanka. Os principais países importadores são Estados Unidos, Japão, Reino Unido, Bélgica e França.

O látex do *Carica papaya* produz uma mistura de enzimas: a papaína e a quimopapaína. Estas duas enzimas diferem entre si na mobilidade eletroforética, na solubilidade e no substrato específico.

Vison, em 1968, foi o primeiro a estudar o látex para determinar o seu princípio digestivo, que denominou "caricina". Este princípio ativo foi isolado em 1876 por Peckolt[4], que por sua vez o chamou de "papaiotina". Finalmente, em 1879, Wurtz e Bouchut[5] publicaram um trabalho sobre o látex do mamoeiro, chamando o seu princípio digestivo de "papaína", termo adotado internacionalmente e que vigora até hoje.

Atualmente, a papaína tem uso muito difundido na indústria de alimentos: é utilizada para amaciar carne,

na fabricação de queijos, na produção de pizzas e massa para waffers e na clarificação de bebidas. Em laboratórios bioquímicos e bacteriológicos, esta enzima é utilizada no preparo de meios de cultura. Ela também é usada como debridante tópico e na remoção de depósitos de proteínas da superfície de lentes de contato.

Até 1970, existiam apenas dois tipos de qualidade de papaína. Depois de 1970, como resultado do refinamento das técnicas de extração, a papaína extraída do látex do mamão papaya foi qualificada em três tipos, dependendo da qualidade do produto obtido. A papaína refinada é a mais pura.

Enzimas ocorrem naturalmente nos alimentos e muitos processos são desenvolvidos para a sua extração. As técnicas envolvidas são aprimoradas à medida que aumenta o seu consumo.

O látex extraído do mamão papaya pode ser seco pela exposição ao sol: o látex do mamão desenvolvido, mas ainda não amadurecido, é espalhado numa bandeja e fica exposto ao sol até secar. Este processo dá origem a uma enzima com baixa atividade enzimática e que se torna amarronzada com facilidade. Uma forma mais eficaz e que preserva melhor a qualidade da enzima papaína é o uso de "secadores de papaia": construções simples de 1 m de altura, onde o látex é depositado e permanece por 4 a 5 horas em temperatura ambiente de 35 a 40 °C. O produto seco é colocado em recipientes fechados, protegidos da luz e armazenados em local fresco. Mas o processo de obtenção da papaína que resulta em um produto com qualidade superior é o chamado *spray drying*. Neste processo é utilizado um equipamento que seca o látex sem o uso do calor, o que produz uma enzima refinada, com alta atividade e totalmente solúvel em água. A maior parte da papaína obtida por este processo vem do Zaire.

Assim, dependendo da procedência e do método utilizado para a sua obtenção, a papaína pode variar muito quanto à sua atividade.

A papaína utilizada para uso farmacêutico deve ser a refinada, com atividade enzimática determinada e dentro dos padrões aceitos pelas farmacopeias.

A papaína refinada é um pó amorfo, branco ou ligeiramente amarronzado, solúvel em água, praticamente insolúvel em álcool, clorofórmio e éter. Uma solução a 2% em água tem pH de 4,8 a 6,2. A sua atividade proteolítica é influenciada pelo pH, sendo que o pH

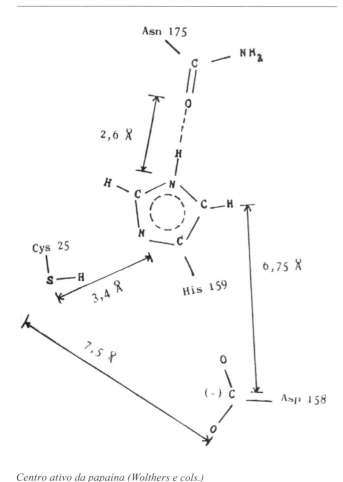

Centro ativo da papaína (Wolthers e cols.)
Cys25, Asp158 e His159: sítios ionizáveis.

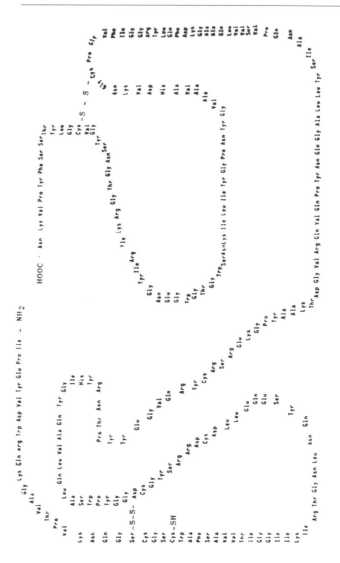

Sequência de aminoácidos da molécula de papaína.

ótimo para a atividade enzimática da papaína varia entre 5 e 8.

Outras características físicas da papaína são:

- Ponto isoelétrico pH = 8,75

- Constante de sedimentação S_{20w} 2,42±0,04S

- Constante de difusão D_{20w} 10,27±0,13.10^{-7}

- Coeficiente de extinção ($E_{1cm, solução\ a\ 1\%}$) = 25cm²/s

- Constante de Michaelis-Menten (k_m com éster etílico benzoil éster-BAEE) = 0,023M

- Rotação óptica (pH 5,7 a 25°C)$α_D$ = -66,70

A molécula da papaína tem peso molecular 23.350 g, sendo composta por 212 resíduos de aminoácidos, dos quais 7 são resíduos de cisteína. Seis deles estão envolvidos na formação de pontes de enxofre (S-S) e o sétimo encontra-se no sítio catalítico, com 2 nm de comprimento. A conformação estrutural da papaína é estabilizada por estas pontes S-S: a destruição destas leva à perda da atividade da enzima.

A forma da molécula é elipsoidal, com dimensões de aproximadamente 5,0 x 3,7 x 3,7 nm e é formada por duas partes separadas por uma fenda, que corresponde ao sítio catalítico da enzima.

No sítio ativo da papaína existe um radical sulfidrila (SH) pertencente ao aminoácido cisteína, que é essencial para a atividade da enzima. Em contato com substâncias oxidantes, como iodo, ferro e peróxido de hidrogênio, este radical é oxidado e o sítio ativo se desestrutura, levando a enzima a perder a sua atividade proteolítica. A exposição ao ar e os mercuriais orgânicos univalentes também causam inativação reversível da enzima.

A papaína tem a sua atividade enzimática medida em USP (United States Pharmacopocia) unidades por miligrama. A USP definiu a metodologia pela qual a atividade da enzima é mensurada: uma unidade USP de papaína é a atividade que produz o equivalente a 1μg (um micrograma) de tirosina a partir de um substrato específico à base de caseína, sob as condições estabelecidas no ensaio, usando a concentração de enzima que libera 40μg de tirosina por ml da solução-teste.

Assim, a farmacopeia americana, utilizando esta metodologia, definiu que a enzima papaína deve ter pelo menos 6.000 USP por miligrama.

A papaína hidrolisa polipeptídeos, amidas, ésteres, especialmente nas ligações que envolvem aminoácidos básicos, como leucina e glicina, gerando peptídeos de peso molecular mais baixo. Da mesma forma que a cloramina, a papaína deve ser conservada em baixas temperaturas (8 a 15º C), em recipiente fechado e protegido da luz.

Solubilizada em água, a papaína perde a sua atividade em poucas horas. Assim, todo produto que contém papaína em sua composição, além da necessidade de ser mantido em baixas temperaturas para evitar a perda da atividade enzimática, em recipiente fechado e ao abrigo da luz, deve ser veiculado em excipiente compatível, que evite a oxidação da enzima e consequente perda de efetividade. Por esse motivo, não são muitos os produtos farmacêuticos contendo papaína e, na maioria das vezes, esta enzima só é utilizada na forma de pó. O desenvolvimento de uma formulação em que a enzima se apresente estável é um processo demorado e oneroso, em que testes de atividade devem ser feitos periodicamente para garantir a atividade do produto até o término do seu prazo de validade.

A ação proteolítica da papaína também é inativada na presença de uma antiprotease plasmática, a α1-antitripsina. Esta antiprotease só está presente em tecidos vivos e é por esta razão que a papaína age apenas nos tecidos desvitalizados, em que não existe mais a produção de α-1-antitripsina. Em tecidos normais, produzindo a α1-antitripsina, a papaína é inativada. Essa informação é fundamental para o uso da papaína: ela não afeta o tecido sadio.

A papaína tem sido há muito tempo utilizada no tratamento de lesões da pele. Tribos indígenas da América, África e Caribe utilizam há muito tempo fatias de mamão verde para a cicatrização de feridas.

Em 1977, o Dr. Christopher Rudge[7], baseado em experiências anteriores com tribos sul-africanas, utilizou em um hospital londrino fatias de mamão verde como tratamento de uma deiscência cirúrgica pós-transplante renal, obtendo a cicatrização da lesão que a antibioticoterapia da época foi falha em tratar.

No ano seguinte, 1978, Starkov[8], após estudos realizados por ele no Instituto de Aperfeiçoamento Médico do Ministério da Saúde da extinta União Soviética, preconizou o uso de papaína no tratamento das lesões de pele devido à sua acentuada ação proteolítica e anti-inflamatória. Segundo este autor, a papaína tem propriedades que permitem o seu uso na recomposição dos tecidos necróticos, sem que os elementos do tecido sadio sejam danificados.

Em 1981, Udod[9] utilizou a papaína em pó pura sobre as massas necróticas de lesões com necrose e infecção, e solução de papaína em áreas não necrosadas. A utilização da enzima abreviou a limpeza das feridas e das massas necróticas, facilitando a liquefação e eliminação da secreção purulenta em todos os pacientes tratados. O processo de regeneração dos tecidos foi acelerado, e o tempo de cicatrização das lesões foi diminuído. Não foram observados efeitos colaterais, locais ou gerais.

O receio de que o uso de papaína em feridas abertas pudesse afetar o tecido sadio, que também é composto basicamente por proteínas, foi descartado quando Flindt[10], em 1978, fez referência à existência de uma antiprotease plasmática, a α1-antitripsina, cuja presença nos tecidos sadios explica a ação da papaína apenas nos tecidos que não contêm esta antiprotease, como os tecidos necrosados e nos microrganismos.

Em 1986, com trabalho apresentado no Congresso Nacional de Enfermagem, a enfermeira paulista Lina Monetta Silva ganhou o primeiro prêmio em pesquisa ao apresentar uma técnica de curativo com o uso da papaína, utilizando a enzima até a cicatrização total da lesão. Atualmente, graças à continuidade dos estudos da enfermeira Lina Monetta Silva, inúmeros hospitais no Brasil padronizaram o uso da papaína no tratamento de lesões de pele. Nessas lesões, a papaína age como desbridante químico, eliminando todo o tecido necrótico e desvitalizado; tem ação anti-inflamatória por ação direta em prostaglandinas; dependendo da composição da membrana bacteriana, pode ter efeito bactericida ou bacteriostático e estimula o desenvolvimento de tecido de granulação.

A papaína foi utilizada com sucesso no tratamento de lesões tais como escaras, necrose tecidual por extravasamento de medicamento, radiodermite, queimaduras, úlceras vasculogênica e por pressão, cistos dermoides, furunculose infectada, pé diabético, lesões por fratura exposta, etc.

Soluções de papaína já foram utilizadas em lesões muito profundas, com exposição de estrutura óssea, em lesões por deiscência cirúrgica com evisceração, em fístulas vesical e pleural e em grandes queimados, sem nunca ter sido relatada qualquer resposta indesejável no tecido sadio. Quando uma solução de papaína é utilizada na limpeza de uma lesão, pode haver sangramento devido à ação fibrinolítica da papaína. Entretanto, este cessa rapidamente, pois o ferro contido no sangue oxida a enzima e a torna inativa.

Com estas inúmeras informações a respeito da papaína e com a segurança de uso desta enzima já estabelecida, foram feitos testes em dentes avulsionados para verificarmos se uma mistura de cloramina e papaína seria eficaz na remoção do tecido cariado.

Foram feitas misturas em diversas proporções e, em maior ou menor grau, todas foram capazes de remover pelo menos parte do tecido cariado em dentes avulsionados.

A papaína age sobre o colágeno degradado pela ação da cárie, desorganizando este tecido que, então, sob a ação da cloramina é clorado. Esta cloração afeta a estrutura do colágeno, rompendo as pontes de hidrogênio e facilitando, desta forma, a remoção do tecido cariado mediante uma simples raspagem com instrumento não cortante.

Cientes de que estávamos diante de um produto muito promissor, pesquisamos a literatura disponível e não encontramos nenhuma referência de algum produto com composição semelhante, mesmo que com finalidade de uso diferente, para conhecermos a biocompatibilidade da mistura destas duas matérias-primas e a sua estabilidade em relação ao tempo de prateleira.

Sem conhecer a biocompatibilidade da composição, não teríamos como dar continuidade ao nosso trabalho. Assim, foram escolhidas concentrações-limite de papaína e cloramina para que o teste de biocompatibilidade fosse feito: a concentração de papaína variando entre 2 e 10% e a de cloramina no máximo de 0,5%.

Em 2002, a avaliação da citotoxicidade *in vitro* da composição foi objeto de estudo de Silva[11]. As amostras foram colocadas em lamínulas de vidro e depositadas sobre células em cultura. Foram utilizados fibroblastos NIH-3T3 e fibroblastos pulpares (P1), plaqueados em 1X104 células por placa de Petri. Nas culturas utilizadas como controle, nenhuma substância foi adicionada. Foram executados testes a curto (0, 4, 8 e 12 horas) e

longo prazos (1, 3, 5 e 7 dias). Ao término destes períodos, foi feita a contagem celular, em que se verificou que todos os grupos experimentais apresentaram viabilidade celular entre 80 e 100%. A curto prazo houve redução da viabilidade celular quando comparado com o grupo-controle, porém todas as amostras permitiram viabilidade celular até o último período. Em ambas as linhagens celulares observou-se resultado semelhante, entretanto, o fibroblasto pulpar (P1) mostrou-se mais sensível às substâncias testadas.

Com este trabalho ficou demonstrado que neste intervalo de concentrações de papaína e com uma concentração máxima de cloramina de 0,5%, qualquer que fosse a dosagem eficaz para a remoção do tecido cariado nenhuma delas seria citotóxica.

Entretanto, a biocompatibilidade *in vitro* não pode ser extrapolada para a biocompatibilidade *in vivo*. As limitações dos testes de toxicidade em cultura celular são principalmente a possível diferença de reprodutibilidade numa situação *in vivo* e a dificuldade de se transpor o resultado obtido para uma situação clínica. Todavia, os testes de biocompatibilidade *in vitro* são o passo inicial para avaliar se um novo material pode ser clinicamente testado.

A partir deste resultado, em que a formulação contendo papaína e cloramina mostrou-se não citotóxica, foi possível prosseguir com as pesquisas que culminaram com o desenvolvimento de um gel registrado como Papacárie®.

Para facilitar a visualização do produto, foi adicionado um corante à composição. Na forma de gel, o produto foi, no início do trabalho, corado de verde, simplesmente para facilitar a visualização.

Prosseguindo com o desenvolvimento do produto, este corante verde inespecífico foi substituído pelo azul de toluidina. Em baixa concentração, este corante azul torna o Papacárie® azul-esverdeado. Não houve diferença na visualização durante a aplicação do produto, mas este novo corante trouxe a possibilidade de utilizar o Papacárie® com o recurso da terapia fotodinâmica.

Como muitas bactérias absorvem a luz visível, o azul de toluidina é utilizado como um fotossensibilizante atóxico que cora a parede da bactéria e atrai a radiação emitida durante a terapia fotodinâmica. A capacidade do *laser* de diodo de 660 nm, associado ao azul de toluidina, de produzir um efeito antimicrobiano tem sido comprovada em vários estudos.

Atualmente, alguns trabalhos científicos estão sendo desenvolvidos para avaliar a utilidade do Papacárie® na terapia fotodinâmica.

Definida a composição básica (papaína, cloramina e azul de toluidina), o desafio foi estabilizar a formulação.

Verificamos que havia perda acentuada da capacidade de remoção da dentina em relação ao mesmo gel quando este acabava de ser preparado. O Papacárie® era muito mais eficaz quando recém-preparado; após alguns meses, embora ainda eficiente, a performance do produto não era a mesma, ainda que armazenado em geladeira.

Sabíamos que a cloramina é estável em solução, mas a papaína perde a sua atividade em poucas horas quando solubilizada em água. O Papacárie® é preparado na forma de gel e a formulação em gel expõe menos o princípio ativo à ação do veículo porque suas moléculas ficam retidas em uma espécie de rede que é formada pelas moléculas do princípio ativo formador de gel. De qualquer forma, com o passar dos meses, o produto perdia parte da sua atividade, provavelmente devido à oxidação da papaína e à consequente diminuição da sua atividade enzimática.

Por isso, não são muitos os produtos industrializados que contêm papaína. O desenvolvimento de uma formulação em que a enzima se apresente estável é um processo demorado e oneroso, em que testes de atividade devem ser feitos periodicamente para garantir a atividade do produto até o término do seu prazo de validade.

Foram necessários vários meses para que conseguíssemos estabilizar o produto. Testes de atividade do Papacárie® no tempo zero (recém-preparado) e após 1, 2, 6 meses, 1 ano foram feitos para verificar a sua atividade. Foram utilizados sais específicos que impedem a perda de atividade da papaína e, com esta providência, aumentamos o prazo de validade do Papacárie® para 1 ano, desde que mantidas as condições ideais de armazenamento.

Desde o início do desenvolvimento do Papacárie®, o intuito foi o de obter um produto com objetivos de industrialização, com registro na Anvisa (n° 80013980025), estabilidade e prazo de validade definidos. A técnica de remoção químico-mecânica da cárie encontra resistência de muitos profissionais que veem o método tradicional de remoção do tecido cariado como seguro, enquanto a remoção químico-mecânica não daria a segurança

necessária sobre a remoção total da dentina infectada. Por isso, não era nosso objetivo divulgar aos profissionais mais uma fórmula e começar a divulgá-la sem qualquer embasamento.

O desenvolvimento deste produto teve início em 2001, e em 2002 foi feito o primeiro teste de biocompatibilidade *in vitro* em que foi comprovado que o Papacárie® não é citotóxico. Desde então, inúmeros trabalhos têm sido realizados com este produto por profissionais cirurgiões-dentistas, pesquisadores experientes ligados a diversas universidades que têm colaborado com o nosso conhecimento sobre a ação do produto.

Em 2004, a Anvisa deferiu o pedido de registro do Papacárie®. Este registro permite que o Papacárie® seja comercializado em todo o país e também a sua exportação.

O F & A Laboratório Farmacêutico fabrica o Papacárie® com exclusividade. O nome comercial Papacárie® é registrado no Inpi e já foi requerida patente da sua formulação em todo o mundo.

Não existem genéricos do Papacárie®. Um medicamento genérico é um produto cuja patente expirou e pode ser comercializado com o nome do seu princípio ativo, sem o uso de um nome comercial. Atualmente, encontramos inúmeros medicamentos genéricos sendo comercializados em drogarias ao lado de medicamentos com o mesmo princípio ativo, mas que têm um nome comercial, como por exemplo, o genérico Metronidazol e o Flagyl®, o genérico Amoxicilina e o Amoxil®. Mesmo assim, um medicamento genérico deve ser registrado na Anvisa e comprovar a sua eficácia perante este órgão, não pode ser vendido sem registro e sem a garantia para o consumidor de que ele realmente é eficaz. Para registrar um medicamento como genérico, a empresa deve apresentar testes que comprovem que ele produz o efeito desejado.

Um medicamento manipulado não é um genérico, é uma formulação feita sob encomenda para um cliente ou paciente. O medicamento manipulado permite a personalização do receituário, seja prescrição de um médico ou cirurgião-dentista. Não pode ser estocado, deve ser produzido um a um, mediante receita. Ele é manipulado e entregue ao cliente sem que fique na farmácia qualquer amostra da formulação feita, não há retenção de uma amostra porque não existe a produção em lotes. Se há o pedido para a manipulação de 100 g de um creme, por exemplo, a farmácia manipula estas 100 g e as entrega ao cliente. Quando o produto tem registro na Anvisa e é produzido em lotes, além do controle de qualidade da matéria-prima e da embalagem utilizadas na sua fabricação – processos que a farmácia de manipulação também deve manter –, há o controle de qualidade do produto acabado e a retenção de amostras do lote fabricado do produto aprovado. O produto pronto deve estar de acordo com o processo registrado junto à Anvisa e amostras do lote produzido devem ser armazenadas até 6 meses após o término do prazo de validade.

Por isso, existe a exigência do receituário para que um produto seja manipulado. A responsabilidade da fórmula manipulada é compartilhada entre o prescritor e o farmacêutico responsável pela farmácia. Se a fórmula não for eficaz ou for prejudicial a alguém, o erro não está necessariamente na manipulação do produto. O erro pode estar na prescrição e é obrigação do profissional farmacêutico entrar em contato com o prescritor e confirmar o que está sendo solicitado. O farmacêutico tem o direito legal de se recusar a manipular algo que ele, com seus conhecimentos específicos, não considera de acordo.

Entretanto, se a prescrição feita for manipulada, a responsabilidade será de ambos, prescritor e farmacêutico.

REFERÊNCIAS

1. Siqueira EL.Estabilidade Química da Solução de Hipoclorito de Sódio a 0,5% p/v [Dissertação de Mestrado]. Faculdade de Odontologia da Universidade de São Paulo, 2000.

2. Ericson D, Zimmerman M, Raber H, Götrick B, Borstein R, Thorel J. Clinical Evaluation of Efficacy and Safety of a New Method for Chemo-Mechanical Removal of Caries. Caries Res 1999; 33:171-77.

3. Kenichi T, Kouji A, Mataki S, Kurosaki N. Effects of chloramines and sodium hypoclorite on carious dentin. J Med Dent Sci 2003; 50:139-46.

4. Peckolt T. Untersuchung des Milchsaftes der Fruechte, Blaetter von Carica papaya L. und Papayotin. Zeitschrift des Oesterr. Apotheker Vereins, 1879.

5. Wurtz A, Bouchut E. Sur le ferment digestif du Carica papaya. Soc Biol 1879; 89:425-8.

6. Wolthers B, Drenth J, Jansonius J, Koekoek R, Swen H. Structure function relationships of proteolytic enzymes-Copenhagen: Desnuelle P, Neurath H, Otessen M, 1970 p. 272-297. Apud: Sasmito T, Demeester J, Bracke M. Review on the production, properties and uses of papain. Pharm Tijdschr Belg 1982; 59(2):149-58.

7. Cristopher Rudge: The Daily Telegraph, (London), 14 April, 1977.

8. Starkov GL et al. Papain as a therapeutic enzyme in medicine. Klin Med 1978; 56(8):189-22.

9. Udod VM et al. Use of papain in treating suppurative post operative soft tissue complications and diseases – Khirrurgia 1981; 5:99-01.

10. Flindt M. Health and safety aspects of working with enzymes. Process Biochemisty; 8:3-7.

11. Silva LR, Tonolli G, Santos EM, Bussadori SK. Avaliação da biocompatibilidade in vitro de um novo material para remoção química-mecânica da cárie. Braz Oral Res 2003; 17(2):93.

Capítulo 13

REMOÇÃO QUÍMICA E MECÂNICA DO TECIDO COM CÁRIE

Sandra Kalil Bussadori
Carolina Cardoso Guedes
Lara Jansiski Motta
Elaine Marcílio Santos

GÉIS PARA REMOÇÃO QUÍMICA E MECÂNICA DA CÁRIE

O primeiro estudo de remoção química e mecânica da cárie foi realizado por Habib, Kronman e Goldman[1], quando os autores perceberam que a solução de hipoclorito de sódio a 5%, aplicada sobre a dentina cariada, promovia a remoção desta. No entanto, o hipoclorito de sódio provou ser instável e agressivo aos tecidos sadios, razão pela qual foi incorporado ao mesmo uma solução contendo hidróxido de sódio, cloreto de sódio e glicina. A esta formulação inicial denominou-se GK101 a qual embora mais efetiva que o hipoclorito de sódio sozinho, promovia uma remoção do tecido cariado lentamente, de modo que para melhorar a velocidade da reação foi desenvolvido o GK101E ou Caridex™, como foi denominado em 1984 pela FDA.

O Caridex™ era composto por ácido aminobutírico-N-monocloro-DL-2 (NMAB), possuía um pH em torno de 11.4 e consistia de um reservatório, um *pump*, um aquecedor e uma peça de mão com ponta aplicadora. O reservatório armazenava até 500 ml de NMAB recém--misturado e as dimensões eram 20 x 23 x 10 cm e seu peso, 4 kg. A solução era bombeada do reservatório à peça de mão, sendo pré-aquecida a uma temperatura de 40,5° C, alcançando a temperatura corpórea ao chegar à peça de mão. O tecido cariado era, a partir deste momento, removido com a ponta de uma agulha hipodérmica, a qual não possuía angulações diferentes de modo a facilitar o acesso à lesão[2].

Um estudo realizado por Green e Robbins[3] em 25 pacientes com lesões de cárie do tipo aguda e crônica, tratadas com Caridex™ não apresentaram quaisquer efeitos adversos no sangue, urina, tecidos moles ou polpa dentária. King[4], após estudos realizados *in vitro* em animais e humanos, concluiu que o ingrediente ativo presente no Caridex™ não induzia qualquer efeito tóxico em humanos quando era utilizado adequadamente. Yip[5] descreveu que a dentina tratada química e mecanicamente com o Caridex™ tornava-se friável e era facilmente removida através de curetagem com instrumentos manuais sem corte. Além disso, a dentina remanescente, sadia e mineralizada apresenta ausência de *smear layer,* estando adequada para receber o tratamento restaurador.

Estudos de Yip, Stevenson e Beeley[6], demonstraram que não havia uma remoção eficaz de tecido cariado por meio do Caridex™, argumentando que, na maioria dos estudos clínicos sobre a sua eficácia, algum outro meio adicional foi utilizado na remoção do tecido cariado, como por exemplo brocas e curetas, o que poderia ter influenciado positivamente a eficácia do sistema.

Além de não remover efetivamente o tecido cariado, o Caridex™ apresentava outros inconvenientes, como a necessidade de aquecimento, grande quantidade de solução para a remoção do tecido cariado, aparatologia complexa e caro estimava-se que 5 mil atendimentos eram necessários para se saldar a dívida do produto.

A necessidade de se promover melhorias na técnica, criando um produto mais simples e de fácil utilização, acabaram por culminar no desenvolvimento do Carisolv™, um sistema composto por três aminoácidos distintos (leucina, lisina e ácido glutâmico) mais viscoso que o Caridex™, o qual não necessitava de aquecimento, nem grandes reservatórios. O gel Carisolv™ é constituído por um fluido de alta viscosidade, que contém além dos três aminoácidos cloreto de sódio, eritrosina, carboxi-metil-celulose (CMC), água destilada e hidróxido de sódio e por uma solução de hipoclorito de sódio de baixa concentração (0,5%).

O mecanismo de ação do sistema Carisolv™ é descrito a partir do momento em que o hipoclorito de sódio passa a interagir com os aminoácidos presentes em sua composição e ocorre a liberação de cloraminas. Dessa forma, os aminoácidos clorados rompem as fibras desnaturadas de colágeno da dentina cariada.[1,7] Foi demonstrado que o Carisolv™ decompõe o colágeno degradado da dentina cariada, causando o seletivo amolecimento da porção externa da dentina cariada[8], a qual é facilmente removida através de leve curetagem[9].

Clinicamente, o Carisolv™ remove efetivamente o tecido cariado, principalmente a dentina infectada, de maneira rápida, promovendo um conforto maior aos pacientes submetidos ao tratamento, principalmente quando o procedimento anestésico é limitado. Kavvadia et al.[10], Balciuniene et al.[11] e Lozano-Chourio et al.[12] constataram que com o uso a remoção química e mecânica das lesões de cárie, houve menos dor e necessidade de anestesia, além da preservação do tecido sadio, apesar de demorar um pouco mais de tempo. Kirzioglu et al.[13], realizaram avaliação clínica por período de 12 meses e constataram que o Carisolv™ comparado com a escavação manual foi mais efetivo em relação à ausência de dor e à remoção do tecido cariado.

Apesar da efetividade do Carisolv™ na remoção do tecido dentinário cariado, seu custo elevado, as dificuldades de utilização, que requeria um credenciamento dos dentistas, e ultimamente as dificuldades de encontrar o produto tornaram inviáveis sua "popularização" e consequentemente, a remoção química e mecânica da cárie revelou-se um privilégio para poucos.

Em 2003, foi lançado no mercado o gel Papacárie® (Fig. 1), um produto nacional, registrado na Anvisa, que tem como componente ativo a papaína, uma proteína extraída do mamão que interage com o colágeno exposto pela dissolução dos minerais da dentina pelas bactérias, tornando a dentina cariada mais amolecida, permitindo sua remoção com instrumentos não cortantes, dispensando, assim, o uso de anestesia e de instrumentos rotatórios. Além da papaína, o gel é constituído por cloramina, um composto que contém cloro e amônia e possui propriedades bactericidas e desinfetantes, azul de toluidina, sais e espessantes.

O Carisolv™ e o Papacárie® não têm contra indicações e podem ser utilizados tanto em dentes decíduos como em permanentes. O Carisolv™ e Papacárie® não são tóxicos *in vitro*[14-18] ou *in vivo*[19,20]; para comprovar a segurança do tratamento com um material, organizações como a *Federation Dentaire Internationale* (FDI) e a *American Dental Association* (ADA) regulamentam e padronizam as metodologias.[21] Seguindo os protocolos destas organizações, estudos científicos avaliaram a biocompatibilidade do Papacárie® e do Carisolv™.

A avaliação da biocompatibilidade *in vitro* foi realizada com células NIH-3T3, fibroblastos originados de embriões de camundongos, linhagem celular contínua de células com alta inibição de contato (ATCC CRL 1658). Foram avaliadas substâncias nas concentrações de 2%, 4%, 6% e 8% de papaína em solução contendo 0,5% de cloramina.[16] Desenvolveu-se teste de crescimento celular em longo prazo, no qual foi avaliado se o material interferia com a capacidade proliferativa dos fibroblastos. Este teste, se transferido para a situação clínica, pode dar informações do que ocorreria tardiamente naquele tecido que entrou em contato com as drogas. Verificou-se que o contato imediato das substâncias com as culturas NIH-3T3 Swiss levou à diminuição no número de células viáveis. Contudo, observou-se que as diferentes concentrações de papaína avaliadas não apresentaram diferenças estatisticamente significicantes entre si. A avaliação da reação dos fibroblastos NIH-3T3, cultivados em contato com as diferentes concentrações do Papacárie® (Gráfico 1), demonstrou que as diferentes concentrações de papaína permitiram uma proliferação celular semelhante ao grupo controle e não apresentaram diferença estatística entre si.

A análise da porcentagem de dados obtidos referentes ao crescimento celular (Gráfico 2) mostrou que todas as substâncias testadas permitiram o crescimento celular maior que 90% nos primeiros 3 dias, apresentando diminuição a partir daí. Contudo, apresentaram viabilidade celular entre 80 e 100% durante os 7 dias de experimento. A análise dos resultados referentes às diferentes concentrações do gel a base de papaína e cloramina demonstra que dentro das concentrações testadas neste estudo o material não se mostrou tóxico[16].

Para o teste de biocompatibilidade em tecido conjuntivo (*in vivo*), utilizaram-se 40 ratos da raça Wistar, fêmeas, com peso médio de 250 gramas, os quais foram subme-

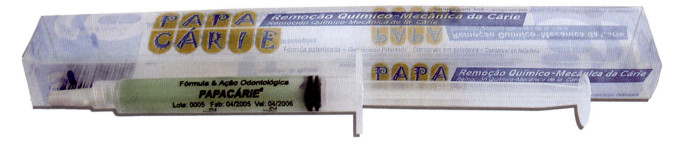

Fig. 1. Papacárie.

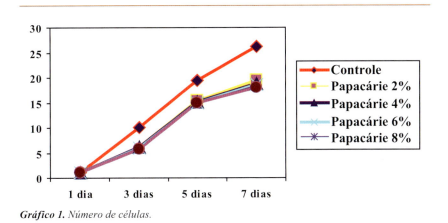

Gráfico 1. Número de células.

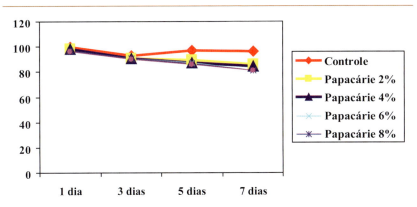

Gráfico 2. Longo prazo – porcentagem de viabilidade células viáveis.

tidos à anestesia por meio de injeção intramuscular de anestésico associado ao relaxante muscular (Ketamina e Xilazina)[20].

Após a anestesia e os animais posicionados corretamente em mesa operatória, realizou-se a tricotomia da região dorsal com lâmina de barbear (Gillette®) para eliminação dos pelos. Realizou-se a desinfecção da área da tricotomia com álcool iodado (5% de iodo em 95% de álcool e 5% de éter em 70% de álcool). Duas incisões foram feitas no dorso do animal, para a preparação de três lojas cirúrgicas, duas superiores equidistantes e uma inferior, após isso a divulsão tecidual com o auxílio de tesoura de ponta romba. Após, implantou-se tubos de polietileno com 10 mm de comprimento e 1 mm de diâmetro (Fig. 2), com uma das extremidades fechadas à quente, mantidos em álcool a 70% e autoclavados a 110° C por 30 minutos, preenchidos com o material a ser estudado (Papacárie®) e dois grupos-controle (Carisolv™ e tubo vazio). Para o preenchimento dos tubos, utilizou-se seringa de insulina estéril. Foram separados grupos de 10 animais de acordo com o período de contato com o gel, que foram de 7, 14, 30 e 60 dias. Os animais foram sacrificados por *overdose* de anestésico. Foram removidas as áreas delimitadas pelo tubo utilizando-se bisturi e os espécimes foram fixados em solução de formol a 10% tamponado. O material foi processado e transformado em bloco de parafina utilizando os procedimentos de rotina histopatológica. Em seguida, cortes seriados de 3μm foram corados por hematoxilina-eosina e foram observados usando microscópio óptico com aumento de 4x,10x, 20x e 40x.

A avaliação qualitativa foi realizada levando-se em consideração o tipo do infiltrado inflamatório, a espessura da cápsula, o extravazamento do material e a necrose. O infiltrado inflamatório foi classificado de acordo com o tipo, em agudo ou crônico, e quanto à intensidade (em ausente, escasso, moderado ou severo). A espessura da cápsula foi classificada em delgada ou espessa. A presença de células gigantes e macrófagos foi classificada em ausente, escassa, moderada ou severa, e a necrose tecidual em ausente ou presente. Após a reação tecidual ter sido analisada, a biocompatibilidade foi classificada em aceitável ou não aceitável.

Os resultados demonstraram que no sétimo dia de contato com o material o tecido conjuntivo que envolvia os tubos apresentou processo inflamatório crônico moderado e localizado, com predomínio de linfócitos e formação de cápsula delgada de tecido conjuntivo denso (Fig. 3).

Após 14 dias foram observadas formas semelhantes comparando os materiais e o grupo-controle. Notou-se escasso infiltrado inflamatório crônico ao redor do tubo. (Fig. 4). Decorridos 30 dias da implantação dos materiais, os resultados do grupo-controle sem material demonstraram presença de fibrose e ausência de processo inflamatório. Nos grupos-teste e controle com Carisolv™ observou-se espessa área de fibrose com escasso processo inflamatório crônico localizado na região adjacente aos materiais estudados (Fig. 5). No último período de avaliação, decorridos 60 dias pós-operatório, observou-se de escasso a ausente processo inflamatório crônico e espessa fibrose nos tecidos analisados, e não se observou diferença entre os três implantes.

Não foi evidenciada necrose tecidual em nenhum espécime no estudo e raras células gigantes foram notadas ao redor do material nos diferentes períodos, o que permitiu concluir que o Papacárie® é biocompatível.

A análise dos resultados obtidos nos estudos de biocompatibilidade permitiu concluir que o Papacárie® exibe baixa citotoxicidade (*in vitro*) e é biocompatível (*in vivo*) com os tecidos subcutâneos, atendendo os critérios para esta exigência[20].

O Papacárie®, sendo um material para remoção química e mecânica da cárie e tendo demonstrado nos estudos científicos a capacidade de exercer sua função em contato com tecidos vivos sem causar danos a estes, também teve a propriedade antimicrobiana do material avaliada.

Uma característica importante nos sistemas de remoção química e mecânica é o efeito antimicrobiano, pois assim pode atuar diretamente sobre as bactérias, destruindo-as e removendo consequentemente o agente etiológico da doença.[8] Entre os micro-organismos presentes na cavidade bucal, os mais associados às lesões cariosas estão os *s. mutans*, devido á capacidade de adaptação, crescimento e sobrevivência em pH baixo, e os lactobaccilus, presentes em lesões profundas devido às características acidogênicas e acidúricas.

O potencial antimicrobiano do gel foi avaliado em um estudo *in vitro* junto com o gel Carisolv™[24]. A avaliação foi realizada a partir de dentina infectada obtida de lesões de cárie com características agudas de primeiros molares permanentes. O tecido foi removido utilizan-

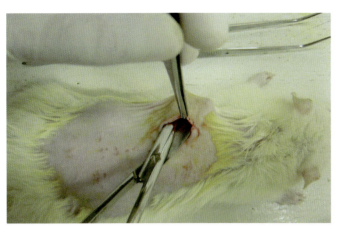

Fig. 2. Implantação do tubo de polietileno com o material experimental.

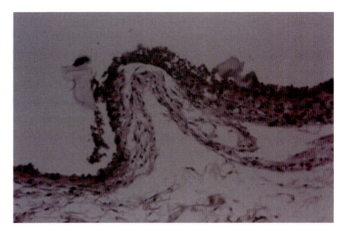

Fig. 3. Lâmina histológica (período de 7 dias) demontrando processo inflamatório crônico escasso e fibrose.

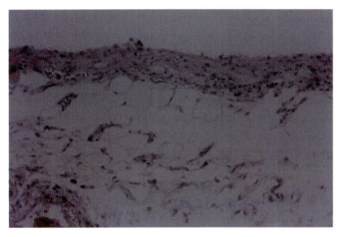

Fig. 4. Lâmina histológica (período de 14 dias) demonstrando processo inflamatório crônico escasso e delgada fibrose.

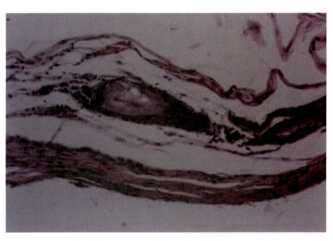

Fig. 5. Lâmina histológica (período de 30 dias), demonstrando ausência de processo inflamatório crônico e presença de fibrose.

do-se a cureta Meyhoefer auricular nº 2 para padronização. Em seguida, pesou-se o material em balança de precisão (Quimis) para a obtenção de um inócuo de 0,1 ml. Posteriormente depositou-se em tubo de ensaio para cultivo em caldo BHI (Brain Heart Infusion), durante quatro horas. Após esse período a solução foi diluída cinco vezes e semeada em 45 placas de Petri em diferentes meios contendo Agar Mitis Salivarius Bacitracina, Agar Rogosa SL e Agar Sanguis, sendo 15 placas para cada meio[24].

Depositou-se nas placas os materiais a serem testados (Papacárie® e Carisolv™), padronizados em discos de papel com 0,5 mm de diâmetro e 3µm de espessura, previamente esterilizados. Um disco de papel sem material foi utilizado como grupo-controle.

Decorridos os períodos de 72 horas em anaerobiose para o meio Mitis Salivarius Bacitracina; aerobiose para o meio Rogosa SL; e 48 horas em anaerobiose para o Agar Sanguis, realizou-se a leitura das placas para a contagem de unidades formadoras de colônias (UFC/ml).

No estudo observou-se que o gel Papacárie® e o Carisolv™ apresentaram redução estatisticamente significativa no número de colônias de *S. mutans* quando comparados com o grupo-controle, que apresentou 16,2 UFC/ml (o grupo do Papacárie® apresentou 1,5 UFC/ml, e o grupo Carisolv™ 4,62 UFC/ml). O Papacárie®

apresentou menor crescimento de colônias de *S. mutans*, apresentando diferença estatisticamente significante dos demais grupos.

Quando estudados os materiais em relação aos lactobacillus, os materiais Papacárie® e Carisolv™ apresentaram potencial inibitório no crescimento do número de UFC, não havendo diferença estatística entre si. A análise dos grupos no meio Agar Sangue também demonstrou haver redução no número de UFC nos grupos tratados com Papacárie® e Carisolv™ (Gráfico 3).

Outros estudos[22,23] avaliaram a ação microbiológica do Papacárie® e ressaltam que a utilização do gel apresenta significante redução bacteriana. Embora seja aceito o fato de que alguns microorganismos possam permanecer no interior dos túbulos dentinários do assoalho da cavidade após a remoção de dentina cariada, é importante que durante o tratamento o maior número de bactérias seja eliminado[22]. Portanto a utilização de produtos que removam seletivamente a dentina infectada e possuam efeito antimicrobiano, como o Papacárie®, vem contribuir para a devolução da saúde e preservação de estruturas sadias.

Estudos em microscopia eletrônica de varredura (MEV) na dentina remanescente após o uso de Carisolv™ ou Papacárie® mostraram que, com a utilização dos géis, não houve formação de *smear layer* e a superfíce dentinária apresentou-se mais lisa, ao contrário de dentes tratados com instrumentos rotatórios cortantes[26-29]. A remoção química e mecânica não provoca efeito adverso na adesão dos sistemas adesivos atuais à dentina. O *smear layer* dissolvido ou modificado pelos sistemas adesivos pode ser beneficiado potencialmente pela penetração do tratamento químico-mecânico prévio[29].

Rodrigues et al.[27] e Bussadori et al.[17] avaliaram o aspecto da dentina por meio de microscopia eletrônica de varredura e não observaram a presença de bactérias, mas um aspecto diferente dos túbulos dentinários em dentes, nos quais foi utilizado o Carisolv™ ou Papacárie® para a remoção da dentina cariada, em comparação com os dentes nos quais se usou brocas diamantadas.

Outro fator importante, constatado por Lopes et al.[32], é que o uso do gel Papacárie® para remoção químico-mecânica da cárie não interfere na resistência adesiva entre o material restaurador e a dentina.

Tafner et al.[33] desenvolveram um estudo clínico para avaliar a necessidade do uso de anestesia local – em função da dor – para a remoção de lesões de cárie com o Carisolv™ em crianças e constataram que a maioria não sentiu dor, mesmo nas cavidades mais profundas. Cabe salientar que segundo a literatura o tratamento químico-mecânico apresenta resultados significativos em pacientes com fobia em avaliações clínicas[34]. Resultados semelhantes também foram encontrados com o Papacárie®[22,35].

Hossain et al.[36] e Corrêa et al.[28,29] avaliaram *in vitro* a composição dentinária e a dureza Knoop das cavidades após a remoção da dentina cariada com Carisolv™ e também com Papacárie® e seus resultados indicaram que o mesmo não produziu qualquer efeito adverso na composição dentinária das cavidades tratadas e que a dureza encontrada na dentina remanescente após a remoção química e mecânica da cárie é satisfatória.

O efeito do Carisolv™ no tecido pulpar humano foi pesquisado histologicamente por Bulut et al.[15]. Os autores avaliaram, após uma semana e um mês, o contato de 10 minutos do Carisolv™ com o tecido pulpar humano em comparação com solução salina estéril. A respos-

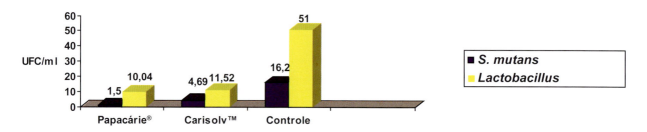

Gráfico 3. *Unidades formadoras de colônia (UFC/ml) de micro-organismos no grupo-controle e materiais testados.*

ta pulpar de ambos foi similar, ou seja, leve inflamação após uma semana. No grupo-controle (solução salina) foi observada hemorragia, o que não aconteceu com o Carisolv™, sugerindo efeito hemostático do produto. Nos dois grupos observou-se integridade estrutural, o que sugeriu que o Carisolv™ é biocompatível com o tecido pulpar humano e pode ter efeito hemostático. No mesmo ano, Miyagi et al.[18] estudaram a resposta de fibroblastos pulpares humanos ao gel Papacárie®, analisando *in vitro* a citotoxicidade do gel. Simulando o contato direto, o produto foi depositado sobre lamínulas de vidro e posteriormente aplicado sobre culturas confluentes. Para a simulação do contato indireto, as células foram submetidas à ação do meio de cultura DME previamente condicionado com Papacárie®. Os resultados mostraram que o contato do Papacárie® com os fibroblastos em cultura, por 50 segundos, apresentou leve atividade citotóxica, o que não foi observado em 24 horas.

Bussadori et al.[36] utilizaram o gel de papaína em mucosites induzidas em ratos e concluíram que o gel poderá ser uma alternativa para tratamento de úlceras bucais, já que promove reparação tecidual.

Os géis são bem aceitos pelos pacientes, especialmente os fóbicos e com necessidades especiais, por não necessitarem de anestesia, na maioria dos casos, e nem utilizarem alta rotação[17,22,25], além de ter o risco de exposição pulpar diminuído, já que há preservação do tecido dentinário sadio.

O protocolo de uso do gel Papacárie está descrito no quadro 1 e ilustrado nas figuras 6 a 11.

GEL PAPACÁRIE®

O Papacárie® tem como princípio ativo a papaína – endoproteína com atividade bactericida, bacteriostática e anti-inflamatória – e é composto por cloramina, azul de toluidina, água, sais e espessantes. Baseia-se nos princípios da remoção química e mecânica do tecido dentinário infectado, aliando a máxima preservação das estruturas dentárias sadias com o efeito antimicrobiano e anti-inflamatório dos componentes básicos de sua formulação. O Papacárie® é um biomaterial que alia as propriedades da remoção químico-mecânica atraumática da cárie com o baixo custo, fácil aplicabilidade

Quadro 1. *Protocolo de uso do gel Papacárie®.*

PROCEDIMENTO	
Radiografia inicial	Periapical e/ou interproximal
Profilaxia	Com pedra-pomes e água ou com pasta profilática
Isolamento	Relativo (afastador de lábios, rolete de algodão e sugador de saliva)
Aplicação do gel na cavidade	Colocar o gel em pote Dapen e aplicar na cavidade com a própria cureta
Tempo para ação do gel	30 a 40 seg. para cáries ativas 50 a 60 seg. para cáries inativas
Raspagem da dentina cariada	Realizada por movimentos pendulares de raspagem, com curetas sem corte
Reaplicação do gel	Sempre que houver necessidade, até a completa remoção do tecido cariado (presença de "lascas" de dentina)
Avaliação clínica	Inspeção da textura da dentina remanescente
Lavagem da cavidade e limpeza da cavidade	Com jatos de água e/ou com digluconato de clorexidina a 2%
Restauração	Pode ser feita com qualquer material restaurador, seguindo-se as normas do fabricante
Proservação	Acompanhamento clínico e radiográfico do dente/restauração

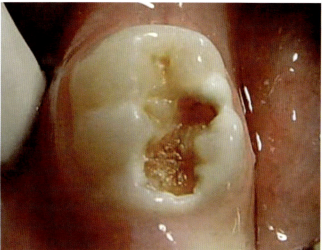

Fig. 6. Tecido cariado infectado.

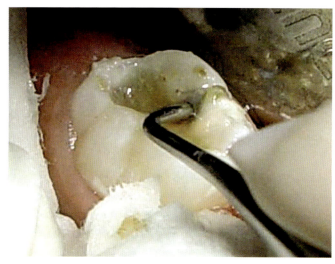

Fig. 7. Gel Papacárie® promovendo o amolecimento do tecido cariado e raspagem com cureta sem corte.

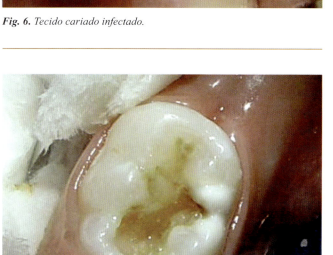

Fig. 8. Aspecto da dentina afetada após o uso do gel.

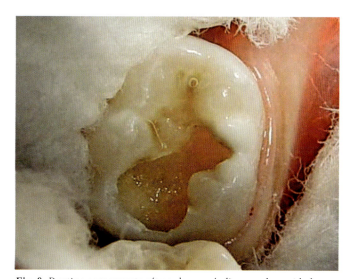

Fig. 9. Dentina com aspecto vítreo, logo após limpeza da cavidade com bolinha de algodão e água.

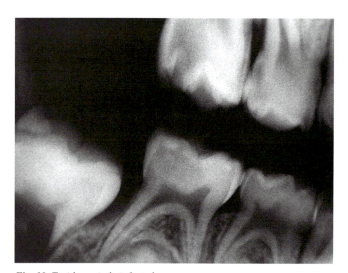

Fig. 10. Tecido cariado infectado.

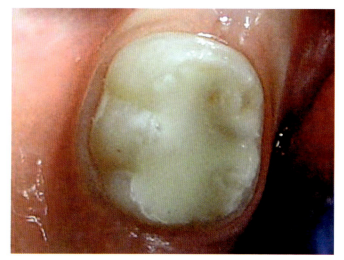

Fig. 11. Aspecto final do cimento de ionômero de vidro (vitreomolar – 3n).

e não necessita de aparatos tecnológicos para ser aplicado[25].

A papaína interage com o colágeno exposto pela dissolução dos minerais da dentina pelas bactérias, tornando a dentina infectada mais amolecida permitindo sua remoção com instrumentais não cortantes, dispensando, assim, o uso de anestesia e de instrumentais rotatórios. A papaína é uma enzima similar à pepsina humana, com utilização nas indústrias alimentícias, farmacêuticas e cosméticas. A maioria dos trabalhos encontrados na literatura é referente a essas áreas do conhecimento. Um exemplo disso é que em 1953 Guzman e Guzman[37] relataram experiências clínicas com 20 pacientes portadores de lesões de pele por queimaduras, observando que a ação enzimática da papaína foi excelente nas áreas com exsudatos, processos purulentos e necróticos. Udod e Storojuk[39] verificaram também que a papaína facilitou a limpeza dos tecidos necróticos e secreções, diminuindo o período de reparação tecidual e não prejudicando os tecidos sadios ao redor da lesão.

De acordo com Flindt[40], a papaína age apenas no tecido lesado devido à ausência de uma antiprotease plasmática, a α1-antitripsina, que impede sua ação proteolítica em tecidos considerados normais. A α1-anti-tripsina inibe a digestão de proteínas, porém, como o tecido infectado não apresenta α1-anti-tripsina, a papaína age "quebrando" as moléculas de colágeno parcialmente degradadas, já que a mesma tem capacidade de digerir células mortas, contribuindo para a degradação e eliminação do "manto" de fibrina formado pelo processo de cárie.

Deve-se considerar também o tipo de colágeno e a reação apresentada por ele frente ao processo carioso. Esta reação pode variar em relação ao tipo e atividade da lesão, ao tratamento realizado, ao potencial de indução de reparação tecidual e ao pH da substância utilizada, que no caso do Papacárie® é básico.

A cloramina é um composto que contém cloro e amônia e possui propriedades bactericidas e desinfetantes. Baseado no princípio de que um ingrediente ativo age no colágeno pré-degradado da lesão promovendo o amolecimento deste, sem agir nos tecidos sadios adjacentes e sem provocar estímulos dolorosos, alia características atraumáticas com a ação bactericida e bacteriostática,

o que torna esta técnica uma alternativa eficaz para o tratamento das lesões de cárie[14].

Após o amolecimento do tecido, um fator determinante é que o profissional deve empregar instrumentais que não cortem mas facilitem a remoção da mistura do gel com o tecido infectado, corroborando com o estudo de Yip et al.[6], que afirmam que a dentina tratada química e mecanicamente torna-se friável e é facilmente removida através da curetagem com instrumentos manuais sem corte. A superfície dentinária remanescente encontra-se sadia e mineralizada, adequada para ser restaurada, apresentando ausência de *smear layer*, o que melhora a adesão da restauração ao dente[32].

CASOS CLÍNICOS

CASO 1*

O menor L.A. apresentou-se em nossa clínica em outubro de 2003 para a realização da primeira consulta odontológica e na época estava com 5 anos e 2 meses de idade.

Apresentou-se com higiene bucal precária, arco tipo II de Baume (sem espaços), arcada estreita e atrésica. Respirador bucal, o paciente possuía o hábito de mamar antes de dormir sem posterior higiene. Havia lesões de cárie nas faces interproximais, principalmente entre os incisivos superiores decíduos. A criança demonstrava medo e insegurança relacionados a tratamentos realizados anteriormente (Figs. 12 e 13)

L.A. foi condicionado na primeira sessão, e a mãe mostrou-se receptiva ao receber orientações quanto à higiene bucodentária, à dieta e a necessidade de encaminhamento ao médico otorrinolaringologista.

Na segunda sessão optou-se pelo tratamento de remoção química da cárie, com a utilização do Papacárie®. Por ser uma técnica de fácil aplicação, a criança quase sempre colabora.

Realizou-se, então, uma radiografia periapical da região anterior superior e foi detectada a presença de dois elementos supranumerários e uma lesão de característica ativa aguda de cárie na face mesial do elemento 62 (incisivo lateral superior esquerdo decíduo) (Fig. 14).

---

* Caso clínico cedido gentilmente pela Dra. Lúcia Coutinho.

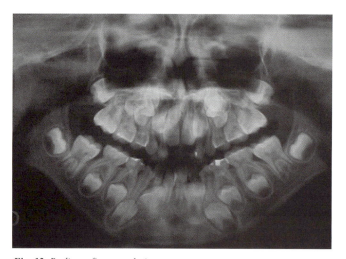

Fig. 12. Radiografia panorâmica.

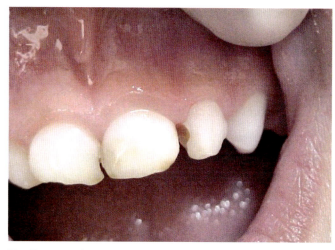

Fig. 13. Lesões de cárie aguda nos incisivos.

Foi realizado o protocolo do gel seguindo-se as especificações do fabricante:
- profilaxia da região com pedra-pomes e água;
- lavagem com *spray* de água e ar;
- isolamento relativo do campo operatório;
- aplicação do gel na cavidade, deixando-o agir por aproximadamente 30 segundos (lesão de cárie aguda), (Figs. 15 e 16);
- remoção do tecido infectado por meio de raspagem com curetas de dentina sem corte até a remoção do tecido infectado;
- quando não houver mais sinal de tecido amolecido (não saírem mais raspas de dentina) o procedimento de raspagem será interrompido;
- observar o aspecto vítreo da dentina após a remoção do tecido dentinário infectado (Figs. 17 e 18);
- limpar a cavidade com digluconato de clorexidina a 2% (Fig. 19);
- restauração realizada com cimento de ionômero de vidro fotopolimerizável (Vitremer™ - 3M/ESPE) seguida por uma fina camada de resina microparticulada Durafill® (Hereaus Kulzer). (Figs. 20, 21 e 22).

Pode-se observar que a criança ficou tranquila durante todo o procedimento, não apresentando sintomatologia dolorosa. O gel facilitou a remoção da dentina infectada, preservando a dentina afetada e evitando-se, dessa maneira, uma possível exposição pulpar que poderia ocorrer durante a utilização de instrumentais rotatórios cortantes (alta ou baixa rotação).

Em seguida foi realizada uma nova radiografia periapical para que pudéssemos realizar o acompanhamento longitudinal do caso.

Dois anos após o tratamento, o pequeno L.A., com 7 anos de idade, apresentou-se para uma nova consulta, em que efetuou-se nova radiografia periapical e constatou-se a rizólise dentro dos padrões de normalidade para o

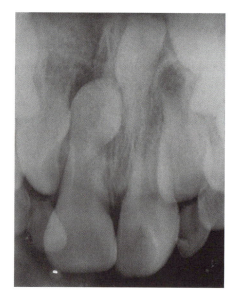

Fig. 14. Radiografia periapical.

dente 62 e a rizogênese também normal para o seu sucessor permanente (dente 22) (Fig. 23).

O tratamento realizado pela remoção químico-mecânica do tecido cariado com o uso do gel Papacárie® mostrou-se indolor, obteve sucesso clínico e radiográfico, não houve sensibilidade pós-operatória e o pequeno paciente anteriormente ansioso, mostrou-se muito tranquilo e colaborador.

A aceitação por parte da criança foi excelente e o material mostrou-se eficaz dentro de sua proposta de tratamento, com a remoção atraumática da cárie de forma rápida, indolor e sem necessidade de anestesia.

Com isso observou-se preservação da estrutura dentária, com menor invasão da estrutura dentinária e praticando a "odontologia minimamente invasiva", que é a meta a ser atingida por todos nós.

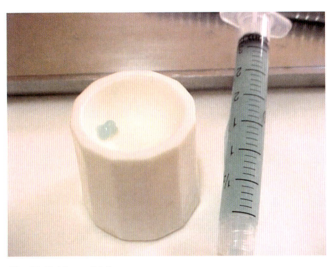

Fig. 15. Gel Papacárie®.

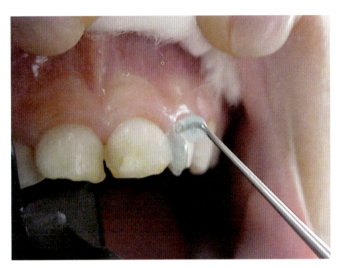

Fig. 16. Aplicação do gel Papacárie®.

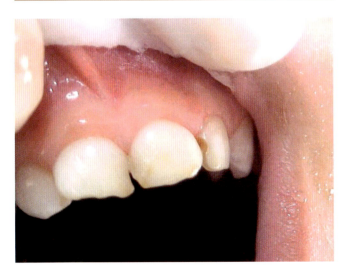

Fig. 17. Aspecto vítreo da cavidade após utilização do gel.

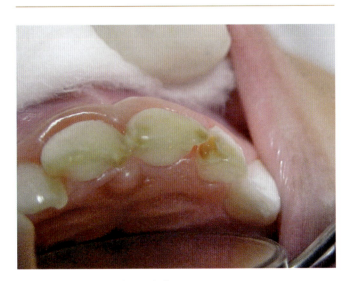

Fig. 18. Aspecto vítreo da cavidade.

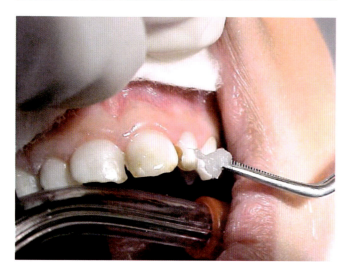

Fig. 19. Limpeza da cavidade com diglucanato de clorexidina.

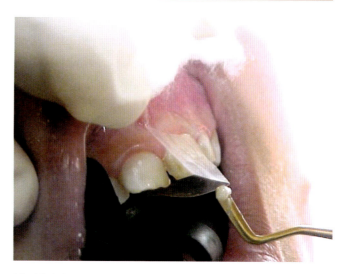

Fig. 20. Colocação de matriz de poleíster

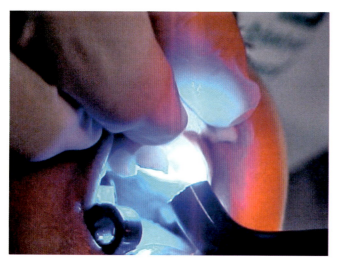

Fig. 21. Fotopolimerização

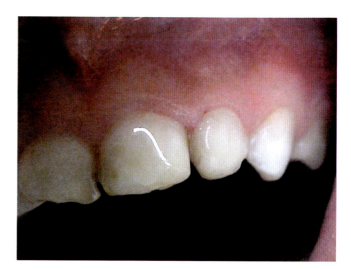

Fig. 22. Aspecto final da restauração.

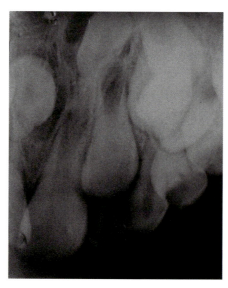

Fig. 23. Radiografia interproximal final.

Caso Clínico 2

Paciente do sexo feminino, 3 anos de idade, compareceu para consulta em ambulatório, apresentando lesões de cárie nos incisivos centrais superiores decíduos (dentes 51 e 61) (Fig. 24).

Optou-se por realizar isolamento absoluto (Fig. 25), pois poderia ser realizado sem a utilização de grampos metálicos e, portanto, sem anestesia, devido à anatomia do dente decíduo. A utilização de resina composta para a restauração estética e a não colaboração da criança também foram consideradas para a escolha do isolamento absoluto.

O gel Papacárie® foi levado às cavidades, e aguardou-se 30 segundos antes que a raspagem fosse iniciada (Fig. 26). A raspagem do tecido cariado foi realizada através de movimentos pendulares, com cureta sem corte. Após a remoção do tecido cariado, observou-se o aspecto vítreo das cavidades (Fig. 27). Estas foram então limpas com algodão estéril e receberam ataque ácido (ácido fosfórico a 35%) por 15 segundos. Após esse tempo, as cavidades foram lavadas, secas e limpas com algodão embebido em digluconato de clorexidina a 2%. Foi aplicado o adesivo e este foi fotopolimerizado por 20 segundos. Em seguida iniciou-se a restauração com técnica incremental. Após 48 horas realizou-se o acabamento e polimento das restaurações (Fig. 28).

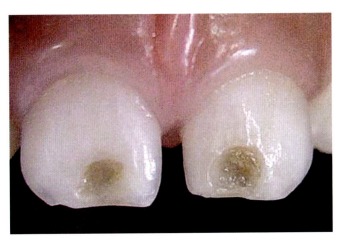

Fig. 24. Aspecto clínico da lesão de cárie nos dentes 51 e 61.

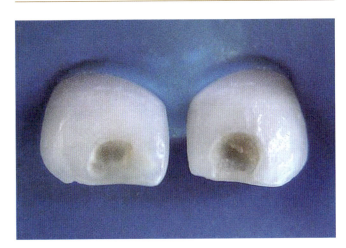

Fig. 25. Isolamento absoluto.

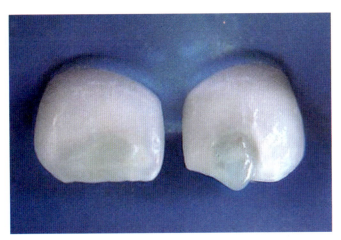

Fig. 26. Aplicação do gel nas cavidades.

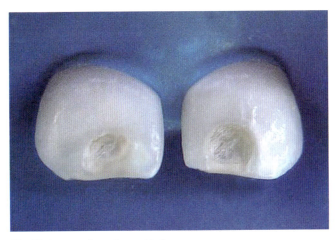

Fig. 27. Aspecto vítreo das cavidades.

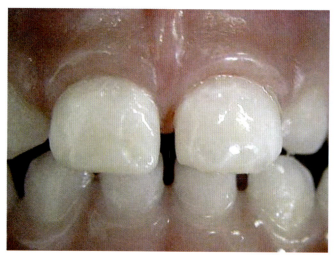

Fig. 28. Aspecto clínico final das restaurações.

Caso Clínico 3

Paciente do sexo masculino, 10 anos de idade, apresentou-se para tratamento odontológico. Durante o exame clínico pôde-se observar lesão de cárie no primeiro molar permanente esquerdo (Fig. 29). Radiograficamente constatou-se o não comprometimento pulpar (Fig. 30). O gel Papacárie foi levado à cavidade (Fig. 31) e aguardou-se 40 segundos antes de se iniciar a raspagem com instrumental sem corte. Após a remoção do tecido cariado, observou-se o aspecto vítreo da cavidade (Fig. 32). Em seguida foi realizada a restauração com cimento ionômero de vidro quimicamente ativado (Fig. 33).

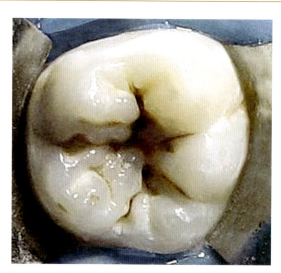

Fig. 29. Aspecto clínico da lesão de cárie.

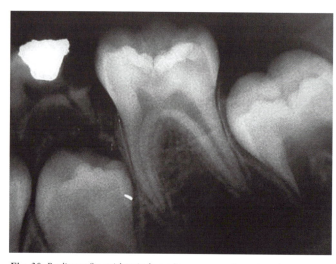

Fig. 30. Radiografia evidenciado o não comprometimento pulpar.

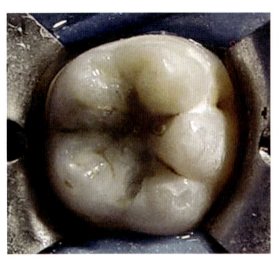
Fig. 31. Aplicação do gel na cavidade.

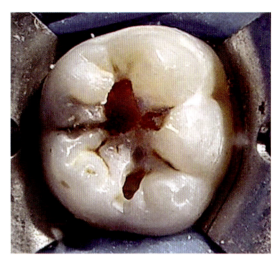
Fig. 32. Aspecto vítreo da cavidade.

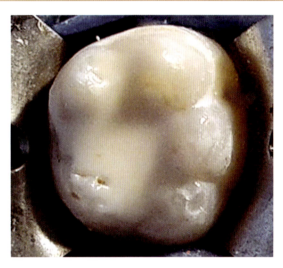
Fig. 33: Restauração final com cimento ou ionômero de vidro.

REFERÊNCIAS

1. Habib CM, Kronman J, Goldman M. A chemical evaluation of collagen and hydroxyproline after treatment with GK 101 (N-chloroglycine). Pharmacol Ther Dent 1975; 2:209-15.

2. Zinck JH. et al. Chemo-mechanical caries removal – a clinical evaluation. J Oral Rehabil 1988; 15(1):23-33.

3. Green T, Robbins A. Safety and eficacy of a chemomehanical caries removal system of two open tudies. Abstract. Symposium Lennox Hill, 1985.

4. King CD, Stoudt MS. Toxicological evaluations of a chemical caries removing agente. Preclinical report. National Patent Development Corp, 1985.

5. Yip, Beeley JA, Stevenson AG. The interface between carious and sound dentine. Med Sci Res 1991: 19:187-88.

6. Yip HK, Stevenson AG, Beeley JA. An improved reagent for chemo-mechanical caries removal: An in vitro study. J Dent 1995; 23:197-04.

7. Kronman J, Goldman, Habibi C, Menegel L. Electron microscopic evaluation of altered collagen structure induced by N-cloroglycine (GK101). J Dent Res 1977; 56:1539-45.

8. Tonami. et al. Effects of chloramines and sodium hypochlorite on carious dentin. J Med Dent Sci 2003; 50(2):139-46.

9. Beeley J, Yip H, Stevenson A. Chemochemical caries removal: a review of techiniques and latest developments. Br Dent J 2000; 188:427-30.

10. Kavvadia AK, Karagianni V, Polychronopoulou A, Papagianouli L. Primary teeth caries removal using the Carisolv™ chemomechanical method: a clinical trial. Pediatr Dent 2004; 26(1):23-28.

11. Balciuniene I, Sabalaite R, Juskiene I. Chemomechanical caries removal for children. Stomatologia 2005; 7(2):40-4.

12. Lozano-Chourio MA, Zambrno O, Gonzales H, Quero M. Clinical randomized controlled trial of chemomechanical caries removal (Carisolv). Int J Paediatr Dent 2006; 16(3):161-7.

13. Kirzioglu Z, Gurbuz T, Yilmaz Y. Clinical evaluation of chemomechanical and mechanical caries removal: status of the restorations at 3, 6, 9 and 12 months. Clin Oral Investig 2007; 11(1):69-76.

14. Banerjee A, Watson T, Kidd E. In vitro evaluation of five alternatives methods of carious dentine excavation. Caries Res 2000; 34:144-50.

15. Bulut G, Zekioglu J, Eronat C, Bulut H. Effect of Carisolv on the human dental pulp: a histological study. J Dent 2004; 32:309-14.

16. Bussadori SK, Martins MD, Fernandes KSP, Guedes CC, Motta LJ, Reda SH, Santos EM. Avaliação da biocompatibilidade in vitro de um novo material para remoção química e mecânica da cárie – Papacárie. Pesq Bras Odontopd Clin Integr 2005; 5(3):253-59.

17. Bussadori SK, Castro LC, Galvão AC. Papain gel: a new chemo-mechanical caries removal agent. J Clin Pediatr Dent 2005, Winter, 30(2):115-19.

18. Miyagi SPH, Mello I, Bussadori SK, Marques MM. Resposta de fibroblastos pulpares humanos em cultura ao gel Papacárie. Rev Odontol UNICID 2006; 18(3):245-9.

19. Dammaschke T, Stratmann U, Morkys K, Kaup M, Ott KHR. Reaction of sound and desmineralised dentine to Carisolv in vivo and vitro. J Dent 2002; 30:59-65.

20. Martins MD, Fernandes KPS, Motta LJ, Santos EM, Pavesi VCS, Bussadori SK. Biocompatibility analysis of chemomechanical caries removal material Papacárie on cultured fibroblasts and subcutaneous tissue. Journal of Dentistry for Children, 2008. (*in press*)

21. Langeland K, Cotton WR. Recommended standard practices for biological evaluation of dental materials. FDI Technical Report Nº 9, 1980

22. Ammari MM, Moliterno LFM. Remoção química-mecânica da cárie: evidências atuais. RBO 2005; 62(1 e 2):125-27.

23. Pacheco GLL, Santos SSF, Jorge AOC, Bussadori SK, Rego MA. Avaliação da ação antimicrobiana in vitro de dos sistemas de remoção químico-mecânica da cárie sobre Streptococcus mutans e Lactobacillus acidophilus. Rev biocien 2005; 11:39-45.

24. Motta LJ, Bussadori SK, Guedes CC, Reda SH, Santos EM. Avaliação in vitro do potencial antimicrobiano de dois sistemas para remoção químico-mecânica de dentina cariada: Carisolv e Papacárie. Arq Odontol 2005; 41(4):273-368.

25. Bussadori SK, Guedes CC, Hermida-Bruno L, Ram D. Chemo-mechanical removal of caries in an adolescent patient using a papain gel: case report. J Clin Pediatr Dent 2008; 32(3):177-80.

26. Wennrberg AT, Sawasw, Kultje C. The influence of Carisolv on enamel and dentine surface topography. Eur J Oral Sci 1999; 107:297-06.

27. Rodrigues CRMD, Oliveira MDM, Arana-Chaves VE, Mathias RS. Estudo em MEV da dentina de dentes decíduos após tratamento com Carisolv. Pesq Odontol Bras 2000; 14:126.

28. Corrêa FN, Rodrigues Filho LE, Rodrigues CR. Evaluation of residual dentin after conventional and chemomechanical caries removal using SEM. J Clin Pediatr Dent 2008; 32(2):115-20.

29. Corrêa FN, Rocha Rde O, Rodrigues Filho LE, Muench A, Rodrigues CR. Chemical versus conventional caries removal techniques in primary teeth: a microhardness study. J Clin Pediatr Dent 2007; 31:187-92.

30. Haak R, Fritz U, Faber F, Noack M. Does chemomechanical caries removal affect dentine adhesion? Eur J Oral Sci 2000; 108:449-55.

31. Bussadori SK, Guedes CC, Martinelli-Elias L, Ozaki J, Masuda M. Estudo em Microscopia eletrônica de varredura de dentes permanentes após tratamento químico da dentina. Rev UNISA 2007; 12(2):12-17.

32. Lopes MC, Mascarini RC, Silva BMCG, Flório FM, Basting RT. Effect of a papain-based gel for chemomechanical caries removal on dentin shear bond strength. J Dent Child 2007; 74:93-97.

33. Tafner AP, Rodrigues CRMD, Oliveira MDM, Mathias RS. Necessidade do uso de anesthesia local para remoção de lesões cariosas com Carisolv. Simpósio de apresentação do produto Carisolv 1999.

34. Wang J, Wang HM. Effects of three caries removal methods on children's dental fear evaluated by physiological measure. Shangai Kou Qiang Yi Xue 2007; 16(2):149-52.

35. Hermida Bruno L, Guedes CC, Motta LJ, Santos EM, Bussadori. Comparación entre la utilización de elementos de baja velcidad y ratamiento químico mecánico de caries dentinal en dentición decídua. Acta Odontológica Venezolana 2009; 47(4).

36. Hossain M, Nakamura Y, Tamaki Y, Yamada Y, Jayawardena JÁ, Matsumoto K. Dentinal composition and Knoop hardness measurements of cavity flor following crious dentin removal with Carisolv. Oper Dent 2003; 28(4):346-51.

37. Bussadori SK, Fernandes KPS, Pavesi VCS, Motta LJ, Martins MD . Wound Healing of Mouth Ulcers using Papain Gel. In: 86 IADR, 2008, Toronto. J Dent Res 2008; 87: .(???!!!)

38. Guzman AV, Guzman MGS. The enzymatic debridement of suppurations, necrotic lesions and burns with papain. J Int Coll Surg 1953; 20(6):695-702.

39. Udod VM, Storojuk VT. Use of papain in treating suppurative postoperative soft tissue complications and diases. Khirurgiia 1981; 5:99-01.

40. Flindt M. Health and safety aspects of working with enzymes. Process Biochem 1979; 13(8):3-7.

Capítulo 14

DUREZA DENTINÁRIA

Marcelo Mendes Pinto

INTRODUÇÃO

Atualmente, os estudos *in vitro* relacionados à remoção química da cárie encontram-se em andamento com a finalidade de aumentar a qualidade dos materiais e fundamentar as técnicas e seu uso clínico. Entre esses estudos podemos citar aqueles que avaliam as propriedades mecânicas dos materiais dentários e das estruturas de esmalte e dentina que compõe o dente[1-5].

As propriedades mecânicas ou estrutura de um material são importantes para a compreensão e previsão do seu comportamento quando estes são submetidos à carga, pois os materiais e as estruturas dentárias devem suportar as complexas tensões geradas durante o preparo das restaurações e pela mastigação[6-8].

A dureza é uma propriedade mecânica empregada para predizer a resistência de uma determinada estrutura e de sua capacidade de desgastar uma estrutura oposta, seja de um material restaurador ou um dente[9]. Esta propriedade pode ser bem definida como a resistência de determinada superfície a uma indentação ou penetração permanente[10]. Uma conceituação mais rigorosa de dureza é dificultada, pois qualquer ensaio dessa natureza, em nível microscópico, envolverá características complexas da estrutura física da superfície com as tensões geradas durante o ensaio, podendo assim ter a interação de outros fatores no ensaio. Segundo Craig e Powers[10], apesar dessa condição, o conceito mais comum de substância dura ou macia é a sua resistência relativa a uma indentação, portanto, dureza é a medida de resistência à deformação, mensurada a partir dos valores de carga e área da indentação impressa na superfície da estrutura[11].

O ensaio de dureza, por ser de fácil execução e por apresentar uma relação de proporcionalidade entre o valor da dureza e a resistência, tem sido muito utilizado em pesquisas odontológicas na comparação dos diversos materiais e estruturas dentais. Esse ensaio, dependendo de como é realizado, pode ser dividido em três tipos: por risco, por penetração e por choque. Os testes mais frequentemente utilizados para determinar a dureza de superfícies são conhecidos pelos nomes Barcol, Brinell, Rockwell, Shore, Vickers e Knoop[9,10]. Neste capítulo, será dada ênfase ao ensaio de microdureza das estruturas de esmalte e dentina por penetração, realizados pelos testes Vickers e Knoop.

O ensaio de microdureza é realizado de forma semelhante ao teste de dureza, com a diferença de o indentador penetrar com carga menor que 1 Kgf, o que produzirá uma indentação microscópica na superfície plana de um corpo de prova, facilitando a determinação da dureza em camadas finas e superficiais dos materiais restauradores[11-14]. Esse teste pode, ainda, ser utilizado para avaliar a dureza de constituintes individuais de uma microestrutura, de materiais friáveis e de espécimes pequenos com espessura delgada[15-17]. Em relação às estruturas dentais, especificamente, o ensaio de microdureza medirá nessas superfícies a dureza do esmalte sadio, das zonas que compõem as lesões iniciais de mancha branca e dos vários tipos e camadas de dentina, incluindo aquela remanescente à remoção do tecido infectado[13,18-21].

TESTES DE MICRODUREZA

TESTE DE DUREZA VICKERS

O ensaio de dureza Vickers (HV) utiliza uma ponta de diamante em forma piramidal de base quadrada, com ângulo entre as faces opostas de 136º. Essa dureza é calculada a partir dos valores da carga aplicada e da área projetada do losângulo na superfície, como mostra a figura 1A.

TESTE DE DUREZA KNOOP

A microdureza Knoop (KHN) utiliza um indentador em forma de pirâmide alongada, tendo a relação de 30:4:1 (comprimento/largura/profundidade), sendo que a diagonal maior é 7 vezes a diagonal menor (Figs. 1A e B).

O método Knoop foi desenvolvido para que várias cargas pudessem ser aplicadas na mesma superfície, produzindo valores de dureza característicos a cada material e estrutura (Tab. 1). A área projetada varia de acordo com a carga e a natureza da substância testada, sendo que a maior vantagem desse ensaio é que estruturas com valores diferentes de dureza podem ser testadas simplesmente variando-se a carga do teste. Pelo fato de o uso de uma carga menor produzir microendentações delicadas, este teste é empregado para mensurar a dureza em regiões específicas de interesse do pesquisador. Por essas características, atualmente o ensaio de microdureza é muito empregado para avaliar a dureza de estruturas como o esmalte e a dentina[22,23]. O valor de dureza Knoop para o esmalte sadio varia de 272 a 440 KHN e para dentina, de 50 a 70 KHN[9,10,15].

Tabela 1. Número de dureza Knoop (KHN) de materiais e estruturas dentais.

Material	Dureza
Abrasivo de *carbide* para silicona	2480
Porcelana feldspática	460
Liga de cromo-cobalto	391
Esmalte dental	343
Folha de ouro	69
Dentina sadia	68
Cemento	40
Cimento de fosfáto de zinco	38
Resina acrílica	21

* Craig & Powers. Materiais Dentários Restauradores, 2004. 11ª edição

PREPARO DOS ESPÉCIMES PARA O ENSAIO DE MICRODUREZA

O preparo dos espécimes para a realização do ensaio de microdureza Knoop é de extrema importância, visto que é necessário ter boa visualização e clareza da superfície e da indentação, de forma que o teste apresente mais fidelidade nos resultados. É importante lembrar que, para testes laboratoriais que simulam

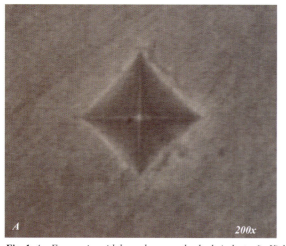
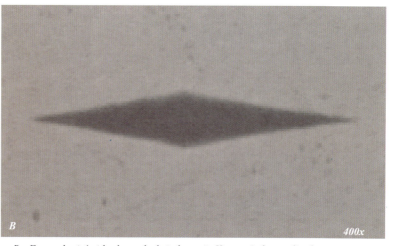

Fig. 1. A – Forma piramidal com base quadrada da indentação Vickers. B – Forma de pirâmide alongada da indentação Knoop. Ambas realizadas em resina acrílica.

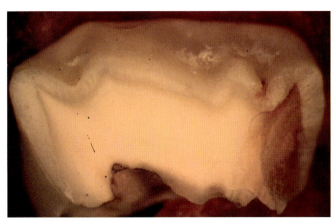

Fig. 2. Dente decíduo seccionado, com disco diamantado na cortadora de precisão Labcut 1010 (Extec); no sentido mesiodistal após a remoção químico-mecânica do tecido cariado, resina acrílica.

determinadas condições clínicas, todos os cuidados e a sequência técnica indicada pelo fabricante no uso dos materiais dentários devem ser seguidos rigorosamente para impedir qualquer intercorrência durante o ensaio. Os espécimes preparados devem estar planos, polidos e sem riscos, o que facilitará a leitura da área projetada pelo indentador.

Os procedimentos de obtenção dos espécimes para avaliar a dureza, pelo teste de microdureza Knoop, em dentes (permanentes/decíduos) após a remoção químico-mecânica do tecido cariado, iniciam-se com o seccionamento dos dentes, passando por embutimento em resina acrílica e acabamento, finalizando com o polimento da superfície a ser avaliada.

Os dentes devem ser seccionados cuidadosamente de forma a preservar os seus componentes estruturais. Para que isso seja possível, é necessário o uso de um disco de corte compatível com o volume do espécime a ser cortado. O método mais utilizado no seccionamento de estruturas mineralizadas é realizado por meio de discos de corte diamantados ou impregnado por substâncias abrasivas montados em caneta de baixa rotação ou em máquinas de corte de precisão, sendo este o segundo mais indicado para qualquer tipo de ensaio laboratorial.

No ensaio de microdureza, o seccionamento dos dentes é feito no sentido longitudinal com a caneta de baixa rotação do equipamento e sob refrigeração. Esta tem a finalidade de hidratar o dente, diminuir o atrito, remover os resíduos e manter temperatura adequada do espécime.

Após o seccionamento, os espécimes devem ser limpos no ultrassom com água destilada, por 5 minutos, sendo levados para o embutimento (Fig. 2).

O embutimento dos espécimes em resina acrílica ou epóxi é uma excelente opção quando se trabalha com espécimes com dimensões reduzidas; dessa forma, facilita os passos de acabamento e polimento, dando proteção às bordas delgadas dos espécimes seccionados.

Inicialmente, o lado do espécime utilizado na avaliação durante o ensaio deve ser colocado voltado para a superfície de uma placa de vidro plana e lisa. Um anel de PVC com dimensões de ¾ de diâmetro e 10 mm de altura deve ser colocado sobre o espécime mantendo-o posicionado de forma equidistante das paredes do anel. É importante manter o espécime e o anel de PVC estabilizados na placa de vidro, e isso pode ser realizado fixando-os com fita dupla face. Em seguida, a resina é manipulada de acordo com o fabricante, e vertida dentro do anel até o seu total preenchimento (Fig. 3).

Após a polimerização total da resina, o espécime deve passar por acabamento com discos de lixa de granulação 400, 600, 1200 e 2000 e polimento com panos e suspensões abrasivas de 15μm; 6 μm; 3 μm e 1 μm. O embutimento é finalizado analisando-se a superfície do espécime em microscópio óptico, sendo que esta superfície deve apresentar-se plana, lisa, polida e sem ranhuras. Obtidas essas características, o espécime pode ser submetido ao ensaio de microdureza (Figs. 4 e 5).

ENSAIO DE MICRODUREZA

Como visto anteriormente, há dois tipos de ensaios de microdureza por endentação, de acordo com o indentador utilizado: Vickers e Knoop. A impressão Knoop é muito utilizada em função do seu formato e da necessidade de uma região microscópica para executar uma endentação; essa talvez seja a maior vantagem em relação à impressão Vickers quando se avalia a dureza em estruturas dentais.

Os ensaios de microdureza são realizados através de um aparelho chamado *microdurômetro*, que produz endentações nos espécimes pela ação do indentador com carga e tempo de penetração preestabelecidos. A impressão deixada no espécime é medida e os valores correspondentes são colocados em uma fórmula que calcula a dureza.

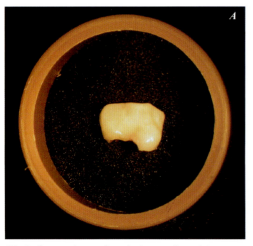 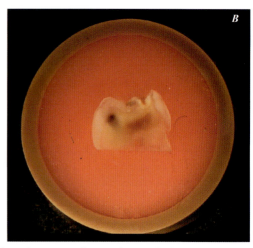

Fig. 3. Características do embutimento do espécime previamente seccionado. A - Face do espécime submetida ao ensaio de microdureza voltada para baixo e posicionada de forma equidistante das paredes do anel de PVC. B - Espécime embutido em resina acrílica.

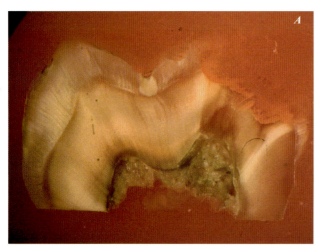 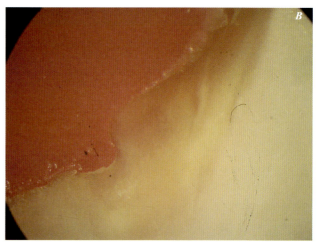

Fig. 4. A - Característica do espécime após o acabamento e polimento (plano, liso e com brilho). B - Vista aproximada da interface resina acrílica/dentina remanescente, onde serão realizadas as endentações.

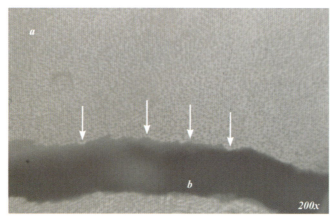

Fig. 5. Micrografia da superfície do espécime após o acabamento e polimento: a - dentina; b - resina do embutimento; setas brancas - dentina remanescente após a remoção químico-mecânica da cárie com Papacárie®.

REFERÊNCIAS

1. Banerjee A, Kidd EA, Watson TF. In vitro validation of carious dentin removed using different excavation criteria. Am J Dent. 2003; 16:228-30.

2. Beeley JA, Yip HK, Stevenson AG. [Chemo-mechanical caries removal: a review of the techniques and latest developments] Ned Tijdschr Tandheelkd 2001; 108:277-81.

3. Hosoya Y, Shinkawa H, Marshall GW. Influence of Carisolv on resin adhesion for two different adhesive systems to sound human primary dentin and young permanent dentin. J Dent. 2005; 33:283-91.

4. Morrow LA, Wilson NH, Watts DC, Silikas N. The nature of the remaining dentin surface following application of Carisolv solution. Am J Dent 2005; 18:296-300.

5. Ziskind D, Kupietzky A, Beyth N. First-choice treatment alternatives for caries removal using the chemomechanical method. Quintessence Int 2005, 36:9-14.

6. Attin T, Vollmer D, Wiegand A, Attin R, Betke H. Subsurface microhardness of enamel and dentin after different external bleaching procedures. Am J Dent 2005; 18:8-12.

7. Fuentes V, Ceballos L, Osorio R, Toledano M, Carvalho RM, Pashley DH. Tensile strength and microhardness of treated human dentin. Dent Mater 2004; 20:522-9.

8. Hossain M, Nakamura Y, Murakami Y, Yamada Y, Matsumoto K. A comparative study on compositional changes and Knoop hardness measurement of the cavity floor prepared by Er: YAG laser irradiation and mechanical bur cavity J Clin Laser Med Surg 2003; 21:29-33.

9. Anusavice KJ. Phillips Materiais Dentários. 11 ed. Rio de Janeiro: Elsevier, 2005

10. Craig RG, Powers JM. Materiais Dentários Restauradores São Paulo: Ed. Santos, 2004.

11. Hosoya Y, Marshall SJ, Watanabe LG, Marshall GW. Microhardness of carious deciduous dentin. Oper Dent 2000; 25:81-9.

12. Fuentes V, Toledano M, Osorio R, Carvalho RM. Microhardness of superficial and deep sound human dentin. J Biomed Mater Res A 2003; 66:850-3.

13. Pereira PN, Inokoshi S, Yamada T, Tagami J. Microhardness of in vitro caries inhibition zone adjacent to conventional and resin-modified glass ionomer cements. Dent Mater 1998; 14:179-85.

14. Kielbassa AM, Munz I, Bruggmoser G, Schulte-Monting J. Effect of demineralization and remineralization on microhardness of irradiated dentin. J Clin Dent 2002; 13:104-10.

15. Grajower R, Azaz B, Bron-Levi M. Microhardness of sclerotic dentin. J Dent Res 1977; 56:446.

16. Pashley D, Okabe A, Parham P. The relationship between dentin microhardness and tubule density. Endod Dent Traumatol 1985; 1:176-9.

17. Keller U, Hibst R. Experimental studies of the application of the Er:YAG laser on dental hard substances: II. Light microscopic and SEM investigations. Lasers Surg Med 1989; 9:345-51.

18. Banerjee A, Sherriff M, Kidd EA, Watson TF. A confocal microscopic study relating the autofluorescence of carious dentine to its microhardness. Br Dent J 1999; 187:206-10.

19. Banerjee A, Kidd EA, Watson TF. Scanning electron microscopic observations of human dentine after mechanical caries excavation. J Dent 2000; 28:179-86.

20. Nadanovsky P, Cohen Carneiro F, Souza de Mello F. Removal of caries using only hand instruments: a comparison of mechanical and chemo-mechanical methods. Caries Res 2001; 35:384-9.

21. Splieth C, Rosin M, Gellissen B. Determination of residual dentine caries after conventional mechanical and chemomechanical caries removal with Carisolv. Clin Oral Investig 2001; 5:250-3.

22. Hossain M, Nakamura Y, Tamaki Y, Yamada Y, Jayawardena JA, Matsumoto K. Dentinal composition and Knoop hardness measurements of cavity floor following carious dentin removal with Carisolv Oper Dent. 2003; 28:346-51.

23. Santiago BM, Ventin DA, Primo LG, Barcelos R. Microhardness of dentine underlying ART restorations in primary molars: an in vivo pilot study. Br Dent J 2005; 199:103-6.

Capítulo 15

AVALIAÇÃO DA DENTINA REMANESCENTE APÓS A REMOÇÃO DE TECIDO CARIADO COM INSTRUMENTO ROTATÓRIO CORTANTE E MÉTODOS QUÍMICO-MECÂNICOS, UTILIZANDO ANÁLISE DE MICRODUREZA E MEV

Fernanda Nahás Pires Corrêa
Célia Regina Martins Delgado (in memoriam)

Novos métodos de remoção do tecido cariado vêm sendo desenvolvidos como uma alternativa ao tratamento tradicional, entre os quais podem-se citar o *laser*, a abrasão a ar, o ultrassom, e a remoção químico-mecânica. Tais manobras podem se constituir em um diferencial para a conquista de pacientes temerosos, possibilitando bom condicionamento, diminuindo o desconforto e minimizando a necessidade da utilização de anestesia.

O objetivo da remoção químico-mecânica da cárie é remover a porção mais exterior (camada infectada), deixando a dentina desmineralizada afetada, a qual é passível de remineralização e reparação[1]. Os métodos químico-mecânicos apregoam remover apenas a dentina infectada, em que o colágeno está degradado, mantendo a porção desmineralizada.

Entre as principais desvantagens do método tradicional com instrumento rotatório estão: a possibilidade de sobre-extensão da cavidade, o desgaste de tecido sadio, o aquecimento do dente, a pressão sobre a polpa, a vibração, o ruído, o estímulo de dor e a necessidade do uso de anestésico local, manobra esta que provoca aversão em muitos pacientes, especialmente nas crianças.

Inúmeros estudos foram realizados para avaliar a eficácia e a segurança clínica do Carisolv®, muitos dos quais apontaram que a maioria dos pacientes não sentiu desconforto durante o tratamento,[1,2] poucas vezes foi necessário o uso de anestesia local[3,4] e a remoção do tecido cariado foi eficiente.[5,6] Como desvantagem, a menor eficiência deste método quando comparado ao tradicional na remoção de tecido cariado faz com que mais tempo clínico seja necessário.[6,7] Além disso, o alto custo de venda ao consumidor constitui um empecilho do uso corriqueiro do método na rotina clínica.

Com o intuito de apresentar um produto de remoção químico-mecânica da cárie de custo inferior ao do Carisolv®, foi lançado em 2003 o Papacárie®, material composto de papaína, cloramina e azul de toluidina.[8] A papaína é uma endoproteína com atividade bacteriostática, bactericida e anti-inflamatória. A cloramina, composto que contém cloro e amônia, possui propriedades bactericidas e desinfetantes e é utilizada para a irrigação de canais radiculares e para amolecer quimicamente a dentina cariada, de modo que a porção degradada do colágeno desta é clorada pela solução utilizada na remoção química e mecânica da cárie.[4]

Dessa forma, realizou-se um estudo para comparar a microdureza Knoop da dentina hígida e após a remoção do tecido cariado com dois métodos químico-mecânicos e o convencional. Trinta incisivos centrais decíduos extraídos, com cavidade de lesão de cárie ativa em apenas uma face proximal, foram divididos em três grupos experimentais, de acordo com o método de remoção do tecido cariado: tratamento mecânico convencional – instrumento rotatório de baixa rotação – e dois métodos químico-mecânicos, Papacárie® e Carisolv®. Após a remoção do tecido cariado, os dentes foram seccionados longitudinalmente e preparados para o teste de microdureza, o qual foi realizado em diferentes distâncias na dentina tratada e na dentina hígida. Para a dentina tratada, não foram verificadas diferenças estatísticas significativas entre os tratamentos (instrumento rotatório e métodos químico-mecânicos). Da mesma forma, diferenças estatísticas significantes não foram encontradas para os valores de microdureza obtidos nos pontos de avaliação. Isso indica que os valores de microdureza foram semelhantes para os diferentes tratamentos e para as diferentes distâncias; entretanto, a interação entre tratamento e distância foi significante, evidenciando que a variação de microdureza foi diferente para as distâncias em função do grupo de tratamento. O grupo instrumento cortante rotatório mostrou pequena diminuição numérica com o aumento da profundidade, enquanto o grupo Papacárie® foi homogêneo em todas as distâncias. No grupo Carisolv® observou-se valor menor de microdureza logo abaixo da cavidade, aumentando nas distâncias mais profundas; entretanto, a diferença só foi significante neste grupo entre as distâncias de 50 e 500 μm. Na dentina hígida, os valores de microdureza da dentina foram semelhantes em todos os grupos, sendo apenas estatisticamente diferentes para a variável distância. Posteriormente foi realizada a comparação entre os valores de microdureza entre os diferentes tipos de tecido dentário (lado hígido e lado cariado após a remoção de cárie). Observou-se que não houve diferença estatística entre os diferentes métodos de tratamento, mas houve entre o lado hígido e o lado submetido à remoção do tecido cariado, sendo que este apresenta valor menor.[9]

Após a remoção do tecido cariado, a característica do substrato dental na adesão é fundamental e deve reagir de forma positiva ao sistema restaurador de escolha, de forma a não impedir ou dificultar os procedimentos adesivos que devolverão forma e função à estrutura perdida.

O substrato dentinário é um complexo biológico hidratado, com características regionais diferenciadas, que podem ser modificadas por processos fisiológicos, idade e doenças. Podem ocorrer variações significativas na sua arquitetura em função da profundidade e das respostas às agressões prévias, tais como lesão de cárie,

preparo cavitário e possíveis efeitos agressivos dos materiais restauradores.

Qualquer método empregado para a remoção do tecido cariado resultará em padrões diferentes de substrato dentinário. Por essa razão, a literatura traz estudos que avaliaram esse remanescente após a remoção de cárie com os métodos mecânico e químico-mecânico.

A adesão entre os materiais restauradores e os tecidos dentários tem sido um dos objetos de investigação que tem despertado mais interesse. A adesão estável entre a resina composta e a estrutura dental é essencial para o sucesso clínico das restaurações, pois a falha na adesão permite a invasão de bactérias e fluidos orais que podem promover a formação de lesão de cárie secundária. No tratamento operatório das lesões cariosas em dentina, a superfície criada no final do preparo cavitário exerce um papel relevante na adesão dos materiais restauradores.

Vários são os fatores que afetam a qualidade de adesão entre a superfície dentinária e a restauração, incluindo a presença de lama dentinária produzida pelo processo de escavação e a camada híbrida resultante da interação entre os sistemas adesivos resinosos e a própria superfície condicionada.

Assim e considerando a importância do tema, Corrêa et al.,[9] avaliaram a dentina remanescente e formação de *tags* em dentes decíduos após três diferentes métodos de remoção do tecido cariado (instrumento rotatório de baixa rotação, Papacárie® e Carisolv®). A análise do substrato dentinário remanescente após a remoção do tecido cariado com instrumentos rotatórios de baixa rotação pode ser observado na figura 1 (500x), mostrando superfície lisa e uniforme com *smear layer* característica, e na figura 2 (3000x) nota-se a exposição de túbulos dentinários. As superfícies tratadas com Papacárie® apresentaram dois padrões diferentes de remanescente. Nas figuras 3 (500x) e 4 (3000x) notou-se uma superfície regular e "gretada" com pouca presença de *smear layer* e presença de túbulos dentinários expostos em algumas regiões. Nas figuras 5 (500x) e 6 (3000x) a remoção químico-mecânica com Papacárie® apresentou uma superfície bastante irregular e rugosa coberta por uma camada amorfa indicativa de *smear layer*, obliterando os túbulos dentinários. Na análise de microscopia eletrônica do grupo Carisolv® pôde-se constatar uma superfície irregular com a presença de uma camada amorfa semelhante a *smear layer* e em poucas áreas notaram-se

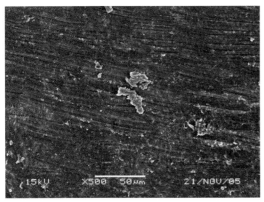

Fig. 1. Dentina após a remoção com instrumento cortante rotatório (500x, 50 µm).

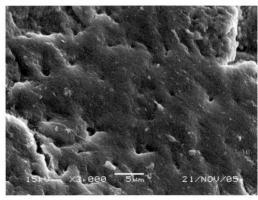

Fig. 2. Dentina após a remoção com instrumento cortante rotatório (3000x, 5 µm).

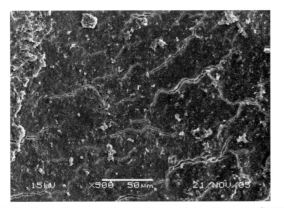

Fig. 3. Dentina após a remoção químico-mecânica (Papacárie®) (500x, 50 µm).

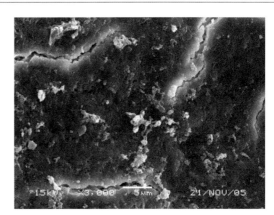

Fig. 4. Dentina após a remoção químico-mecânica (Papacárie®) (3000x, 5 µm).

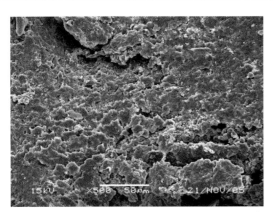

Fig. 5. Dentina após a remoção químico-mecânica (Papacárie®) (500X, 50 µm).

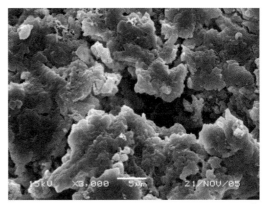

Fig. 6. Dentina após a remoção químico-mecânica (Papacárie®) (3000x, 5 µm).

túbulos dentinários expostos (Fig. 7) (500x). Na figura 8 (3000x) nota-se a presença de bactérias na superfície dentinária. A figura 9 (500x) representa os espécimes do grupo dos instrumentos cortantes rotatórios, os quais demonstram a interface adesiva dentina-resina, em que é possível observar a presença de inúmeros *tags* em toda a extensão do espécime. Na figura 10 (6.000x) a base dos *tags* apresentou-se afunilada na região dos túbulos, e escassa presença de *microtags* foi observada. No grupo de remoção químico-mecânica Papacárie®, houve grande formação desordenada de *tags* (Fig. 11 (500x)) e *microtags* com base afunilada e pouca presença de fibrilas colágenas infiltradas na região de estreitamento dos túbulos (Fig. 12 (6000x)). No grupo de remoção químico-mecânica Carisolv®, foi observado a presença de tags em toda extensão do espécime (Fig. 13 (500x)). Os tags exibiram base afunilada e em maior aumento é possível notar a presença de microtags na base dos tags (Fig. 14 (5000x)).

É importante destacar que o desenvolvimento de técnicas preventivas da doença cárie, bem como o aperfeiçoamento dos materiais restauradores, possibilitou a confecção de preparos conservadores, preservando ao máximo a estrutura dental. A remoção convencional do tecido cariado envolve o uso de instrumentos rotatórios e pode ser desagradável para o paciente, muitas vezes exigindo o uso de anestesia local, podendo também desgastar desnecessariamente a estrutura dentária sadia. Tais desvantagens culminaram na busca de métodos alternativos objetivos que pudessem orientar a remoção do tecido cariado e proporcionar mais conforto para o paciente.

Diversos métodos podem ser utilizados para a remoção do tecido cariado. A eleição de um deles depende

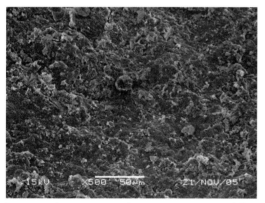

Fig. 7. *Dentina após a remoção químico-mecânica (Carisolv®) (500x, 50 μm).*

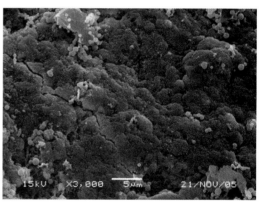

Fig. 8. *Dentina após a remoção químico-mecânica (Carisolv®) (3000x, 5 μm).*

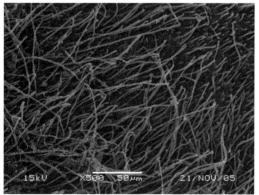

Fig. 9: *Micrografia eletrônica do grupo instrumento cortante rotatório (500x, 50 μm).*

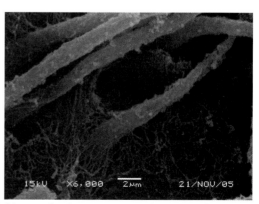

Fig. 10. *Micrografia eletrônica em grande aumento do grupo instrumento cortante rotatório (6000x, 2 μm).*

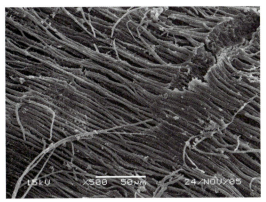

Fig. 11. Micrografia eletrônica do espécime do grupo Papacárie® (500x, 50 μm).

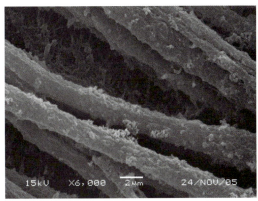

Fig. 12. Micrografia eletrônica em grande aumento do grupo Papacárie® (6000x, 2 μm).

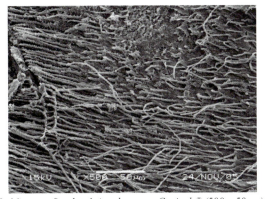

Fig. 13. Micrografia eletrônica do grupo Carisolv® (500x, 50μm).

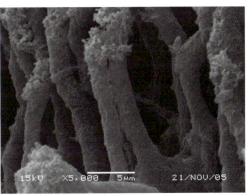

Fig. 14. Micrografia eletrônica em grande aumento do grupo Carisolv® (5000x, 5μm).

da preferência do profissional e da indicação para cada caso. A adesão da dentina depende não só do sistema adesivo utilizado, mas também do substrato dentinário remanescente deixado pelo método de remoção do tecido cariado

Os resultados encontrados nos trabalhos supracitados indicam características semelhantes da dentina para todas as formas de tratamento. Entretanto, faz-se necessária a realização de outros testes para futura avaliação e comparação.

REFERÊNCIAS

1. Ericson D, Zimmerman M, Raber H, Gotrick B, Bornstein R, Thorell J (1999). Clinical evaluation of efficacy and safety of a new method for chemo-mechanical removal of caries Caries. Research. 33(3)171-177.

2. Munshi AK, Hedge AM, Shetty PK (2001). Clinical evaluation of Carisolv in the chemico-mechanical removal of carious dentin. J Clin of Pediatric Dentistry. 26(1):49-54.

3. Kakaboura A, Masouras C, Staikou O, Vougiouklakis G (2003). A comparative clinical study on the Carisolv caries removal method. Quintessence Int 34(4):269-271.

4. Maragakis GM, Hahn P, Hellwing E (2001). Clinical evaluation of chemomechanical caries removal in primary molars and its acceptance by patients. Caries Research 35(3):205-210.

5. Hossain M, Nakamura Y, Tamaki Y, Yamada Y, Jayawardena JA, Matsumoto K (2003). Dentinal composition and

knoop hardness measurements of cavity floor following carious dentin removal with Carisolv. Operative Dentistry 28(4):346-351.

6. Fluckiger L, Waltimo T, Stich H, Lussi A (2005). Comparison of chemomechanical caries removal using Carisolv or conventional hand excavation in deciduous teeth in vitro J Dentistry 33(2)87-90.

7. Yazici AR, Atilia P, Ozgunaltay G, Muftuoglu S. (2003) In vitro comparison of the efficacy of Carisolv and conventional rotatory instrumental in caries removal. J Oral Rehabilitation 30(12):1177-1182.

8. Candido LC (2004) Wibe site evolution; Retrivied online November 23, 2004 from: http://www.feridologo.com.br/curpapaina.htm

9. Corrêa FN, Rocha R de O, Rodrigues Filho LE, Muench A, Rodrigues CR. Chemical versus conventional caries removal techniques in primary teeth: a microhardness study. J Clin Pediatr Dent 2007 Spring; 31(3):187-92.

10. Corrêa FND, Rodrigues Filho LE, Rodrigues CRMD. Evaluation of residual dentine after conventional chimomechanical caries removal using SEM. J Clin Pediatr Dent 2007b; 32(2):115-120.

11. Corrêa FNP. Avaliação da dentina remanescente após remoção de cárie com instrumento cortante rotatório e métodos químico-mecânicos, utilizando análise de microdureza, fluorescência laser e MEV [Dissertação de Mestrado]. São Paulo: Faculdade de Odontologia da USP; 2005.

Capítulo 16

ADESÃO A DENTES DECÍDUOS E A INFLUÊNCIA DOS MÉTODOS QUÍMICO-MECÂNICOS DE REMOÇÃO DA CÁRIE SOBRE A ADESÃO RESINA/DENTINA

Franciele Orlando
Eloisa Helena Corrêa Brusco
Bruno Carlini Júnior

A Odontologia adesiva teve início em 1955 quando Buonocore desenvolveu a técnica do condicionamento ácido do esmalte dentário para reter restaurações de resina acrílica. A partir da resina acrílica, Bowen, em 1962, desenvolveu o bisfenol-glicidil-metacrilato, dando origem à molécula base da maioria dos atuais sistemas adesivos e das resinas compostas para restauração. Desde então, o desenvolvimento dos materiais resinosos tem evoluído vertiginosamente, tornando as resinas compostas materiais de primeira escolha para a maioria das situações clínicas em que é necessária a restauração da estrutura dental perdida.

SISTEMAS ADESIVOS

Os sistemas adesivos atuais podem ser divididos em dois grandes grupos: os precedidos por condicionamento ácido ou convencionais e os autocondicionantes. A tabela abaixo demonstra as subdivisões e características dos sistemas adesivos dentinários.

Os sistemas adesivos convencionais utilizam como mecanismo de ação a remoção de parte mineral da dentina, expondo a malha de colágeno, os túbulos dentinários e uma subsuperfície inorgânica com microporosidades para, em seguida, haver a penetração do adesivo. O condi-

Quadro 1. *Sistemas de adesivos precedidos pelo condicionamento ácido*

Sistemas	Subdivisão	Condicionamento ácido	Características
Sistemas precedidos por condicionamento ácido	Múltiplos frascos	sim	Polimerização dual
	Dois frascos	sim	Fotopolimerizável, *primer* e adesivo separados
	Monofrascos	sim	Fotopolimerizável, *primer* e adesivo no mesmo frasco
Sistemas autocondicionantes	Dois passos	não	*Primer*/ácido e adesivo separados
	Monopasso	não	*Primer*/ácido e adesivo no mesmo frasco

cionamento com ácido fosfórico a 37%, quando aplicado sobre a dentina por tempos que variam entre 10 e 15 segundos, é capaz de remover cristais de hidroxiapatita numa profundidade de 5 a 20 μm de espessura. Como a dentina é composta por 70% de matéria inorgânica, a matéria orgânica (20%) é exposta e permanece inalterada. Em outras palavras, é exposta uma malha de fibras colágenas, que forma uma barreira natural à passagem do adesivo. Para que o adesivo possa penetrar pela malha de colágeno, é necessário que esta permaneça úmida. A presença da água mantém as fibras da malha estendidas; porém, caso a dentina seja ressecada, a camada de colágeno desmorona e forma uma barreira praticamente impenetrável ao adesivo. Isso porque as fibras colágenas são revestidas por uma proteína pegajosa, que veda os espaços por entre as fibras. A penetração ou interdifusão do adesivo ocorre de maneira satisfatória em dentina úmida pela ação do *primer*. Este é um composto formado basicamente por adesivos hidrófilos, água e um solvente (álcool ou acetona), o que lhe confere grande capacidade de molhamento, difusão e também capacidade de volatilizar-se rapidamente, acelerando a remoção da umidade da dentina à medida que a fase monomérica penetra, preenchendo os microespaços da malha, atingindo os cristais parcialmente desmineralizados e também penetrando nos túbulos dentinários abertos pela ação do ácido. Esse processo ocorre em aproximadamente 20 seg e pode ser acelerado pela fricção do pincel ou por leves jatos de ar à distância de 10 cm. A aplicação do *primer* deve ser repetida, aguardando-se 20 seg, para então aplicar o adesivo hidrófobo.

Nos sistemas monofrascos, os monômeros hidrófilos e hidrófobos, água, solvente e outros componentes estão no mesmo recipiente. Esta substância deve ser aplicada duas vezes. Após cada aplicação, deve-se friccionar suavemente o pincel sobre a superfície dentária, remover os excessos com o próprio pincel e aguardar o tempo de 20 seg para a volatilização da água e do solvente.

Nos sistemas de múltiplos frascos, adiciona-se um ativador e um catalisador, com o objetivo de converter monômeros em polímeros por métodos físicos (iniciador - luz) e químicos (iniciador - sistema peróxido/amina), permitindo que estes sejam polimerizados mesmo na ausência de luz. Esses sistemas são indicados para cimentações adesivas e restaurações indiretas, quando a peça não permite a passagem da luz através do seu corpo.

SISTEMAS ADESIVOS AUTOCONDICIONANTES

O sistema adesivo autocondicionante é o mais promissor entre os disponíveis no mercado. Isso porque dispensa os passos mais críticos para o estabelecimento da união resina/dentina. É composto basicamente por monômeros hidrófilos, água, solvente e um ácido fraco. O ácido dissolve parcialmente a lama dentinária, sem remover a lama dos canalículos dentinários (*smear plugs*), e dissolve os minerais da dentina superficial. Na medida em que o ácido dissolve os cristais de hidroxiapatita, o fosfato liberado (PO_4^-) une-se ao próton (H^+), neutralizando o pH da solução. A umidade da dentina é removida pela ação do solvente e os espaços deixados são infiltrados pelos monômeros, formando uma camada híbrida mais delgada do que a formada pelo emprego dos sistemas convencionais. Embora mais delgada, a camada híbrida formada pelos adesivos autocondicionantes resulta em valores de união à dentina e infiltração marginal semelhantes aos demais.

A limitação dos autocondicionantes refere-se à união ao esmalte que, devido à baixa concentração do ácido, resulta em valores de união inferiores às técnicas do condicionamento total com ácido fosfórico a 37%. Clinicamente, esta limitação pode ser relevante em restaurações extensas, em que a interface é submetida a esforços excessivos. Em cavidades de pequena ou média extensão, os sistemas adesivos autocondicionantes podem ser empregados, devendo o clínico asperizar a superfície do esmalte marginal com pontas diamantadas, a fim de tornar o substrato mais suscetível ao ácido desses sistemas.

CARACTERÍSTICAS DOS DENTES DECÍDUOS E SUA INFLUÊNCIA NA UNIÃO RESINA/DENTINA

Os dentes decíduos apresentam características peculiares à sua função na cavidade bucal. Assim, diferem dos dentes permanentes em seu ciclo biológico e em suas características histoanatômicas. Eles são menores que os dentes permanentes em todas as suas dimensões.

O esmalte dos dentes decíduos é mais permeável e apresenta-se menos calcificado, sendo mais facilmente desgastado que o esmalte dos dentes permanentes. O grau de permeabilidade é diminuído após o início da reabsorção radicular. A sua espessura está em torno de 0,5 a 1,0 mm.

Quanto às características histológicas, o esmalte superficial apresenta-se aprismático e enovelado. Na região cervical, os prismas direcionam-se para a superfície oclusal e incisal, ao contrário dos dentes permanentes, cujos prismas acompanham a direção dos túbulos dentinários.

A comparação entre a dentina de dentes decíduos e permanentes revelou valores de microdureza superiores para os dentes permanentes, assim como maiores concentrações de cálcio e fósforo, tanto na dentina intertubular como na peritubular de dentes permanentes, sugerindo menor calcificação da dentina de dentes decíduos[1].

Quanto às diferenças morfológicas pulpares, o dente decíduo apresenta menos estrutura para proteger a polpa, sendo que a câmara pulpar tem mais volume na coroa dental comparada ao dente permanente. Os cornos pulpares são mais proeminentes, ou seja, têm mais proximidade da superfície externa, particularmente os mesiovestibulares, em especial nos primeiros molares inferiores decíduos. Em razão da forma côncava da polpa, a maior quantidade de dentina está localizada na fossa central do dente.

A dentina de dentes decíduos é um tecido dinâmico que sofre alterações em função da idade e de estímulos externos. Como esse tecido é um substrato diferente da dentina de dentes permanentes, o processo adesivo deve sofrer adaptações para que a funcionalidade das restaurações seja garantida[2].

Os túbulos dentinários dos dentes decíduos têm diâmetro maior em relação aos dos permanentes, além de maior número, o que reduz a quantidade de dentina intertubular disponível e, consequentemente, diminuem os valores de resistência adesiva, uma vez que o principal substrato para a adesão é a dentina intertubular[2-5].

Além das evidentes discrepâncias de tamanho, composição, densidade tubular, umidade intrínseca e permeabilidade dentinária existentes entre dentes permanentes e decíduos talvez possam influenciar o desempenho dos próprios sistemas adesivos e da técnica aplicada. Esses fatores são identificados na literatura pela grande variabilidade de valores de resistência à união apresentados pelos trabalhos de pesquisa – 2 a 31 MPa.[1,2,6-8]

A fim de sanar esses problemas, sugere-se a utilização de materiais comprovadamente eficientes, seguindo-se um protocolo clínico rígido no estabelecimento da técnica adesiva. É fundamental o controle da umidade por meio de, preferencialmente, isolamento absoluto. Também deve-se respeitar a sequência e o tempo de cada passo clínico para o sucesso da hibridização.

Após o preparo cavitário e a profilaxia, deve-se proceder à escolha da cor da resina composta. Em seguida, realiza-se o isolamento absoluto para o controle da umidade e melhor visualização do campo. Utiliza-se ácido fosfórico a 37% para o condicionamento total, iniciando-se pelo esmalte. Após 5 seg, aproximadamente, aplica-se o ácido no tecido dentinário e aguarda-se o tempo de 10 segundos. A remoção do ácido deverá ser realizada com jatos de água por 20 a 30 segundos. O campo e as áreas adjacentes ao dente podem ser secos com uma gaze. A remoção do excesso de umidade não deve ser realizada com jatos de ar, pois o ressecamento da dentina causa o desmoronamento da camada de fibras colágenas, impedindo a completa penetração do sistema adesivo. Deve-se remover a água em excesso com material absorvente, como bolinhas de algodão pré-umedecidas ou feltros de papel absorvente. O algodão seco, além de deixar resíduos, pode ressecar a dentina devido à sua alta capacidade de absorção de água por capilaridade. O próximo passo será a aplicação de um *primer* em sistemas de múltiplos frascos ou do *primer* associado ao adesivo hidrófobo no caso de sistemas monofrascos. Independentemente do sistema selecionado pelo clínico, deve-se aplicar, no mínimo, duas camadas do *primer* e, segundo Pashley et al.[9], o ideal seria aplicar quatro camadas do *primer* de sistemas de múltiplos frascos ou dos adesivos simplificados. A primeira camada deve ser aplicada em excesso, aguardando-se 20 seg para ocorrer a penetração das substâncias, na medida em que ocorrem a volatilização da água junto ao solvente e a substituição desta por adesivos contidos no *primer*. A segunda camada é aplicada também em excesso, sob leve fricção do pincel. Os excessos do sistema adesivo são removidos com o próprio pincel aplicador, sendo este seco em gaze, e aguarda-se 20 segundos. Aplica-se o adesivo (bond) caso seja um sistema de múltiplos frascos. Procede-se à fotopolimerização por no mínimo 20 segundos. Nos quadros 2 e 3 são apresentadas cinco diferentes técnicas adesivas para esmalte e dentina de dentes decíduos: sistema adesivo de múltiplos frascos para cimentação de restaurações indiretas; sistema adesivo de dois frascos; sistema adesivo monofrasco (precedidos por condicionamento ácido); autocondicionante de dois ou três frascos e autocondicionante monofrasco.

Após o estabelecimento da hibridização da dentina, os cuidados para a manutenção dessa interface adesiva são fundamentais para a qualidade da restauração. As técnicas de inserção e polimerização da resina composta podem resultar em restaurações aceitáveis clinicamente ou levar ao insucesso. Isso decorre dos efeitos da contração das resinas compostas quando inseridas em grandes quantidades, unindo-se várias paredes ao mesmo tempo (Fator C).

A técnica de inserção não pode evitar a contração de polimerização, mas pode controlar os seus efeitos. Deve-se inserir a resina em pequenas camadas, unindo-se no máximo duas paredes de cada vez, sendo uma parede de fundo e uma circundante. Não se deve unir paredes opostas da cavidade, como por exemplo a vestibular à lingual. Cada incremento de resina composta deve ser fotopolimerizado por meio de uma técnica que permita o

Quadro 2. *Descrição esquemática da técnica adesiva de sistemas adesivos precedidos por acondicionamento ácido total.*

Sistemas Adesivos precedidos por condicionamento ácido total		
Múltiplos frascos para restaurações indiretas Sistema Dual.	**Dois frascos ou Primer e adesivo separados Sistema fotopolimerizável**	**Monofrascos ou Primer e adesivos juntos Sistema fotopolimerizável**
Condicionamento ácido 37% - 15 s		
Iniciar pelo esmalte	Condicionamento ácido 37% - 15 s	Condicionamento ácido 37% - 15 s
Lavar com água - 20 a 30 s	Iniciar pelo esmalte	Iniciar pelo esmalte
Remover água com gaze e bolinhas de algodão	Lavar com água - 20 a 30 s	Lavar com água - 20 a 30 s
Aplicar ATIVADOR - leve fricção	Remover água com gaze e bolinhas de algodão	Remover água com gaze e bolinhas de algodão
Remover excesso e aguardar 20 s	Aplicar PRIMER - leve fricção	Aplicar S. ADESIVO - leve fricção
Aplicar PRIMER - leve fricção	Remover excesso e aguardar 20 s	Remover excesso e aguardar 20 s
Remover excessos e aguardar 20 s	Reaplicar PRIMER - leve fricção	Reaplicar S. ADESIVO - leve fricção
Aplicar ADESIVO	Remover excessos e aguardar 20 s	Remover excessos e aguardar 20 s
Aplicar CATALIZADOR no momento da cimentação	Aplicar ADESIVO	Fotopolimerizar - 20 s
Remover excessos de cimento	Fotopolimerizar - 20 s	
Fotopolimerizar - 40 s por face		
		Ex.: Singlebond/ 3M Prime e Bond 2.1/ Dentsply Excite/ Ivoclair Vivadent
Ex.: Scotchbond Multi-uso PLUS/3M	Ex.: Scotchbond /3M	

Quadro 3. *Descrição esquemática da técnica para sistemas adesivos autocondicionantes.*

Sistemas adesivos autocondicionantes	
Dois ou três frascos ou Ácido e Primer juntos Adesivo separados Sistema fotopolimerizável	**Monofrascos ou Ácido, primer e adesivos juntos Sistema fotopolimerizável**
Limpeza da cavidade	Limpeza da cavidade
Lavar e secar	Lavar e secar
Aplicar PRIMER ÁCIDO - leve fricção	Aplicar S. ADESIVO - leve fricção
Remover excesso e aguardar 20 s	Remover excesso e aguardar 20 s
Reaplicar PRIMER ÁCIDO - leve fricção	Reaplicar S. ADESIVO - leve fricção
Remover excesso e aguardar 20 s	Remover excesso e aguardar 20 s
Aplicar adesivo	Fotopolimerizar - 20 s
Fotopolimerizar - 20 s	
Ex.: Clearfil SE Bond/Kuraray	Ex.: Xeno III/Dentsply

relaxamento das tensões da resina, ou seja, que permita o escoamento desta antes de endurecer completamente. Esse escoamento permite ao compósito contrair sem se desprender das paredes da cavidade, devido à flexão da camada livre. No quadro 4 são descritas esquematicamente as técnicas de inserção da resina composta.

Existem diversas técnicas de fotopolimerização, porém citaremos as duas mais utilizadas: a técnica do pulso tardio e a da dupla intensidade. A técnica do pulso tardio consiste em fotopolimerizar cada incremento por 3 a 5 seg e, após o término da restauração, procede-se à polimerização final por 3 ciclos de 40 segundos. A técnica da dupla intensidade consiste em fotopolimerizar cada incremento por 10 segundos, a uma distância de 10 mm, e adicionalmente mais 20 segundos, o mais

Quadro 4. *Descrição esquemática da técnica de inserção da resina composta.*

Técnica de inserção da resina composta

Incremento único ou grandes porções de resina	Múltiplos incrementos unindo 2 paredes Incrementos pequenos
- Inserção de uma ou duas grandes camadas de resina na cavidade A contração da resina leva à formação de fendas na interface dente/restauração, gerando sensibilidade pós-operatória e possivelmente cárie secundária a médio e longo prazos A contração de polimerização pode causar deformação das cúspides, podendo levar à formação de trincas em esmalte e à sensibilidade pós-operatória por deformação dos canalículos dentinários, que alteram a pressão do líquido intracanalicular	- Confeccionar bolinhas de resina de 2 mm - Aplicar sobre a parede de fundo, estendendo a uma das paredes circundantes, formando um triângulo com base na parede pulpar - Fotopolimerizar o incremento - Aplicar outra camada na parede oposta - Fotopolimerizar o incremento - Seguir com a técnica até preencher a cavidade Aumento da probabilidade de se produzirem margens bem adaptadas

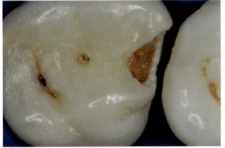

Fig. 1. Elemento 55 apresenta cavidade de cárie mesioclusal.

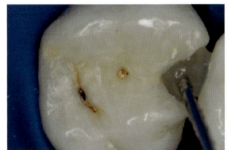

Fig. 2. Aplicação do gel Papacárie®.

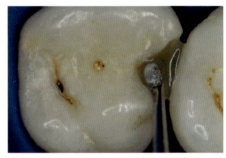

Fig. 3. Início da remoção do tecido cariado com pressão suave e com o dorso da cureta.

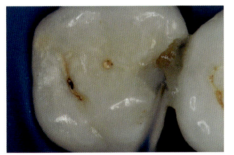

Fig. 4. Após um minuto observa-se o turvamento do gel indicando a desmineralização da dentina cariada.

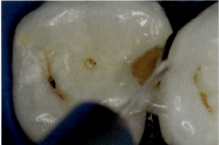

Fig. 5. Lavagem da cavidade com água.

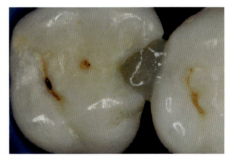

Fig. 6. Reaplicação do gel.

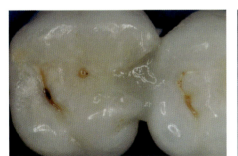

Fig. 7. Observa-se o gel turvo.

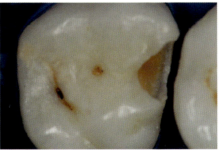

Fig. 8. Resultado da terceira aplicação do gel Papacárie®, permanecendo apenas a dentina alterada profunda.

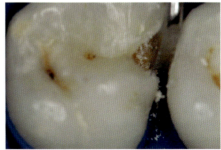

Fig. 9. Regularização da margem cervical da caixa proximal.

Remoção Química e Mecânica do Tecido Cariado

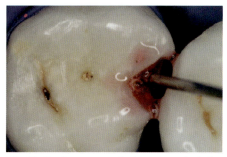

Fig. 10. Condicionamento da dentina com ácido fosfórico a 37%, iniciando em esmalte e depois em dentina (10 a 15 segundos).

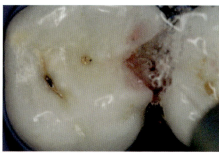

Fig. 11. Lavagem do ácido com água por 20 a 30 segundos.

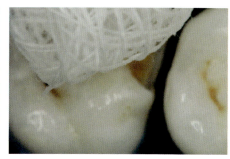

Fig. 12. Secagem do campo e região próxima à cavidade com gaze.

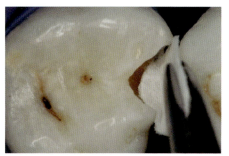

Fig. 13. Secagem da cavidade com feltro de papel ou bolinha de algodão.

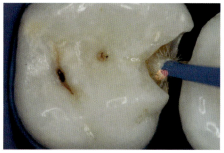

Fig. 14. Primeira aplicação do sistema adesivo fotopolimerizável monofrasco. Aguarda-se 20 segundos.

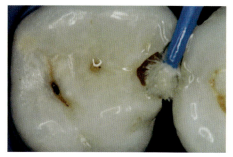

Fig. 15. Segunda aplicação do sistema adesivo. Aguarda-se mais vinte segundos, auxiliando a volatilização com leves jatos de ar à distância de 15 centímetros.

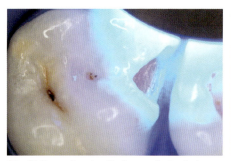

Fig. 16. Fotopolimerização da camada de adesivo por 20 segundos.

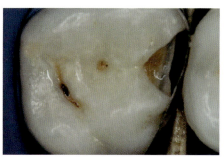

Fig. 17. Posicionamento da matriz parcial Unimatrix/TDV e inserção da cunha de madeira.

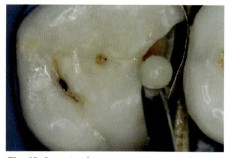

Fig. 18. Inserção do primeiro incremento de resina composta opaca para a camada correspondente à dentina.

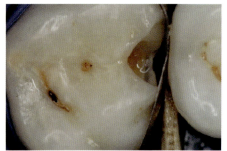

Fig. 19. Primeira camada acomodada às paredes vestibular e cervical, junto à matriz metálica.

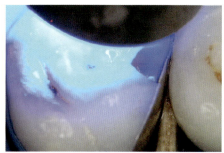

Fig. 20. Fotopolimerização da primeira camada por 5 segundos (pulso tardio).

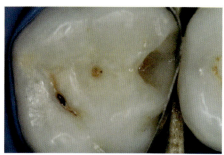

Fig. 21. Inserção da segunda camada acomodada às paredes palatina e cervical, junto à matriz. Observa-se que a primeira e a segunda camadas se tocam vedando a parede cervical.

próximo possível do incremento de resina. Recomenda-se preferencialmente a técnica da dupla intensidade. A técnica do pulso tardio não deve ser aplicada em cavidades profundas, sob pena de não polimerizar completamente as camadas mais internas.

ADESÃO À DENTINA APÓS A UTILIZAÇÃO DE MÉTODOS ALTERNATIVOS DE REMOÇÃO DE CÁRIE

Existem vários métodos de remoção de cárie: método convencional (brocas), escavação manual (curetas), *laser*, abrasão a ar, sono-abrasão, e os métodos químico-mecânicos (atualmente o Carisolv™ e Papacárie®).

A escavação pelo método convencional oferece a melhor combinação de eficiência e eficácia para a remoção de dentina cariada quando considerados os aspectos tempo e dureza da dentina.[10] No entanto, maior dureza superficial não indica necessariamente a melhor técnica de remoção de cárie, pois nesse caso pode-se remover tecido sadio ou apenas afetado pelos ácidos bacterianos. Sabe-se que a dentina desorganizada e altamente contaminada deve ser removida, porém deve-se preferencialmente manter aquela com condições de remineralização, que proporciona uma proteção a mais para o complexo pulpar e uma espessura maior à dentina remanescente. Além disso, foi relatada a incidência de alterações pulpares em virtude da pressão ou do calor provocado pelo uso de brocas.[11]

Considerando tais parâmetros, os métodos químico-mecânicos podem apresentar melhores resultados por serem menos invasivos e seletivos, uma vez que não têm capacidade de remoção de dentina parcialmente desmineralizada e não oferecem riscos de sobreaquecimento durante a remoção de tecido cariado. A remoção de cárie com o uso de brocas deixa a superfície da dentina com uma camada denominada *smear layer*.

A sono-abrasão é uma técnica que não corta a dentina, mas desgasta através de pontas específicas, em frequência de vibração de ultrassom, resultando em uma camada espessa de lama dentinária, quando observada em MEV.[10,12] A lama dentinária (*smear layer*) é composta por resíduos de matéria orgânica e inorgânica produzidos pela instrumentação da dentina, do esmalte ou do cemento, que obliteram os túbulos dentinários. Essa camada de dentina residual pode afetar negativamente a adesão. Métodos de remoção de cárie que resultem em espessura menor de lama dentinária, ou que a eliminem, podem propiciar um substrato menos contaminado e mais suscetível aos procedimentos adesivos.[10]

O método de abrasão a ar mostra resultados semelhantes à escavação manual, tanto no tempo como na quantidade de dentina removida, porém resulta em formação menor de lama dentinária.[10] A dentina, após a remoção de cárie com o método acima, apresentou-se porosa e irregular provavelmente pelo impacto das partículas de pó do óxido de alumínio. Também foram observados restos de partículas de óxido de alumínio, sendo que os túbulos estavam parcialmente obliterados.[12,13]

A superfície de dentina após a remoção de cárie com o método de escavação manual apresenta-se irregular, com fendas e camada não homogênea de *smear layer*, sendo que não houve exposição dos túbulos dentinários.[13]

A remoção de cárie com o uso de *laser* resulta em uma superfície de dentina praticamente livre de *smear layer*, com túbulos dentinários abertos, formação de pequenas áreas de fusão e criação de um padrão microrretentivo, que sugere ser aceitável aos procedimentos restauradores adesivos. No entanto, ainda necessita de associação ao condicionamento ácido para valores confiáveis de resistência à união resina/dentina. Embora promissor, apresenta desvantagens como o alto custo dos equipamentos, formação de cavidades irregulares e limitação de indicação clínica.

Após a remoção de cárie com o método químico-mecânico, a superfície da dentina apresenta estriações causadas pelos instrumentos manuais e mínima formação *smear layer*, resultando em túbulos dentinários parcialmente obstruídos e maior quantidade de túbulos abertos quando analisados em MEV.[12,13]

Segundo Splieth et al.,[14] depois do tratamento com métodos químico-mecânicos, a dentina remanescente é mais opaca e mais macia do que depois da remoção de cárie pelo método convencional com brocas.[10,14-16] No entanto, segundo Flückiger et al.,[17] a dureza de dentes decíduos após o uso do Carisolv™ é igual à encontrada após a remoção com o método convencional.

A técnica químico-mecânica, tanto com Papacárie® quanto com Carisolv™, resulta em preservação maior da estrutura dentinária do que os outros métodos acima

Remoção Química e Mecânica do Tecido Cariado

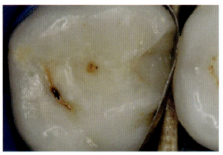

Fig. 22. Terceira e quarta camadas, aplicadas respectivamente às faces vestibular e palatina, mantendo contato com metade da espessura do esmalte oclusal. Foi utilizada resina composta de translucidez média para esmalte.

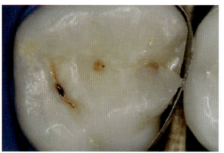

Fig. 23. Aplicação de corantes ocre e branco.

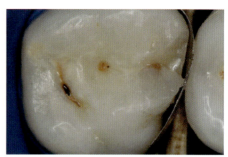

Fig. 24. Inserção das últimas camadas com resina de alta translucidez. Aplicada sobre a região oclusopalatina.

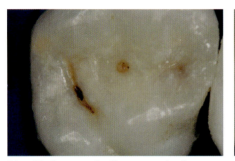

Fig. 25. Inserção da última camada de resina composta na região oclusovestibular.

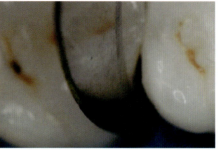

Fig. 26. Remoção de excessos com lâmina de bisturi nº 12.

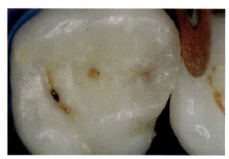

Fig. 27. Acabamento da crista marginal com discos Sof Lex Pop-on 3M®.

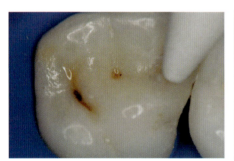

Fig. 28. Polimento com pontas de silicone com óxido de silício Identoflex.

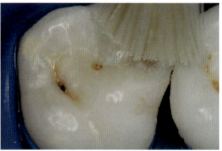

Fig. 29. Aplicação de escova de pelo natural para polimento final.

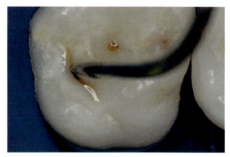

Fig. 30. Aplicação de selante nos sulcos oclusais.

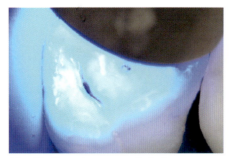

Fig. 31: Fotopolimerização final da restauração. Aplicam-se 3 ciclos de 40 segundos.

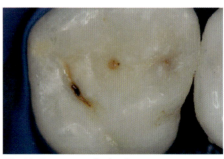

Fig. 32: Restauração finalizada.

descritos, inclusive com contaminação menor bacteriana. Nesse método, é relatada a presença de "flocos" ao redor dos túbulos, evidenciando a deposição de sais na dentina[18]. Essa formação ocorre devido à neutralização dos ácidos dos produtos pelo cálcio da dentina desmineralizada, resultando na formação de sais de cálcio, que serão removidos pela técnica do condicionamento ácido total, ou incorporados à camada híbrida dos adesivos autocondicionantes.

Orlando[19] avaliou em um estudo *in vitro* a resistência de união à dentina de dentes decíduos tratados com os métodos químico-mecânicos de remoção de cárie Papacárie® e Carisolv™.

Foram utilizados para este estudo *in vitro* 50 molares decíduos humanos recém-extraídos ou esfoliados, dos quais 30 eram molares decíduos hígidos e 20 cariados, armazenados em água destilada sob refrigeração. Os dentes foram distribuídos aleatoriamente em cinco grupos experimentais: G1 (controle) – dentes íntegros, sem tratamento; G2 – dentes íntegros, Papacárie®; G3 – dentes íntegros, gel modificado Carisolv™; G4 – dentina cariada, gel modificado Carisolv™; G5 – dentina cariada, Papacárie® (G4). A metodologia para ensaio de microtração utilizada neste estudo encontra-se nas figuras 33 a 44.

Foi realizado o teste de microtração em uma máquina de ensaios EMIC DL 2000, a uma velocidade de 0,5 mm/min até ocorrer fratura do espécime. Os dados obtidos foram submetidos à análise de variância mostrando diferença estatística de 5% de significância. Foi então aplicado o teste Tukey. Os valores da resistência adesiva para os diferentes grupos foram: G1 (13,38 MPa)[a], G2 (18,12 MPa)[a], G3 (12,78 MPa)[a], G4 (6,22 MPa)[a] e G5 (6,48 MPa)[a]. Não houve diferença estatística significante entre os grupos G1 (grupo-controle), G2 (Papacárie®/dentina hígida) e G3 (Carisolv™/ dentina hígida). Nos grupos G4 (Papacárie®/dentina cariada) e G5 (Carisolv™/dentina cariada) não houve diferença estatística entre eles, porém os valores de resistência de união foram mais baixos do que os grupos G1, G2 e G3 com diferença estatística.

Para o fator material, a análise dos dados mostrou não haver diferença estatística entre os produtos testados, tanto para o substrato dentinário hígido, quanto para o afetado pela cárie. A semelhança de valores indica que ambos os produtos parecem não alterar sensivelmente o substrato dentinário, não interferindo nos valores de união resina/dentina. Numericamente, porém, podem-se observar valores ligeiramente maiores para o grupo 2 em relação ao grupo 3. A explicação pode ser devida à ausência de hipoclorito de sódio em Carisolv. O Carisolv™ tradicional possui hipoclorito em concetração de 0,5%, ao passo que o utilizado no estudo é a nova versão, com 0,95% do produto. Considerando-se que o hipoclorito tenha potencial para alteração das fibras colágenas, estas poderiam ter sofrido desnaturação parcial superficial previamente ao condicionamento ácido, dificultando a penetração do adesivo na trama de colágeno. Conforme Kubo et al.[20] e Sakoolnamarka et al.[21] a produção de uma superfície diferente depois do tratamento com o Carisolv™ deve-se ao hipoclorito de sódio existente na sua fórmula do gel Carisolv™ (pH 11), o que pode causar alguma alteração na dentina. As principais diferenças são a profundidade de desmineralização e a espessura da camada híbrida.[20,21]

Foi observado um aumento da adesividade dos materiais restauradores à dentina remanescente em razão da rugosidade e da remoção da *smear layer* provocadas pelo uso do Carisolv™, observando-se abertura e exposição dos túbulos dentinários, que permitiram maior penetração dos materiais adesivos.[10,11,22] Já Erhardt et al.,[23] relataram que o sistema químico-mecânico Carisolv™ não interfere negativamente na adesão à dentina. Na presente pesquisa pôde-se observar que, para o substrato dentinário hígido, os valores de união foram semelhantes entre o grupo em que foi utilizado o gel Carisolv™ sobre dentina íntegra e o grupo-controle, sem gel.

Entretanto, quando aplicados sobre dentina cariada, ambos os géis apresentaram valores de união inferiores, com diferença estatística em relação aos demais grupos, corroborando com os resultados de Hosoya et al.,[24] embora tenham utilizado dentes decíduos hígidos – 27,8 Mpa para dentes decíduos sem o uso do gel e 19,2 Mpa para os dentes tratados com o gel Carisolv™. A ausência de estudos que utilizem dentes decíduos com dentina cariada não permite estabelecer comparações.

O condicionamento ácido da dentina, após a utilização do Carisolv™ deveria remover eficientemente a lama dentinária e estabelecer a hibridização com valores de união semelhantes aos do grupo-controle. Por essa razão, a explicação para os baixos valores de união pode ser devida à ação de outros componentes deste produto ou à

Remoção Química e Mecânica do Tecido Cariado

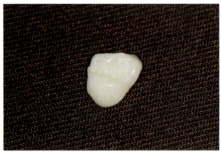
Fig. 33. Dente decíduo íntegro.

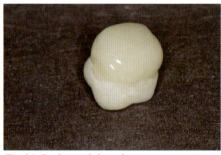
Fig. 34. Confecção de base de resina composta para permitir a fixação do dente.

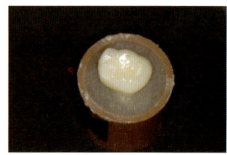
Fig. 35. Dente decíduo incluído em resina acrílica autopolimerizável.

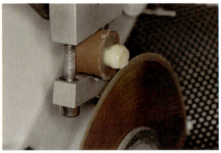
Fig. 36. Conjunto levado à cortadora metalográfica para realização de corte 1 mm abaixo do limite amelodentinário.

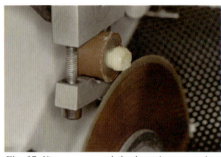
Fig. 37. Vista transversal do dente íntegro após o corte (grupos 1 e 2).

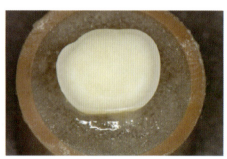
Fig. 38. Vista oclusal do dente.

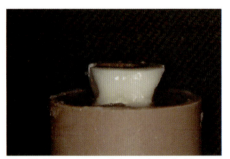
Fig. 39. Vista transversal de um dente decíduo com dentina cariada (grupos 3 e 4).

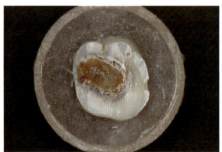
Fig. 40. Vista oclusal do dente decíduo com dentina cariada.

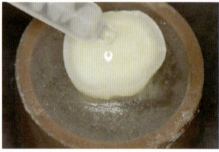
Fig. 41. Aplicação do sistema Carisolv® (3 aplicações de 30 seg cada).

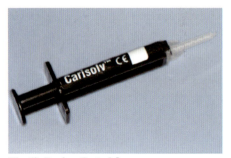
Fig. 42. Produto Carisolv®.

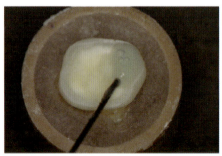
Fig. 43. Aplicação do sistema Papacárie® (3 aplicações de 30 seg cada).

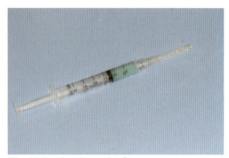
Fig. 44. Produto Papacárie®.

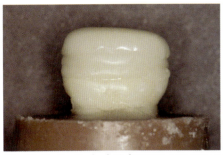

Fig. 45. Confecção de platô de resina composta em três camadas de 2 mm de espessura cada, totalizando 6 mm de altura.

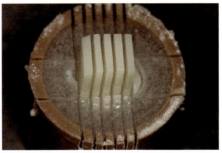

Fig. 46. Corte das placas em cortadora metalográfica.

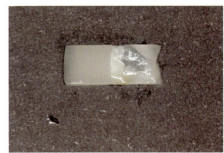

Fig. 47. Placas de resina-dentina destacadas do acrílico.

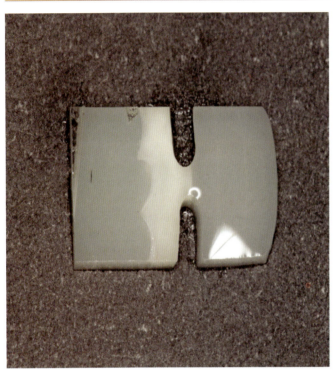

Fig. 48. Confecção de desgastes bilaterais para a obtenção de amostras em forma de ampulheta.

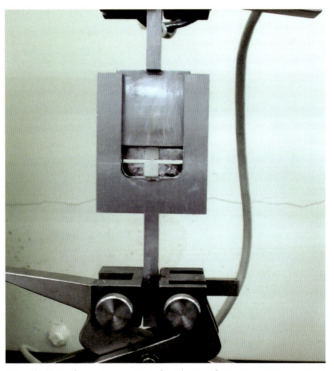

Fig. 49. Vista do conjuto prensas da máquina de ensaio, aparato para a microtração (sistema guilhotina) e amostra posicionada para o teste.

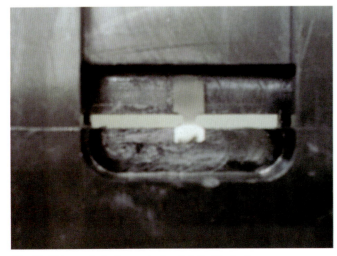

Fig. 50. Vista ampliada da amostra fixada à "guilhotina".

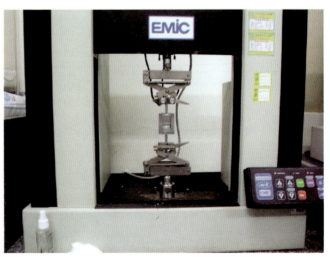

Fig. 51. Vista da máquina universal de ensaios EMIC DL 2000 com célula de carga de 100 N.

permanência de uma dentina parcialmente desmineralizada pela cárie, o que ofereceria um substrato desfavorável à união micromecânica. Esta última hipótese parece ter mais relevância e necessita de mais investigações.

Quando comparados os grupos com dentina cariada aos com dentina íntegra, foi possível observar valores inferiores, com diferença estatística, para o substrato afetado pela cárie. Esses achados estão de acordo com os estudos de Hosoya et al.[24], Burrow et al.[25] e Sakoolnamarka et al.[21].

Em dentes com tecido cariado, a dentina remanescente mostrou que depois do uso do Carisolv™ a profundidade de desmineralização pelo ácido fosfórico foi maior na dentina cariada afetada usando o Carisolv™ do que quando foram usados instrumentos rotatórios. A maior profundidade de desmineralização pode produzir uma camada híbrida mais fina, no entanto existe uma pouca correlação entre a resistência de união à dentina e a espessura da camada híbrida[8,21,26].

Outros fatores que podem interferir na resistência à união em dentes cariados e tratados com substâncias químico-mecânicas são: o grupo de dentes a que pertence, a localização espacial num mesmo dente, o estado de vitalidade e até a umidade da dentina no momento de aplicação do sistema adesivo. Podem ser considerados também os tipos de condicionadores, o tempo que o condicionador fica em contato com a dentina, a formação e as características da porosidade da dentina decorrente do condicionamento, assim como da remoção parcial ou total da lama dentinária e da formação da camada rica em colágeno, que, quando tratada, serve como uma espécie de rede pela qual penetra a resina líquida, formando a camada híbrida que auxilia bastante a retenção[27].

Após a utilização do Carisolv™, os valores médios da resistência de adesão em dentes decíduos hígidos foi de 7,6 MPa[11]. Os valores para dentina hígida deste estudo foram superiores aos do autor (12,78MPa).

Tanto o produto Carisolv™ quanto o Papacárie® podem ser aplicados na clínica, uma vez que os valores de resistência de união à dentina das paredes circundantes íntegras não parecem ser comprometidos. Nos locais de maior profundidade e com substrato afetado pela cárie, valores de união mais baixos não interferem no sucesso das restaurações. Pode-se sugerir o uso de uma base de ionômero de vidro nessas áreas.

REFERÊNCIAS

1. Araújo FB et al. Tratamento nas lesões cariosas em tecidos decíduos. In: Toledo et al.Odontopediatria. Fundamentos para a prática clínica. 3. ed, São Paulo: Editoral Premier, 2005.

2. Nör JE et al. Dentin bonding: SEM comparison of the resin-dentin interface in primary and permanent teeth. J Dent Res, v. 75, n. 6, p. 1396-1403, June, 1996.

3. Sumikawa, DA et al. Microstructure of primary tooth dentin. Pediatric Dentistry, v. 21, n. 4, 1999.

4. Jumlongras D, White GE. Bond strengths os composite resin and compomers in primary and permanent teeth. The Journal of Clinical Pediatric Dentistry, v. 21, n. 3, 1997.

5. Cavalcanti AL, Turbino ML. Resistência à tração de três sistemas adesivos à dentina decídua. Revista Paulista de Odontologia, São Paulo, n. 6, p. 42-43, nov./dez. 1999.

6. Garcia Godoy F. Bond streght of prompt L-pop to erramel and dentin. Contemp Esthet Restor Pract 2000; 4 511-612

7. Hosoya Y et al. Fluoridated light-activated bonding resin adhesion to enamel and dentin: primary vs. permanent. Pediatric Dentistry, v. 22, n. 2, p. 101-106, 2000.

8. Rocha RO. Influência das ciclagens térmica, mecânica e de pH na resistência de união de sistemas adesivos à dentina de dentes decíduos. 2004. Tese. (Doutorado em Odontologia – Odontopediatria). Faculdade de Odontologia, Universidade de São Paulo, São Paulo, 2004.

9. Pashley DH et al. Adhesion testing of dentin bonding agents: a review. Dent Mater, v. 11, n. 2, p. 117-125, Mar., 1995.

10. Banerjee A, Kidd EAM, Watson TF. In vitro evaluation of five alternative methods of carious dentine excavation. Caries Research, Switzerland, v. 34, n. 2, p. 144-150, Mar./Apr. 2000a.

11. Hosoya Y et al. Influence of Carisolv™ for resin adhesion to sound human primary dentin and young permanent dentin. Journal of Dentistry, England, v. 29, n. 3, p. 163-171, Mar 2001.

12. Banerjee A, Kidd EAM, Watson TF. Scanning electron microscopic observations of human dentine after mechanical caries excavation. Journal of Dentistry, England, v. 28, n. 3, p. 179-186, Mar. 2000b.

13. Yazici AR et al. In vitro comparison of the efficacy of Carisolv™ and conventional rotary instrument in caries removal. Journal of Oral Rehabilitation, v. 30, p. 1177-1182, 2003.

14. Splieth C, Rosin M, Gellissen B. Determination of residual dentine caries after conventional mechanical and chemomechanical caries removal with Carisolv. Clin Oral Invest, v. 5, p. 250-253, 2001.

15. Beeley JA, Yip HK, Stevenson AG. Chemomechanical caries removal: a review of the techniques and latest developments. British Dental Journal, v. 188, n. 8, p. 427-429, Apr. 2000.

16. Haak R, Wicht MT, Noack MJ. Does chemomechanical caries removal affect dentine adhesion. European Journal of Oral Sciences, Denmark, v. 108, n.5, p. 449-455, Oct. 2000.

17. Flückiger L et al. Comparison of chemomechanical caries removal using Carisolv™ or conventional hand excavation in deciduous teeth in vitro. Journal of Dentistry, v. 33, n. 2, p. 87-90, Feb. 2005.

18. Ozaki IJ et al. Estudo em microscopia eletrônica de varredura da dentina de dentes permanentes após tratamento com Papacárie®. Anais do SBPQO, 2004.

19. Orlando F. Avaliação in vitro da resistência de união à dentina de dentes decíduos tratados com os métodos químico-mecânicos de remoção de cárie. 2005. Monografia. (Especialização em Odontopediatria). Faculdade de Odontologia, Universidade de Passo Fundo, Passo Fundo, 2005.

20. Kubo S et al. Nanoleakage of dentin adhesive systems bonded to carisolv-treated dentin. Operative Dentistry, United States, v. 27, n. 4, p. 387-195, Jul./Aug. 2002.

21. Sakoolnamarka R, Burrow MF, Tyas MJ. Interfacial micromorphology of three adhesive systems created in caries-affected dentin. American Journal of Dentistry, United States, v.16, n.3, p. 202-206, Jun. 2003.

22. Brusco EHC. Análise microbiológica da dentina remanescente de dentes decíduos, após a utilização dos métodos de remoção de cárie convencional e químico-mecânico – in vivo. 2001. Dissertação (Mestrado em Odontologia/Odontopediatria) – Faculdade de Odontologia, Universidade Camilo Castelo Branco, Campinas, 2001.

23. Erhardt MCG et al. In vitro influence of carisolv on shear bond strength of dentin bonding agents. Quintessence International, v. 35, n. 10, p. 801-807, 2004.

24. Hosoya Y, Shinkawa H, Marshall GW. Influence of Carisolv on resin adhesion for two different adhesive systems to sound human primary dentin and young permanent dentin. Journal of Dentistry, v. 33, n. 4, p. 283-291, 2005.

25. Burrow MF et al. Microtensile bond strengths to caries-affected dentine treated with Carisolv®. Australian Dental Journal, Austrália, v. 48, n. 2, p.110-114, June, 2003.

26. Çehreli ZC et al. A morphological and micro-tensile bond strength evaluation of a single-bottle adhesive to caries-affected human dentine after four different caries removal techniques. Journal of Dentistry, England, v. 31, n.6, p. 429-435, Aug. 2003.

27. Bengtson AL et al. Avaliação da força adesiva de quatro resinas compostas em dentina de molares decíduos. Revista da APCD, São Paulo, v. 56, n. 6, p. 454-457, nov./dez. 2002a.

PARTE III

Outras Abordagens no Tratamento da Doença Cárie

17. PREPAROS CAVITÁRIOS MODERNOS

18. MATERIAIS DENTÁRIOS E PROCEDIMENTOS RESTAURADORES

19. CIMENTOS DE IONÔMERO DE VIDRO

20. FERRAMENTAS QUE FAZEM A DIFERENÇA NAS AÇÕES EM SAÚDE

Capítulo 17

PREPAROS CAVITÁRIOS MODERNOS

Américo Mendes Carneiro Junior
Renato Carlos Burger

Muitas vezes, os profissionais deparam-se com dúvidas em relação ao diagnóstico e ao tratamento conservador de processos cariosos. Este capítulo abordará de uma forma sucinta os princípios gerais do preparo cavitário, visto de uma maneira moderna e relacionado ao tratamento da lesão cárie por processos químico-mecânicos.

Preparo cavitário é entendido como a série de procedimentos operatórios necessários para o tratamento da cárie e/ou outras anomalias das estruturas dentais para receber uma restauração. O preparo cavitário assume hoje uma nova conotação, no sentido de que as técnicas adesivas e os materiais restauradores disponíveis permitem a restauração de cavidades cada vez menores.

Black[1], quando descreveu os princípios gerais do preparo cavitário, trabalhava com outras condições e conhecimentos. Esses princípios básicos sofreram modificações e são adequados segundo as necessidades atuais.

Poderíamos considerar o conhecimento do processo etiológico da cárie e o desenvolvimento de medidas preventivas como pontos importantes que resultaram em redução da incidência da cárie e um diagnóstico e detecção precoce desta. Associamos ainda uma evolução dos materiais instrumentadores da cavidade e o aperfeiçoamento de técnicas e materiais restauradores disponíveis. Dessa maneira, o preparo moderno leva em conta a quantidade e qualidade do tecido dental remanescente, com a manutenção da vitalidade pulpar e saúde periodontal.

Os princípios gerais do preparo cavitário preconizado por Black[1] obedecem a seguinte ordem: forma de contorno, forma de resistência, forma de retenção, forma de conveniência, remoção do tecido cariado, acabamento das paredes de esmalte e limpeza da cavidade. Estes princípios visam criar condições para melhor proteção e acomodação do material restaurador, proporcionando restaurações mais duradouras. A seguir, estudaremos as evoluções relacionadas ao preparo cavitário, considerando os princípios de Black[1].

FORMA DE CONTORNO

A forma de contorno é o formato que a restauração assumirá na superfície do dente. Black[1] defendeu o princípio da extensão preventiva. Segundo a conclusão de seus estudos, de maneira simplista, havia áreas do dente que eram relativamente imunes à cárie e outras mais suscetíveis. As superfícies axiais oclusais ou as bordas incisais à altura do contorno e abaixo da margem gengival livre foram consideradas relativamente imunes, conquanto todas as outras áreas, principalmente fóssulas e fissuras da superfície oclusal, consideradas propensas à carie e, portanto, deveriam ser incluídas na forma de contorno do preparo. Isso gerava mutilação do dente, uma vez que toda a superfície oclusal era preparada, seguindo o caminho determinado pelas fóssulas e fissuras (extensão preventiva) e não respeitando estruturas importantes eventualmente sadias, como por exemplo pontes de esmalte (Fig. 1).

Considerando o material restaurador amálgama de prata como único na época, empregado para restaurar cavidades, estas assumiam grandes proporções para

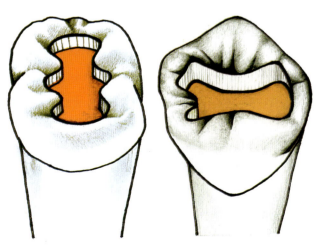

Fig 1. *Extensão preventiva proposta por Black.*

compensar a fragilidade do amálgama em pequenas espessuras. Retenções adicionais em caixas proximais, caldas de andorinha ou mesmo as sapatas sob as cúspides removiam estruturas sadias com a finalidade de reter o material na cavidade (Fig. 2). Hoje, com o advento das técnicas adesivas e materiais restauradores adesivos às estruturas dentais, a forma de contorno sofreu grandes modificações.

Durante os anos, o entendimento do processo etiológico da cárie e a introdução de melhorias no material restaurador levaram a mudanças no desenho dos preparos cavitários diminuindo as suas extensões, como aqueles propostos por Prime,[2] Markley[3] e entre outros (Fig. 3). A filosofia da máxima preservação tecidual levou a preparos ainda mais conservadores, tais como *slots* verticais e horizontais e tipo túnel[4-6] (Figs. 4A a C). No entanto, esses preparos alternativos têm indicação limitada, tanto quanto a existência de um bom acesso em tratamento de lesões interproximais.

Considerando o preparo de um dente para restauração adesiva, deve-se respeitar ao máximo o princípio da preservação dos tecidos dentais sadios. Em dentes posteriores, áreas como cristas proximais, bordas de esmalte e superfícies oclusais sadias devem ser preservadas, podendo se associar ao tratamento restaurador alguma técnica preventiva (Fig. 5).

Percebe-se hoje, com esses preparos conservadores ou ultraconservadores, que o contorno da cavidade está relacionado à forma de conveniência desta, limitando-a ao acesso à lesão de cárie.

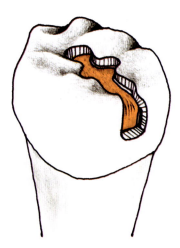

Fig 2. Retenção adicionais.

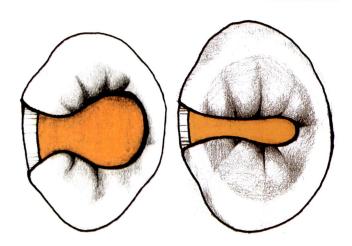

Fig 3. Preparos cavitários com extensão diminuída.

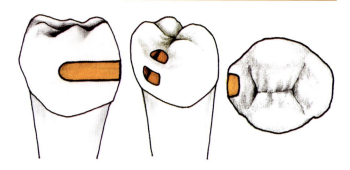

***Fig. 4.** Preparo do tipo* slot *horizontal, vertical e preparo tipo túnel.*

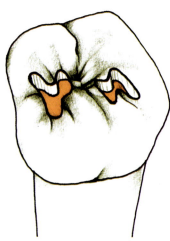

***Fig. 5.** Preparo cavitário conservador.*

FORMA DE RESISTÊNCIA E RETENÇÃO

A forma de resistência e retenção normalmente são consideradas juntas. A forma de resistência desenvolvida no preparo assegura que a restauração e a estrutura do dente remanescente possam suportar forças mastigatórias, enquanto a forma de retenção tenta prevenir o deslocamento da restauração.

Apesar de esses dois aspectos não serem idênticos, estes muitas vezes são obtidos simultaneamente, como por exemplo em um istmo estreito (forma de resistência) com paredes paralelas ou levemente convergentes (forma de retenção) e ângulos internos arredondados (forma de resistência), gerados pelo emprego do mesmo instrumento cortante rotatório # 330 ou 245 (Fig. 6).

O conceito da economia de tecido dental e o desenvolvimento das técnicas adesivas contribuíram para o desaparecimento de alguns tipos de retenções, calda de andorinha, sapatas, ângulos internos agudos e mecanismos auxiliares de retenção como pinos intradentinários. Lesões de cárie incipientes permitem a confecção de cavidades ultraconservadoras que, por si só, são retentivas e, associadas ao uso de uma técnica adesiva, garantem a manutenção do material restaurador em posição.

O condicionamento ácido do esmalte proposto por Buonocore[7] e a descoberta da camada híbrida por Nakabayashi[8] contribuíram sobremaneira para que as restaurações modernas pudessem ser realizadas de maneira conservadora e com muito mais durabilidade.

FORMA DE CONVENIÊNCIA

A forma de conveniência refere-se à necessidade de obter acesso a todas as paredes do preparo cavitário (interno e externo), a fim de acabá-las adequadamente para terminar a restauração. Com o conhecimento atual da evolução do processo de cárie no esmalte e na dentina, observamos que, muitas vezes, a forma de contorno irá se confundir com a forma de conveniência (Fig. 7).

Nosso contorno deve permitir acesso às paredes internas cariadas, evitando destruir estruturas sadias ou pelo menos preservá-las ao máximo. Assim, estruturas como as cristas marginais e bordas de esmalte devem ser preservadas mesmo se estes não apresentarem suporte total de dentina.

O formato cavitário dependerá inicialmente da extensão da cárie ou da geometria da restauração a ser substituída. A quantidade de tecidos sadios remanescentes e suas respectivas morfologias determinarão quais os materiais e técnicas que têm a melhor indicação (Fig. 8).

A restauração adesiva direta preconiza um preparo adesivo em que teríamos uma caixa proximal arredondada ou ovoide e extensões oclusais, incluindo o biselamento das margens do esmalte (Fig. 9).

No caso de substituições de restaurações de amálgama, em que o desenho cavitário já foi determinado, deve-se adequá-lo às técnicas adesivas. Isso compreende biselar as paredes de esmalte, após a remoção de todo o tecido danificado.

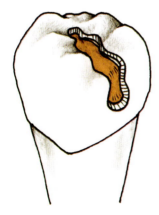

Fig. 6. *istmo estreito (forma de resistência) com paredes paralelas ou levemente convergentes (forma de retenção) e ângulos internos arredondados (forma de resistência).*

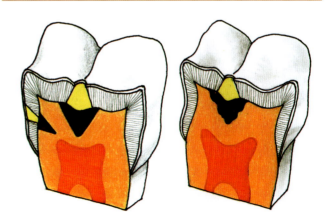

Fig. 7. *Forma de contorno do preparo semelhante a forma de conveniência.*

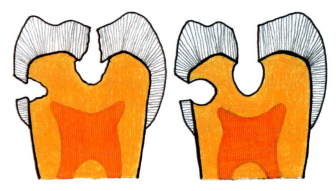

Fig. 8. Preparo cavitário dependente da extensão da lesão de cárie.

REMOÇÃO DA CÁRIE

Este passo tem como objetivo remover todo tecido cariado existente na cavidade, exceto em caso de capeamento, em que o tecido é deixado intencionalmente para ser removido em outra ocasião. Não abordaremos esse assunto neste capítulo, pois será abordado separadamente.

ACABAMENTO DAS PAREDES DE ESMALTE

O acabamento das paredes de esmalte é uma etapa frequentemente omitida ou desprezada no preparo cavitário, mas de suma importância para a longevidade da restauração. A remoção dos prismas sem suporte nas paredes gengivais, o aplainamento e o alisamento das paredes do preparo são indispensáveis e restritas aos instrumentos cortantes manuais, tais como cinzéis, machados e recortadores de margem gengival.

Com as técnicas adesivas, o acabamento das paredes de esmalte é executado através de biselamento do esmalte cavossuperficial de toda a cavidade e, quanto às paredes internas, remove-se o tecido cariado sem a necessidade de aplainamento ou alisamento.

Dessa forma, essa etapa tornou-se mais simples e menos demorada, porém, o biselamento da cavidade deve ser executado com cuidado, principalmente na parede proximal (Fig. 9), que leva a um melhor condicionamento do esmalte devido à topografia dos prismas após o biselamento nessa região.

LIMPEZA DA CAVIDADE

A limpeza da cavidade é um passo, dentro dos princípios gerais do preparo cavitário, que pode pôr em risco

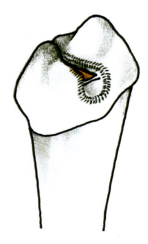

Fig. 9. preparo cavitário na parede proximal.

o sucesso de uma restauração quando negligenciada ou executada incorretamente.

Sob isolamento absoluto, a possibilidade de contaminação da cavidade é menor, mas resíduos de dentina, sangue e óleo que se misturam com a camada de esfregaço podem comprometer sobremaneira o resultado final, se a cavidade não for limpa adequadamente.

Após a definição do esfregaço como sendo uma camada originada da instrumentação da cavidade, os procedimentos de limpeza visavam remover ao máximo essa camada, tentando deixar uma camada fina para que este não interferisse na adaptação do material restaurador. Assim, o que preconizamos é a limpeza da cavidade com pedra-pomes e água com escova de Robinson, lavando e, em seguida, utilizando bolinhas de algodão embebidas em detergente aniônico friccionadas vigorosamente com o auxílio de algum instrumento manual na cavidade e, em seguida, lavando novamente com água.

Atualmente, com as técnicas adesivas, existe a necessidade, após a limpeza da cavidade, da remoção total ou parcial do esfregaço através da técnica de condicionamento ácido ou douso de adesivos autocondicionantes, para o preparo do esmalte e da dentina para a adesão ao material restaurador, respectivamente.

Enfatizamos a importância desta limpeza prévia ao condicionamento ácido ou mesmo à aplicação de adesivos dentários autocondicionantes, pois permite uma técnica adesiva mais eficaz. O ácido empregado no condicionamento ácido ou a característica ácida dos adesivos dentários autocondicionantes não removem satisfatoriamente a camada de esfregaço contaminada por resíduos de dentina, sangue e óleo citados anteriormente.

REFERÊNCIAS

1. Black GV. Operative Dentistry Medico-Dental Publishing C°. Chicago, 1908.

2. Prime. A plea for conservatism in operative procedures. J Am Dent Assoc., v.15, p. 1234-46, 1928.

3. Markley MR. Restorations of silver amalgam. J Am Dent Assoc., v. 43, p. 133-146, 1951.

4. Hunt PR. A modified class II cavity preparation for glass ionomer restorative materials. Quintessence Int., v. 15, p. 1011-1015, 1984.

5. Knight GM. The use of adhesive materials in the conservative restoration of selected posterior teeth. Aust Dent J., v. 229, p. 324-331, 1984.

6. Wilson AD, McLean JW. Designs of microcavities for approximal lesions. In: Wilson AD, McLean JW. Glass Ionomer Cements. Quintessence: Chicago, 1985. p. 197-220.

7. Buonocore MG. A simple method of increasing the adhesion of acrilic filling materials to enamel surfaces. J Dent Res., v. 34, n. 6, p. 849-853, Dec., 1955.

8. Nakabayashi N, Pashley DH. Hybridization of dental hard tissues. Quintessence: Tokyo, 1998.

Capítulo 18

MATERIAIS DENTÁRIOS E PROCEDIMENTOS RESTAURADORES

Jansen Osaki
Vanessa Castro Pestana da Silveira Bueno
Luís Alexandre Maffei Sartini Paulillo

INTRODUÇÃO

No mercado odontológico existe em inúmeros materiais dentários e procedimentos restauradores para restabelecer a estética e a função nas diferentes situações clínicas. No entanto, apesar do grande desenvolvimento científico e tecnológico, não existe um material restaurador que possua as mesmas propriedades do esmalte e da dentina. Por isso, durante a seleção do material restaurador, deve-se considerar a extensão e profundidade da cavidade, os contatos oclusais, os tecidos de suporte, o envolvimento pulpar, a estética e as características de cada paciente.

Devido ao grande número de materiais e técnicas restauradoras e à diversidade entre os pacientes, é muito importante que o cirurgião-dentista possua bom conhecimento das propriedades químicas e físicas dos materiais dentários e procedimentos restauradores. Porém, para realizar o tratamento restaurador, não pode haver apenas a preocupação com as propriedades e técnicas restauradoras, o mais importante é promover saúde aos pacientes. Para isso, é necessário que se avalie a atividade ou o risco de cárie e a qualidade da dieta, pois quanto maior for a ingestão de carboidratos fermentáveis, maior será a formação de placa bacteriana cariogênica. Assim, é importante que antes de fazer o planejamento restaurador seja realizada a adequação do meio bucal.

A adequação caracteriza-se pelo fechamento de cavidades, remoção de cálculo supragengival, recontorno de restaurações, orientação da dieta e técnicas de higiene bucal, ou seja, procedimentos que visam à eliminação dos focos de infecção e à diminuição do número de microrganismos na saliva. Dessa maneira, os procedimentos restauradores, visando ao restabelecimento da forma,

função e estética, poderão ser realizados em condições mais favoráveis, além de promover saúde.

A partir do momento em que o paciente consegue controlar a placa bacteriana por meio da higienização correta e do consumo racional de açúcar, encontra-se o meio adequado para o recebimento do tratamento restaurador. É certo que nenhuma restauração ou material restaurador possuirá prognóstico clínico favorável em meio bucal com alta atividade de cárie, propício a cáries secundárias.

O grande desafio das restaurações adesivas tem sido a durabilidade da união entre o sistema adesivo e o substrato dental. Muitas vezes, a adesão satisfatória não é obtida porque o cirurgião-dentista desconhece a técnica correta para o sistema utilizado, resultando em comportamento desfavorável da restauração.

Ao eleger um sistema adesivo, devemos observar a qualidade do remanescente dental após o preparo cavitário, porque as técnicas que empregam instrumentos rotatórios cortantes resultam na formação de uma camada de lama dentinária com diferentes espessuras, e que é pouco aderida à superfície dental, podendo comprometer a qualidade da união.

As técnicas restauradoras podem ser classificadas em tratamento restaurador convencional e técnica restauradora atraumática. A técnica restauradora convencional é aquela em que se empregam instrumentos rotatórios e manuais para a remoção do tecido cariado. Já a técnica em que não se utilizam os instrumentos de corte é denominada ART que é um acrônimo de *Atraumatic Restorative Treatment*. Este procedimento terapêutico pode utilizar tecnologias de *laser*, ultrassom ou géis à base de aminoácidos, bem como, enzima papaína.

A eleição do melhor material e técnica de restauração para cada situação clínica é o grande desafio a ser vencido diariamente pelo cirurgião-dentista. Assim, este capítulo tem por objetivo discutir as características dos materiais dentários, de acordo com as diferentes técnicas clínicas.

MATERIAIS DENTÁRIOS

AMÁLGAMA

O amálgama de prata tem sido utilizado em Odontologia por mais de 100 anos e, seguramente, durante todo este período foi o material mais indicado para restaurações diretas em dentes posteriores. Porém, com o desenvolvimento dos compósitos e sistemas adesivos, somado à maior solicitação por restaurações estéticas por parte dos pacientes, pode parecer destoante descrever técnicas para restaurações com amálgama.

No entanto, quando se observam as características mecânicas e clínicas desse material, nota-se que este possui vantagens que devem ser consideradas no momento de se decidir pela eleição do material restaurador. Entre as vantagens do amálgama destacam-se o menor tempo clínico para confeccionar as restaurações e mais simplicidade técnica que fazem deste material uma boa indicação em regiões onde o sorriso do paciente não permite a sua visualização a uma distância de conversa, como por exemplo, restaurações oclusais e oclusodistais em segundos molares superiores, e em regiões de difícil acesso e visualização para o cirurgião-dentista, como as faces vestibulares dos dentes posteriores. Por outro lado, o amálgama nunca deve ser indicado em lesões de cárie incipientes ativas em dentina, porque, para que este material possa resistir aos esforços mastigatórios, é necessário que ele possua um corpo de pelo menos 2 mm de espessura. Como as lesões incipientes não permitem esse volume de material restaurador, não é admissível a remoção de tecido dental sadio para a inserção do amálgama ou de qualquer outro material restaurador.

Apesar de a técnica restauradora, utilizando-se amálgama de prata, ser bastante conhecida, alguns fatores devem ser destacados.

SELEÇÃO DA LIGA

A liga de amálgama caracteriza-se pela reação química entre o mercúrio, que é um metal em estado líquido à temperatura ambiente, e uma liga de prata (Ag). Durante a reação de endurecimento da liga de amálgama, são formadas as fases gama (γ), que é responsável pela resistência da liga, gama 1 ($\gamma1$), responsável pela formação da matriz e também pela resistência, e gama 2 ($\gamma2$), formada pela reação entre os íons de estanho (Sn) e mercúrio (Hg). Esta é a fase menos resistente da liga de amálgama e responsável pela corrosão, perda de brilho e valamento marginal, levando a uma substituição mais precoce da restauração.

A formação da fase gama 2 é característica das ligas convencionais ou com baixo teor de cobre (Cu), isto é, aquelas ligas que possuem em sua composição até 6% de cobre. Já as ligas que possuem acima de 12% de cobre apresentam mais resistência mecânica e longevidade da restauração. Estas ligas são denominadas ligas de alto conteúdo de cobre e caracterizam-se pela ausência da fase gama 2. A eliminação desta fase ocorre pela reação dos íons de cobre com os de estanho que estão associados ao mercúrio liberando-os para reagir com os íons de prata. Isso ocorre em até sete dias. Por apresentarem mais resistência mecânica, durabilidade do brilho e integridade marginal, as ligas com alto conteúdo de cobre são o material de eleição para se realizarem restaurações de amálgama.

Existem ainda as ligas com alto teor de cobre e baixo teor de prata, por volta de 30% da composição da liga, e que caracterizam-se pela rápida perda de brilho e oxidação precoce.

Outro aspecto que deve ser considerado em relação à composição da liga é a presença de zinco (Zn). Este é incorporado à liga com a função de desoxidante durante a obtenção da liga, tornando-a mais plástica e menos friável, facilitando a escultura da restauração e aumentando a sua longevidade clínica. Entretanto, se a liga contendo zinco em sua composição for contaminada por umidade durante a condensação do amálgama, ocorrerá o fenômeno da expansão tardia da restauração. A expansão tardia é responsável por dor no pós-operatório e até mesmo por fraturas dentais. Devido a isso, independentemente se a liga utilizada possuir ou não zinco em sua composição, o isolamento correto do campo operatório deve ser sempre observado.

PROPORÇÃO LIGA/MERCÚRIO

A maneira menos eficaz de se proporcionar as ligas de amálgama é por volume, o modo correto é por peso.

Isso pode ser realizado de duas maneiras, através de balança da Grandall, que é um método eficiente, porém muito trabalhoso e demorado, ou através da aquisição de ligas pré-dosadas em cápsulas, que embora sejam mais caras no momento da aquisição da liga apresentam a vantagem de o tempo de trituração ser muito curto (6 a 8 seg) e mais segurança ao profissional. Pelo exposto, fica claro que o amalgamador por volume, isto é, aquele em que se coloca a liga e o mercúrio em recipientes separados no amalgamador, não deve ser usado porque este dosa a liga e o mercúrio por volume e, dependendo da quantidade de material no reservatório, essa proporção é alterada, interferindo na qualidade final da restauração.

PREPARO CAVITÁRIO

Para o preparo cavitário de restaurações com amálgama, deve-se utilizar pontas diamantadas para desgastar o esmalte e brocas de aço *carbide* para cortar a dentina, tais como as brocas cone invertido de extremo arredondado em forma de pera n°s 245, 329 e 330 e brocas esféricas n°s 2, 4, 6 e 8. Quando se utilizam instrumentos com ação de corte na dentina, trabalha-se muito mais rapidamente porque a dentina é um tecido menos mineralizado que o esmalte, com cerca de 50% em volume de mineral, 20% de água e 30% de matriz orgânica. Isso faz com que o corte seja facilitado e o desgaste pela ação de diamantes dificultado, formando uma lama dentinária mais espessa.

As cavidades para restauração com amálgama devem possuir forma geométrica, ou seja, há a necessidade de se obter após o preparo cavitário, paredes circundantes, pulpar e gengival bem definidas, envolvendo apenas a remoção do tecido cariado. A união entre duas ou mais paredes deve ser arredondada para maior facilidade de adaptação do material e evitar a concentração de tensões na união das paredes de fundo e circundantes, diminuindo a possibilidade de fratura de cúspides. A cavidade deve ser autorretentiva; para isso, as paredes circundantes devem ser convergentes para oclusal e a sua profundidade deve ser maior que a largura. Se essas características forem observadas, não há a necessidade de confeccionar-se retenções mecânicas adicionais nas bases das cúspides, pois podem solapar as cúspides, dificultando a adaptação da liga de amálgama e ainda promovendo a remoção de dentina sadia sem necessidade.

O acabamento das paredes deve ser realizado em baixa rotação, tendo-se a preocupação de remover o esmalte fragilizado que poderá fraturar durante os esforços mastigatórios, e a limpeza da cavidade deve ser realizada com *spray* ar/água da seringa tríplice, secando-se com jatos de ar com o cuidado para não desidratar acentuadamente a dentina; em seguida, aplica-se na cavidade a solução aquosa de fluorfosfato acidulado, 1,23% pH 4, durante 1 minuto e seca-se novamente. Esta solução fluoretada nunca deve ser lavada, e é devido a isso que não se deve empregar gel de fluorfosfato acidulado na cavidade.

PROCEDIMENTO RESTAURADOR

O amálgama deve ser inserido, em primeiro lugar, nas uniões entre as parede ou caixas proximais através de porta-amálgama; em seguida, realiza-se a condensação do material, iniciando-se com o menor condensador possível e terminando com o maior, realizando movimentos verticais e horizontais para proporcionar ao amálgama maior adaptação às paredes do preparo, condensando-se com ligeiro excesso. Em seguida, realiza-se o brunimento vigoroso com brunidor nº 29, este brunimento tem a finalidade de permitir a remoção dos excessos de liga, e de mercúrio quando não se utilizam ligas pré-capsuladas. Encerrado o brunimento inicia-se a escultura da restauração, que pode ser realizada com espátula de ollemback nº 3s, instrumentos de Fram ou qualquer outro instrumento de preferência do cirurgião-dentista. Após a finalização da escultura, deve-se brunir suavente a restauração com o brunidor nº 6.

O acabamento e o polimento da restauração devem ser realizados após um período mínimo de 24 horas do encerramento da restauração com brocas de 12 lâminas, pontas de borracha abrasiva e pastas à base de óxido de zinco (Al_2O_3). A restauração com amálgama só é considerada finalizada depois de realizados os procedimentos de acabamento e polimento, porque estes têm a função de ajustar a relação oclusal, remover os excessos marginais do material restaurador e diminuir o número de poros superficiais, aumentando a longevidade da restauração.

MATERIAIS IONOMÉRICOS

O cimento de ionômero de vidro (CIV) foi introduzido em Odontologia na década de 1970 por Wilson & Kent[1], por apresentar algumas características clínicas importantes, como a liberação de fluoretos na cavidade bucal, adesão, módulo de elasticidade e coeficiente de expanção térmica linear (CETL) semelhantes às estruturas dentais. Todavia, este material apresentava algumas limitações como sinérese – perda de água para o meio quando exposto ao ar –, embebição, que é a absorção de água do meio, e ainda grande dificuldade de incorporar o pó ao líquido, porque este era composto basicamente pelo ácido poliacrílico, que é viscoso à temperatura ambiente.

Devido a essas dificuldades clínicas, foram realizadas modificações na composição do líquido, como a incorporação de copolímeros do ácido poliacrílico e o ácido itacônico, com a função de estabilizar o tempo de presa. Mesmo assim, a manipulação desse material só se tornou mais fácil quando o ácido poliacrílico foi liofilizado e incorporado ao pó, dando origem aos CIV com presa pala água, isto é, o líquido é composto apenas por água destilada. No mercado odontológico, pode-se encontrar CIV em que o líquido é composto por água, água/ácido itacônico e ácido polimaleico.

Também foram realizadas modificações nas partículas do pó compostas basicamente por vidros de flúoraluminiosilicato, e a principal alteração foi a incorporação de partículas de prata ao vidro cerâmico, originando uma classe de materiais ionoméricos denominada *Cermet*, denominação vinda das palavras em inglês "Ceramic and metal".

Um aspecto importante em relação às partículas de vidro que compõem o pó é o seu tamanho. De maneira geral, quanto menores forem as partículas do pó, mais rápida será a reação de presa do CIV, e menos translúcido é o material; devido a isso, esses cimentos são indicados para base, forramento e cimentação de peças protéticas. Por outro lado, quanto maiores as partículas de vidro, mais lento é o tempo de presa, e melhores as características estéticas.

A reação de endurecimento do cimento de ionômero de vidro é caracterizada por uma reação ácido/base, isto é, o ácido reage com a base formando sal mais água. Durante o estágio inicial de presa, o CIV está sujeito à embebição e no estágio final a sinérese. Por apresentarem sinérese e embebição, os materiais ionoméricos necessitam de proteção durante o período de presa. Os cimentos indicados para base, forramento e cimentação sofrem embebição durante 5 a 7 minutos de presa e

sinérese em até 24. Já os CIVs indicados para restauração estão sujeitos à embebição durante as primeiras 24 horas e sinérese em até 6 meses. O Cermet comporta-se como os materiais de base e forramento.

A sinérese e a embebição interferem nas propriedades mecânicas do material, nas características estéticas e na adesão, levando ao deslocamento da restauração. Para evitar os problemas clínicos advindos dos fenômenos de sinérese e embebição, pode-se utilizar um protetor superficial à base de Bis-GMA, denominadas *bond*, esmalte para unha ou o protetor fornecido pelo fabricante. Deve-se evitar o uso de verniz à base de solventes orgânicos ou vaselina, ou mesmo a associação desses materiais como protetores superficiais porque o verniz à base de solvente orgânico causa desidratação do cimento durante a volatilização do solvente, e a vaselina é facilmente removida do meio bucal pela ação mecânica de alimentos, mucosa jugal e língua, não apresentando comportamento clínico satisfatório.

Na década de 1990, ocorreu uma grande alteração na composição dos CIV pela incorporação de monômeros resinosos ao líquido desses materiais. Essa incorporação de monômeros resinosos deu origem a duas novas classes de materiais, o CIV modificado por resina, ou ionômeros resinosos, e a resina composta modificada por poliácido, ou resinas ionoméricas. A diferença entre essas duas classes de materiais é a reação de neutralização ácido/base, ou seja, os ionômeros resinosos apresentam a reação ácido/base e as resinas ionoméricas não, embora alguns fabricantes aleguem que tal reação ocorra tardiamente após o material ser exposto à umidade.

O CIV modificado por resina apresenta duas reações de endurecimento; a primeira é a reação ácido/base e a segunda, a de polimerização. Esta pode ser iniciada de duas maneiras, física pela ativação com luz e química, pela reação entre a amina e o peróxido de benzoíla. Já a resina composta modificada por poliácido apresenta apenas a reação de polimerização ativada pela luz.

A matriz resinosa proporcionou ao ionômero de vidro melhores características estéticas, mais resistência mecânica, menos suscetibilidade à sinérese e à embebição e a introdução no mercado de produtos com indicações diferentes, tais como restauração, base e forramento, proporcionando a essa classe de material mais possibilidades clínicas.

TÉCNICA DE ESPATULAÇÃO

Para incorporar o pó ao líquido quando se utilizam materiais ionoméricos, deve-se selecionar uma espátula nº 24 flexível e uma placa de vidro com pelo menos 1 cm de espessura. O tempo de espatulação e a proporção pó/líquido devem ser os recomendados pelo fabricante. Em geral, a proporção é 1:1 e para isso deve-se utilizar a "concha" fornecida pelo fabricante e dispensar o líquido apenas quando o frasco estiver na posição vertical. Durante a incorporação do pó ao líquido, deve-se usar apenas uma pequena área da placa de vidro e realizar movimentos suaves com a espátula, ou seja, deve-se aglutinar o material. Ao fim do tempo de espatulação, a superfície do material ionomérico tem de se apresentar lisa e brilhante, com aspecto de "massa de vidraceiro ou brigadeiro". Preferencialmente, o CIV deve ser inserido em incremento único para não fraturar a sua matriz.

INDICAÇÃO

Os materiais ionoméricos são indicados para bases e forramento, restaurações Classes I, II e III pequenas e médias, selantes para cicatrículas e fissuras, núcleos de preenchimento para restaurações indiretas e cimentação de peças protéticas.

MECANISMO DE UNIÃO COM AS ESTRUTURAS DO DENTE

O mecanismo pelo qual o ionômero de vidro se une à estrutura do dente é através da quelação dos grupos carboxílicos dos poliácidos com o cálcio existente na apatita do esmalte e da dentina. A união ao esmalte é sempre maior que à dentina, provavelmente devido ao grande conteúdo inorgânico do esmalte e homogeneidade, do ponto de vista morfológico. Na dentina, o mecanismo de união do ionômero de vidro é menor devido à pouca quantidade de conteúdo inorgânico e ao aumento da porção orgânica, própria de sua à heterogeneidade como substrato. Diante disso, a união do ionômero de vidro à dentina afetada, resultado da remoção químico--mecânica da cárie, é menor em relação à dentina normal porque a sua porção inorgânica é parcialmente desmineralizada pela ação dos microrganismos presentes na dentina infectada. A união dessa região aumentará se a dentina afetada for previamente tratada com hidróxido de cálcio P. A., que possui características como a liberação de íons cálcio, que ativam a aceleração da pirofosfatase, constituindo função importante na remineralização da dentina afetada.

RESINA COMPOSTA

A resina composta foi introduzida em Odontologia por Bowen[2] em 1962. O desenvolvimento desse material restaurador ocorreu devido à modificação no tipo, no tamanho e na concentração das partículas de carga, que constituem o componente inorgânico dos compósitos odontológicos.

As partículas são responsáveis pelas propriedades mecânicas das resinas compostas, como dureza, resistência ao desgaste, resistência à compressão, resistência à tração, módulos de elasticidade e resiliência. Quanto maior for o número de carga por volume de matriz, melhores serão as propriedades mecânicas da resina composta; por isso, em regiões de grandes esforços mastigatórios, devem-se selecionar resinas compostas com concentração maior de partículas de carga por volume de matriz. A união entre a carga e à matriz orgânica é realizada pela molécula de silano, que é uma molécula bifuncional que se une em um extremo a matriz orgânica e no outro, às partículas de carga.[3] Além desses componentes principais, outros aditivos são misturados à matriz resinosa, tais como sistema ativador/inibidor, pigmentos e opacificadores.[4]

Os vidros cerâmicos, tais como o quartzo e os vidros de bário, boro, estrôncio, flúor-alumínio-silicato, zircônio e sílica coloidal[4] são empregados como partículas de carga para os compósitos. Mais recentemente, foram introduzidos no mercado odontológico os compósitos com cargas nanométricas ou nanoparticulados. As nanopartículas são partículas extremamente pequenas com tamanho menor que a faixa de comprimento de onda da luz visível, por isso não espalham ou absorvem a luz. O tamanho reduzido das nanopartículas permite o seu posicionamento entre as demais partículas do compósito, reduzindo a contração de polimerização e melhorando as propriedades mecânicas do material.[5]

O componente orgânico da resina composta é formado por um sistema de monômeros. Os monômeros unem-se para formar o polímero, que é uma molécula de grande peso molecular, através de uma reação química denominada *polimerização*.[6] Os polímeros, através de ligações cruzadas, são os responsáveis pela formação da matriz que confere resistência ao material. A matriz das resinas compostas é comumente formada por moléculas de Bis-GMA (Bisfenol-A glicidil-metacrilato) ou UDMA (uretano-dimetacrilato)[4]. Porém, foi incorporada uma modificação na matriz resinosa através da adição de moléculas de Bis-EMA (Bisfenol-A polietileno--glicol-dimetacrilato) que têm a finalidade de reduzir a contração de polimerização do material. As moléculas de Bis-GMA e UDMA possuem a característica de alta viscosidade à temperatura ambiente. Essa característica dificulta a incorporação de cargas à matriz resinosa. Para diminuir a viscosidade do material, são adicionados diluentes como o TEGDMA (trietileno-glicol-dimetacrilato) ou EGDMA (etileno glicol dimetacrilato) que, além de diminuir a viscosidade, aumentam o número de ligações cruzadas e, consequentemente, a contração de polimerização.[2,7,8]

Durante a reação de polimerização da resina composta, há a formação de tensões na interface dente/restauração como resultado da contração de polimerização. Essas tensões podem levar à formação de fendas e, consequentemente, à infiltração marginal[9]. Mesmo nos casos em que a união não é rompida, as tensões geradas durante a contração de polimerização são transmitidas ao dente causando trincas no esmalte e/ou deflexão de cúspides, o que pode levar à dor no pós-operatório nos dentes vitais.[10] A contração de polimerização está diretamente relacionada ao grau de conversão de monômeros em polímeros, ou seja, quanto maior for o grau de conversão, maior será a contração de polimerização e, como consequência, maior será a tensão gerada na interface dente/restauração[11]. Porém, clinicamente é necessário que se obtenha o maior grau de conversão para otimizar as propriedades mecânicas da resina composta[12]. Assim a manutenção da integridade marginal, sem se perderem as propriedades mecânicas da resina composta, é o grande desafio quando se confeccionam restaurações diretas de compósitos.

A contração de polimerização está relacionada ao material restaurador, principalmente ao seu módulo de elasticidade, fator cavitário (fator C) – número de superfícies unidas dividido pelo número de superfícies livres –, e fotoativação.[13,14] Durante a polimerização da resina composta, ocorre o aumento irreversível do módulo de elasticidade, ou seja, da rigidez do material. Durante o endurecimento, o momento em que ocorre a perda da capacidade de escoamento do material é denominado *ponto gel*. A contração que ocorre na fase pré-gel não tem sido reportada como de relevância clínica, entretanto, a contração rígida da fase pós-gel tem recebido atenção e é apontada como a responsável pela indução de tensões na interface adesiva.[13,15]

O período que envolve as fases da polimerização da resina composta terá grande efeito na geração de tensões, isto é, quando a polimerização ocorre lentamente e há prolongamento da fase pré-gel, ocasionando redução de tensões na interface adesiva.[16] Nas resinas compostas fotoativadas, a velocidade da reação de polimerização pode ser controlada pela intensidade de luz que deflagra a reação; desta maneira, a baixa intensidade de luz retarda a reação de polimerização, aumentando o tempo de duração da fase pré-gel.[17]

As superfícies sem resina composta, isto é, não unidas às paredes cavitárias, são as responsáveis pelo relaxamento do material durante a reação de polimerização, enquanto as paredes que se encontram aderidas são as áreas de restrição à contração de polimerização. Por isso, as cavidades com maior número de superfícies de união – alto fator C – são desfavoráveis à manutenção da união.[18,19] Devido a isso, clinicamente, deve-se evitar a inserção da resina composta unindo-se mais do que duas paredes, principalmente paredes opostas.[20] A inserção de incrementos oblíquos não só evita apenas a união de paredes opostas, mas também facilita a escultura da restauração (Fig. 8).

As técnicas de fotoativação da resina composta podem ser classificadas em *convencional* – em que se posiciona a ponta da fonte de luz o mais próximo possível do incremento e fotoativa-se este com intensidade de luz acima de 450 mW/cm^2 pelo tempo de 20 a 40 segundos, dependendo da resina composta empregada e da sua cor – *pulso atrasado*, preenche-se totalmente a cavidade e fotoativa-se por 3 segundos em baixa intensidade, aguarda-se 3 minutos e fotoativa-se novamente por 30 segundos em alta intensidade; *Soft-Start* – fotoativa-se, inicialmente, com baixa intensidade de luz, entre 100 e 200 mW/cm,^{2} e alta intensidade no final. Uma pré-polimerização com baixa intensidade de luz seguida por uma polimerização final com alta intensidade podem reduzir as tensões geradas pela contração de polimerização sem a perda das propriedades mecânicas das resinas compostas.

Quanto maior for a distância entre a ponta de fibra óptica e o incremento de resina composta, menor será a potência da intensidade de luz. Muitas vezes, quando se restaura um dente tratado endodonticamente, a ponta do aparelho fotoativador encontra-se distante do compósito (Fig. 9). Nestas situações clínicas, a técnica de fotoativação convencional é a mais indicada, além de ser necessário aumentar o tempo de fotoativação, a fim se conseguir a polimerização adequada da resina composta, obtendo-se as melhores propriedades mecânicas.

SISTEMAS ADESIVOS

O sistema de união está baseado na formação da camada híbrida ou da zona de interdifusão entre a resina e a dentina, que pode ser caracterizada pelo entrelaçamento micromecânico entre os monômeros e as fibrilas colágenas expostas pelo condicionamento prévio da dentina, formando uma estrutura mista entre matriz colágena, resina e alguns cristais remanescentes de hidroxiapatita[21].

O desenvolvimento dos adesivos resultou em várias mudanças em sua formulação e forma de aplicação, tendo como consequência várias gerações de adesivos. Para um melhor entendimento, a formação da camada híbrida pode ser obtida basicamente de duas maneiras, pela técnica do condicionamento ácido total[22] ou através de sistemas autocondicionantes que possuam em sua composição concentração maior de monômeros ácidos.[23]

A técnica do condicionamento total consiste no condicionamento do esmalte e da dentina com ácido fosfórico a 37% com a finalidade de aumentar a permeabilidade dentinária pela remoção da lama dentinária (*smear layer*), abertura e alargamento dos túbulos dentinários, exposição da rede de fibrilas colágenas e da dentina basal. Em seguida, aplica-se o *primer* que é composto por monômeros hidrófobos e hidrófilos, e ainda por solventes orgânicos como o álcool ou a acetona.[21,22,24-28]

Com o objetivo de reduzir as dificuldades técnicas do condicionamento total, como a lavagem do ácido e secagem do substrato dentinário, foram desenvolvidos os sistemas adesivos autocondicionantes com a adição de monômeros ácidos em sua composição. Estes adesivos apresentam pH baixo o suficiente para promover desmineralização da lama dentinária e dentina subjacente. Enquanto o adesivo promove a desmineralização, os monômeros resinosos da sua composição penetram na dentina para formar a camada híbrida.[29-34]

De maneira objetiva, pode-se classificar os sistemas adesivos de acordo com sua composição ou técnica de aplicação. *Técnica do condicionamento total*: sistema adesivo de dois frascos, um contendo o *primer* e o outro o adesivo (*bond*); adesivo de um frasco contendo monômeros hidrófobos e hidrófilos e solventes orgânicos, alguns adesivos podem apresentar carga em sua composição. *Técnica autocondicionante*: dupla aplicação – em primeiro lugar, aplica-se o *primer* e, em seguida, aplica-se o *bond* – aplicação única, mistura-se uma gota de cada frasco e aplica-se na cavidade.

Independentemente do sistema adesivo selecionado, o cirurgião-dentista deve se ater à técnica clínica de aplicação deste. Em primeiro lugar, deve-se evitar que a luz do refletor incida sobre o adesivo durante a sua aplicação, principalmente nos dentes anteriores. Esse procedimento tem por objetivo evitar a polimerização do adesivo antes da sua penetração total na dentina.

Na técnica do condicionamento total, realizar-se a secagem da dentina apenas por capilaridade, isto é, não se deve esfregar a dentina durante a secagem, apenas encosta-se levemente o papel absorvente ou algodão úmido sobre a dentina condicionada.[35] Nunca se deve secar a dentina com jatos de ar. O adesivo deve ser espalhado sobre a dentina apenas com o pincel, não se empregando jatos de ar para realizar esse procedimento, porque a camada não fica uniforme, deixando maior espessura junto aos ângulos internos da cavidade, além de incorporar oxigênio ao adesivo que irá interferir na reação de polimerização deste.

Os adesivos autocondicionantes dependem da acidificação da solução no momento da aplicação. Nos sistemas de dois passos, o caráter ácido e fluido está contido no *primer*, que é a primeira solução a ser aplicada, responsável pela desmineralização do esmalte e da dentina. O segundo passo consiste na aplicação de uma resina de baixa viscosidade (*bond*) e que não contém solventes nem água. Essa resina copolimeriza-se com o *primer* ácido e faz a ligação com o material restaurador, garantindo espessura mínima adequada do adesivo. A esses adesivos autocondicionantes, em que o *primer* é a solução acidificada, dá-se o nome de *primer autocondicionante*. Existem sistemas autocondicionantes "passo único", também chamados *all in one*, que apresentam uma técnica simplificada. Fundamentalmente, os fabricantes uniram o *primer* ácido com a resina adesiva dos sistemas autocondicionantes de dois passos. Em uma única solução aplicam-se monômeros ácidos, solventes, diluentes e água, desempenhando a função de desmineralização, infiltração e posterior ligação com o material restaurador.

Outro aspecto importante é respeitar o tempo de aplicação e o número de camadas de adesivo preconizado pelos fabricantes para se obterem as melhores propriedades dos sistemas empregados.

Uma forma de avaliar o comportamento dos sistemas adesivos à estrutura dentária é através de ensaios mecânicos feitos *in vitro,* como a resistência à microtração, que mensura e avalia a resistência da união dente/material restaurador. Os sistemas adesivos aplicados pela técnica de condicionamento total e autocondicionante apresentam resultados semelhantes em relação à microtração, com exceção dos sistemas autocondicionantes de "passo único", que têm demonstrado resultados inferiores aos demais, pela presença de água em sua composição, o que resultou na ausência dos monômeros hidrofóbicos como parte significante nesses materiais, comprometendo de forma significativa, seu desempenho em relação à resistência à união.

Os testes em dentina afetada, resultado da remoção químico-mecânica de tecido cariado com Carisolv®, empregando-se os sistemas de condicionamento total e autocondicionantes, têm apresentado resultados contraditórios em relação aos valores de resistência à união. Este comportamento pode ser explicado pela presença do hipoclorito de sódio na composição do Carisolv® (hipoclorito de sódio a 0,25%, lisina, leucina e ácido glutâmico). Após a aplicação deste produto, a morfologia da dentina desmineralizada pelo condicionamento ácido apresenta características diferentes das da dentina normal, em que os cristais de apatita das dentinas peri e intertubular apresentam-se em menor número e tamanho. Além disso, o condicionamento ácido pós-remoção químico-mecânica é mais profunda devido ao aumento da porosidade na superfície da dentina afetada ocasionada pela ação do hipoclorito de sódio no Carisolv™.

Os valores de resistência à união na dentina afetada após a remoção químico-mecânica da dentina infectada são menores que na dentina normal, provavelmente pela não infiltração total do sistema adesivo entre as fibrilas colágenas e/ou grande viscosidade do adesivo.

Uma alternativa dentro da remoção químico-mecânica da cárie seria o uso do gel à base de papaína (Papacárie®), que não contém hipoclorito de sódio em sua formulação. O Papacárie® tem apresentado uma boa qualidade de remoção de tecido infectado, sem desmineralizar a região afetada, podendo ser uma alternativa sem consequências na resistência à união.

REFERÊNCIAS

1. Wilson AD, Kent BE. Dental silicate cements. IX. Decomposition of the powder. J Dent Res., 1970 Jan-Feb; 49(1):7-13.

2. Bowen RL. Properties of a silica-reinforced polymer for dental restorations. J Am Dent Assoc., 1963 Jan; 66:57-64.

3. Lutz F, Phillips RW. A classification and evaluation of composite resin systems. J Prosthet Dent., 1983 Oct; 50(4):480-8.

4. Anusavice KJ. Phillips of Dental Materials, 10th edition, Rio de Janeiro: Guanabara Koogan, 1998.

5. Bayne SC, Heymann HO, Swift EJ Jr. Update on dental composite restorations. J Am Dent Assoc., 1994 Jun; 125(6):687-701.

6. Peutzfeldt A. Resin composites in dentistry: the monomer systems. Eur J Oral Sci., 1997 Apr; 105(2):97-116.

7. Ruyter IE, Oysaed H. Composites for use in posterior teeth: composition and conversion. J Biomed Mater Res., 1987 Jan; 21(1):11-23.

8. Ruyter IE, Svendsen SA. Remaining methacrylate groups in composite restorative materials. Acta Odontol Scand., 1978; 36(2):75-82.

9. Ferracane JL, Hilton TJ. Cavity preparation factors and microleakage of Class II composite restorations filled at intra oral temperatures. Am J Dent., 1999 Jun; 12(3):123-30.

10. Meredith N, Setchell DJ. In vitro measurement of cuspal strain and displacement in composite restored teeth. J Dent., 1997; May-Jul; 25(3-4):331-7.

11. Dennison JB. Status report on microfilled composite restorative resin. Council on Dental Materials, Instruments, and Equipment. J Am Dent Assoc., 1982 Sep; 105(3):488-92.

12. Ferracane JL, Mitchem JC, Condon JR, Todd R. Wear and marginal breakdown of composites with various degrees of cure. J Dent Res., 1997 Aug; 76(8):1508-16.

13. Davidson CL, De Gee AJ. Relaxation of polymerization contraction stresses by flow in dental composites. J Dent Res., 1984 Feb; 63(2):146-8.

14. Suh BI. Controlling and understanding the polymerization shrinkage-induced stresses in light-cured composites. Compend Contin Educ Dent Suppl., 1999 Nov; (25):S34-41.

15. Sakaguchi RL, Berge HX. Reduced light energy density decreases post-gel contraction while maintaining degree of conversion in composites. J Dent., 1998 Nov; 26(8):695-700.

16. Kinomoto Y, Torii M, Takeshige F, Ebisu S. Comparison of polymerization contraction stresses between self- and light-curing composites. J Dent., 1999; Jul; 27(5):383-9.

17. Feilzer AJ, Dooren LH, De Gee AJ, Davidson CL. Influence of light intensity on polymerization shrinkage and integrity of restoration-cavity interface. Eur J Oral Sci., 1995 Oct; 103(5):322-6.

18. Feilzer AJ, De Gee AJ, Davidson CL. Setting stress in composite resin in relation to configuration of the restoration. J Dent Res., 1987 Nov; 66(11):1636-9.

19. Yoshikawa T, Sano H, Burrow MF, Tagami J, Pashley DH. Effects of dentin depth and cavity configuration on bond strength. J Dent Res., 1999 Apr; 78(4):898-905.

20. Opdam NJ, Roeters JJ, Burgersdijk RC. Microleakage of Class II box-type composite restorations. Am J Dent., 1998 Aug; 11(4):160-4.

21. Nakabayashi N, Kojima K, Masuhara E. The promotion of adhesion by the infiltration of monomers into tooth substrates. J Biomed Mater Res., 1982 May; 16(3):265-73.

22. Fusayama T, Nakamura M, Kurosaki N, Iwaku M. Non-pressure adhesion of a new adhesive restorative resin. J Dent Res., 1979 Apr; 58(4):1364-70.

23. Perdigão J. New concepts in dental adhesion. Northwest Dent., 2000 Jul-Aug; 79(4):29-33.

24. Gale MS, Darvell BW. Dentine permeability and tracer tests. J Dent., 1999 Jan; 27(1):1-11.

25. Marshall SJ, Goodis HE, Marshall GW Jr, White JM, Gee L, Hornberger B. Storage effects on dentin permeability and shear bond strengths. Dent Mater., 1993 Mar; 9(2):79-84.

26. Tagami J, Tao L, Pashley DH. Correlation among dentin depth, permeability, and bond strength of adhesive resins. Dent Mater., 1990 Jan; 6(1):45-50.

27. Tagami J, Tao L, Pashley DH, Hosoda H, Sano H. Effects of high-speed cutting on dentin permeability and bonding. Dent Mater., 1991 Oct; 7(4):234-9.

28. Van Meerbeek B, Inokoshi S, Braem M, Lambrechts P, Vanherle G. Morphological aspects of the resin-dentin interdiffusion zone with different dentin adhesive systems. J Dent Res., 1992 Aug; 71(8):1530-40.

29. Gordan VV, Vargas MA, Cobb DS, Denehy GE. Evaluation of adhesive systems using acidic primers. Am J Dent., 1997 Oct; 10(5):219-23.

30. Gordan VV, Boyer D, Soderholm KJ. Enamel and dentine shear bond strength of two resin modified glass ionomers and two resin based adhesives. J Dent., 1998 Jul-Aug; 26(5-6):497-503.

31. Hayakawa T, Kikutake K, Nemoto K. Efficacy of self-etching primers containing carboxylic acid monomers on the adhesion between composite resin and dentin. J Oral Sci., 1998 Mar; 40(1):9-16.

32. Nakabayashi N, Saimi Y. Bonding to intact dentin. J Dent Res., 1996 Sep; 75(9):1706-15.

33. Tay FR, Carvalho R, Sano H, Pashley DH. Effect of smear layers on the bonding of a self-etching primer to dentin. J Adhes Dent., 2000b; Summer; 2(2):99-116.

34. Tay FR, Sano H, Carvalho R, Pashley EL, Pashley DH. An ultrastructural study of the influence of acidity of self-etching primers and smear layer thickness on bonding to intact dentin. J Adhes Dent., 2000a; Summer; 2(2):83-98.

35. Pereira GD, Paulillo LA, De Goes MF, Dias CT. How wet should dentin be? Comparison of methods to remove excess water during moist bonding. J Adhes Dent., 2001; Fall; 3(3):257-64.

Capítulo 19

CIMENTOS DE IONÔMERO DE VIDRO

Sandra Kalil Bussadori
Carolina Cardoso Guedes

Os cimentos de ionômero de vidro (CIVs) têm um papel muito importante na clínica odontopediátrica, porque, essencialmente, é o material mais indicado na fase restauradora do ART (técnica de restauração atraumática) em superfícies oclusais e proximais de tamanho moderado, para a fase restauradora da remoção químico-mecânica da cárie e também para o selamento oclusal de molares permanentes e decíduos recém-erupcionados. Para estas técnicas, o CIV indicado são os convencionais de alta viscosidade. Já para restaurações de Classe II, os cimentos de ionômero de vidro mais indicados são os modificados por resina.[1-4]

Essas indicações primordiais devem-se basicamente às características importantes inerentes ao material, que são a liberação de fluoreto e o seu poder bactericida e bacteriostático.

Atualmente, os CIVs mais utilizados são os modificados por resina e os convencionais de alta viscosidade e nanoparticulados.

CONCEITO

O CIV é um material oxirresinoso que apresenta como característica principal a reação ácido-base na presença de um ácido polialcenoico ionizável, conferindo sua reação de presa. Outra característica que se deve ressaltar é a liberação de fluoreto, propriedade importante nesse tipo de cimento.

Basicamente, o ionômero de vidro é composto por óxido de silício (29%), óxido de alumínio (16,6%), fluoreto de cálcio (34,3%), fluoreto de alumínio (7,8%), fluoreto de sódio (3,0%) e fosfato de alumínio (9,8%). O líquido é uma solução aquosa com 45% de água, 30% de ácido poliacrílico, 10% de ácido tartárico e 15% de ácido itacônico.

A primeira matriz a se formar é a de policarbonato de cálcio, menos resistente e mais suscetível à água. Logo em seguida, forma-se uma matriz de poliacrilato de alumínio, mais resistente e que aumentará as propriedades mecânicas do material.

O resultado é um cimento constituído de partículas de vidro rodeadas e suportadas por uma matriz resultante da dissolução da superfície de partículas de vidro no ácido. O CIV apresenta grande similaridade com a estrutura dental, uma vez que seu coeficiente de expansão térmica linear varia entre 8 e 13, e o da dentina por volta de 8,3 e do esmalte de 11,45.

Montanaro et al.[6] salientaram a importância do emprego de materiais que liberam flúor em baixa concentração diariamente, propriedade esta que o ionômero de vidro apresenta. De acordo com Mount,[7] o flúor é liberado em alta concentração no estágio inicial, havendo uma diminuição gradual.

Em relação ao tipo de material, pode ser dividido em convencionais (pó de partículas vítreas e líquido contendo ácido poliacrílico), convencionais de alta viscosidade, anidros (ácido liofilizado e adicionado ao pó), modificados por partículas metálicas (acréscimo de liga de amálgama e/ou metal sintetizado), e modificados por resina (substituição de parte do ácido poliacrílico por hidroxietil-metacrilato).[8] Atualmente, estão chegando no mercado os CIVs modificados por resina nanoparticulados.

Durante o estágio inicial de presa, o CIV convencional está sujeito à embebição e no estágio final à sinérese; portanto, necessita de proteção durante o período de presa. Segundo Raggio,[9] a reação de presa ocorre nas primeiras 24 horas após a inserção do material. Nesta fase, as propriedades mecânicas ainda não se apresentam se forma integral, sendo necessário, por este motivo, recobrir o material com algum agente protetor, como o verniz que acompanha o próprio material, esmalte de unha incolor ou adesivos fotopolimerizáveis.[10] Autores[11-14] relataram em seus estudos que o uso de um agente protetor na superfície oclusal leva à diminuição da microinfiltração.

O CIV é hoje o material de eleição para o Tratamento Restaurador Atraumático (ART), selamento e remoção químico-mecânica da lesão de cárie devido às suas propriedades físicas, como adesividade à estrutura dental, biocompatibilidade e liberação de íons flúor[15,16]. Por ser utilizado em grande escala, principalmente no âmbito de saúde pública e promoção de saúde, o CIV vem sendo constantemente estudado e sofrendo modificações em sua formulação inicial, visando uma melhora em suas propriedades físicas, químicas e mecânicas.

O CIV, desde que bem manipulado, pode apresentar excelente longevidade.[7] Frencken et al.[1] relataram que cirurgiões-dentistas mais experientes realizam restaurações mais duradouras em relação aos menos experientes ou técnicos em higiene dental (THD). Isso ocorre devido a erros na dosagem, na manipulação e na inserção do material.[9]

Quadro 1. *Classificação dos CIVs em relação à composição.*

Classificação quanto à composição dos CIVs
Convencionais
- convencionais
- convencionais de alta viscosidade
- convencionais com adição de componentes antimicrobianos
Anidros
Modificados por partículas metálicas
Modificados por resinas e nanoparticlados

CLASSIFICAÇÃO

CIMENTOS DE IONÔMERO DE VIDRO CONVENCIONAIS

Os cimentos convencionais são apresentados na forma de pó/líquido, em que as partículas vítreas estão no pó e os componentes ácidos no líquido.

Quadro 2. *Classificação dos CIVs em relação à indicação clínica e à composição.*

	Classificação em relação à indicação clínica	Classificação em relação à composição
CIV tipo 1	Cimentação - Cimentação permanente de coroas unitárias ou próteses fixas de múltiplos elementos, em metal ou sobre estrutura dentária ou núcleos metálicos, com amálgamas, resina composta ou ionômero de vidro. - Núcleos fundidos ou pré-fabricados, *inlays/onlays* metálicos. - Agente cimentante para a colagem de fragmentos. - Colagem de braquetes e bandas ortodônticas. - Como selante de fossas e fissuras.	Convencionais ou modificados por resina
CIV tipo 2	Restauração	Convencionais, convencionais de alta viscosidade, modificados por partículas metálicas e por resina
CIV tipo 3	Forramento	Convencionais, convencionais com adição de componentes antimicrobianos, ou modificados por resina
CIV tipo 4	Núcleos e restaurações definitivas	Modificados por partículas metálicas e por resina

CIMENTOS DE IONÔMERO DE VIDRO CONVENCIONAIS DE ALTA VISCOSIDADE

O cimento de ionômero de vidro de alta viscosidade foi introduzido no início da década de 1990 a partir da utilização da técnica do tratamento restaurador atraumático (ART), quando houve a necessidade de aperfeiçoar ainda mais as propriedades físicas dos cimentos ionoméricos convencionais, para que pudessem ser empregados com sucesso, principalmente em áreas sujeitas a esforços mastigatórios.[16]

Bresciani et al.[16] afirmam que a melhoria das propriedades desses materiais em comparação com as dos cimentos convencionais ocorreu pela otimização da concentração e do peso molecular do poliácido, aliado à diminuição no tamanho médio das partículas de vidro, o que possibilitou o aumento da proporção pó/líquido deste, permitindo, assim, o melhoramento das propriedades físicas, como resistência ao desgaste, compressão, resistência flexural, dureza superficial e solubilidade. Devido à sua alta viscosidade, suas características manipulativas são similares às do amálgama.

CIMENTOS DE IONÔMERO DE VIDRO CONVENCIONAIS COM ADIÇÃO DE COMPONENTES ANTIMICROBIANOS

São cimentos ionoméricos convencionais aos quais são associados antibióticos visando o aumento das propriedades antimicrobianas deste material, o que pode contribuir na manutenção da dentina remanescente após a remoção do tecido cariado.

Verificamos, também, estudos na literatura com outros componentes como CPP-ACP[17] e a adição de clorexidina ao CIV.[18] O fato presente nesses estudos é que com essa adição ocorre uma perda na resistência mecânica e na liberação de flúor do material.

CIMENTOS DE IONÔMERO DE VIDRO ANIDROS

O cimento anidro é semelhante ao CIV convencional, porém com a incorporação do ácido, após liofilizado e seco ao pó, o que facilita o controle da proporção entre o pó e o líquido, que passa a ser água destilada ou solução aquosa de ácido tartárico.

CIMENTOS DE IONÔMERO DE VIDRO MODIFICADOS POR PARTÍCULAS METÁLICAS

As partículas metálicas foram introduzidas aos cimentos, visando mais resistência destes. A primeira tentativa foi feita por Simmons[19], que misturou partículas de prata ao CIV para melhorar as propriedades mecânicas deficientes dos cimentos convencionais; porém, esta mistura, além de não melhorar estas propriedades, ainda diminuiu a liberação de flúor, a estética e a retenção do material. Hoje, as partículas de prata são *sinterizadas* ao CIV, que recebem o nome de *cermet* e são radiopacos.

CIMENTOS DE IONÔMERO DE VIDRO MODIFICADOS POR RESINA

Os CIVs modificados por resina foram introduzidos para superar os problemas de sensibilidade à umidade, de baixas propriedades mecânicas iniciais associadas aos cimentos convencionais e também de estética. A reação de presa química ocorre, pois é uma característica inerente aos CIVs, porém a presença de fotoiniciadores auxilia no controle de presa.[2,8,9]

Algumas formulações simples são CIV adicionados a pequenas quantidades de monômeros resinosos (2-hidroxietil-metacrilato – Hema ou Bis-GMA) e apresentam características mais próximas às dos ionômeros de vidro convencionais. Outras formulações mais complexas sofreram modificações na cadeia poliácida, a qual ganhou radicais que podem ser polimerizados pela luz.

Os CIVs modificados por resina têm suas propriedades mecânicas melhoradas e proporcionam uma estética melhor, já que são mais translúcidos e apresentam-se em cores diferentes.

A maioria dos ionômeros modificados por resina possui uma reação de presa caracterizada por *dupla presa* ou *tripla presa*.

Dupla presa

1. Reação ácido-base entre o vidro de silicato de flúor-alumínio e o ácido policarboxílico, apresentando a mesma reação do ionômero de vidro convencional.

2. Fotopolimerização de radicais livres de grupos metacrilatos do polímero e Hema (2-hidroxietil-metacrilato). Como a velocidade da reação de fotopolimerização é mais rápida que a reação ácido-base, o tempo de presa dos ionômeros híbridos é muito mais rápido que nos sistemas convencionais.

Tripla presa:

1. Reação ácido-base dos CIVs convencional: iniciada quando pó e líquido são misturados, podendo proceder-se na ausência de luz.
2. Polimerização fotoiniciada de radicais livres de metacrilato: iniciada quando a mistura pó/líquido é exposta à luz e ocorre somente onde ela penetra.
3. Polimerização na ausência de luz de radicais livres de metacrilato: iniciada quando o pó e o líquido são misturados, podendo ocorrer sem a presença de luz.

A reação de presa dominante nos CIVs modificados por resina é a polimerização, porém a reação ácido-base prolonga-se por horas e deve-se dizer que a resina presente nas ligações dos CIVs funcionará como um "guarda-chuva", que protegerá as ligações da perda e ganho de água. Assim, esse tipo de material não necessitará de um agente de proteção após a restauração, diferindo dos convencionais.

Deve-se considerar uma nova geração de cimento de ionômero de vidro modificado por resina, os denominados nanoparticulados, como o N-100 (3M/ESPE). Este CIV é apresentado na forma pasta-pasta, com consistência diferente dos outros CIVs fotopolimerizáveis. É apresentado na forma de "cicker" e requer calibração por parte dos profissionais, devido à consistência (Fig. 1).

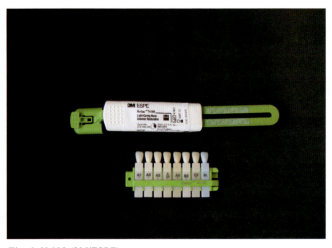

Fig. 1. N 100 (3M/ESPE).

PROPRIEDADES DOS CIMENTOS DE IONÔMERO DE VIDRO

ADESÃO À ESTRUTURA DENTÁRIA

Em relação aos CIVs modificados por resina, a adesão ao esmalte e à dentina tem sido descrita como superior a de seus antecessores, mas inferior às resinas compostas. Entretanto, a adesão dos CIVs modificados por resina à dentina pode ser o resultado da associação dos mecanismos básicos de adesão química com a adesão micromecânica obtida pela penetração dos componentes do cimento na estrutura dentinária.

Rodrigues & Muench[20] demonstraram haver formação da camada de interação micromecânica entre os cimentos e a dentina, apesar de a resistência de união ser baixa. Verifica-se que, naqueles materiais que apresentam um componente ácido para pré-tratamento da dentina, a resistência adesiva é maior.

LIBERAÇÃO DE FLUORETO

Nos CIVs modificados por resina e nos convencionais, existe uma alta liberação de fluoreto inicial, característica que torna este material um aliado no controle das lesões cariosas. De acordo com Mount,[7] essa grande quantidade de flúor permanece até 7 dias; para outros, até 28 dias, sendo o pico desta liberação nas primeiras 48 horas. Após esse período, ocorre declínio da quantidade de flúor liberado até se estabilizar, porém a disponibilidade do flúor é constante durante toda a vida clínica da restauração.

O CIV, além de liberar o flúor, também é capaz de incorporá-lo. Aplicações de fluorfosfato acidulado devem ser evitadas, pois essas soluções alteram a superfície do ionômero, tornando-a mais áspera. A liberação de fluoreto nos CIVs modificados por resina é semelhante a dos CIVs convencionais e varia conforme as diferentes marcas comerciais.

RESISTÊNCIA ADESIVA

Os CIVs modificados por resina apresentam resistência superior àqueles que não contêm a porção resinosa, especialmente nos períodos iniciais, após a mistura. Sabe-se que, quanto maior for o intervalo entre a mistura do material e a fotoativação, menor será sua resistência mecânica e adesão às estruturas dentárias.

Quadro 3. Médias e desvio padrão para o tempo de presa inicial em segundos.

MATERIAL	MÉDIA	DESVIO PADRÃO
Cimento Antibacteriano	619	67,53
ChemFlex™	417,2	32,92
Ketac™ Molar Easymix	369,4	35,27
Maxxion R®	252	42,90
Vitro Molar	583,6	130,12

Os CIVs modificados por resina apresentam resistência mecânica inferior à das resinas compostas. Esse aspecto alerta para o fato de que, quando a resistência mecânica do material restaurador for critério determinante na escolha do material, os mais resistentes devem ser preferidos.

O uso do CIV, às vezes, é necessário sob materiais restauradores. A adesão pode ser dada por meio de grupos residuais metacrilatos não reagentes da cadeia poliácida, que não foram polimerizadas e podem formar uma ligação química covalente com os agentes adesivos da resina.

Para que ocorra a adesão dos CIVs modificados por resina, utilizados como base sob restaurações de resina composta, não há a necessidade de aplicar o condicionamento ácido sobre eles, previamente à aplicação do adesivo. Por serem materiais modificados por componentes resinosos, são quimicamente compatíveis e se unirão quando da polimerização do adesivo.

ADAPTAÇÃO MARGINAL - CONTRAÇÃO

A contração dos CIVs modificados por resina é mais prolongada do que a dos CIVs convencionais. Isso é devido à reação de presa lenta dos materiais convencionais, que permite um alívio do estresse dentro das restaurações, enquanto os CIV modificados por resina possuem contração rápida devida à fotoativação. Mesmo assim, os CIVs apresentam uma baixa contração de polimerização.

TEMPO DE PRESA

Outro dado relevante que deve ser considerado é a reação de presa dos CIVs. Motta et al.[21] avaliaram a reação de presa de CIVs de alta viscosidade e do cimento associado aos antibióticos (cimento antibacteriano), observando o tempo de perda de brilho e presa inicial de 5 marcas comerciais diferentes: Cimento Antimicrobiano (Fórmula e Ação); ChemFlex™ (Dentsply); Ketac™ Molar Easymix (3M/ESPE); Maxxion R® (FGM) e Vitro Molar (DFL) (Figs. 2 a 6). De acordo com os resultados obtidos neste estudo, concluiu-se que os materiais Maxxion R®, ChemFlex™ e Ketac™ Molar Easymix apresentaram mais qualidade quanto ao tempo de perda de brilho (tempo de trabalho) e tempo de presa inicial, sugerindo indicação correta no uso na clínica de bebês, e com crianças maiores arredias. Entre os três materiais estudados, o Maxxion R® foi o que obteve o melhor resultado. Quanto ao cimento antibacteriano, concluiu-se que, sem a proteção da restauração da resina composta, devido ao tempo longo de presa, pode sofrer alterações superficiais. O Vitro Molar apresentou um tempo de presa inicial mais longo em relação aos demais, não atendendo ao que se propõe o fabricante.

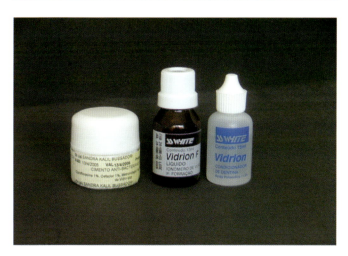

Fig. 2. Cimento Antibacteriano (Fórmula e Ação).

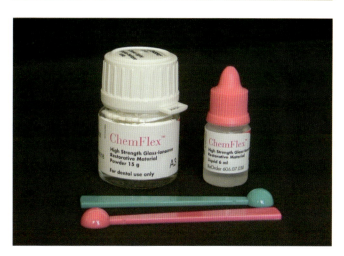

Fig. 3. ChemFlex™ (Dentsply).

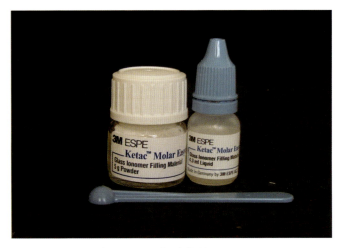

Fig. 4. Ketac™ Molar Easymix (3M/ESPE).

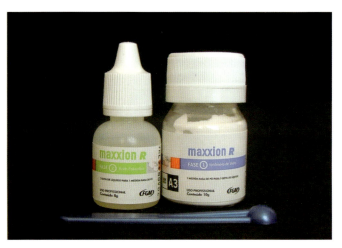

Fig. 5. Maxxion R® (FGM).

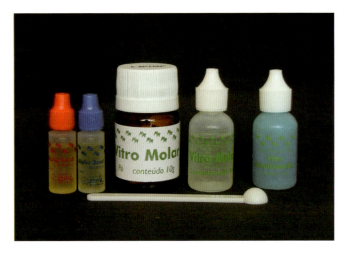

Fig. 6. Vitro Molar (DFL).

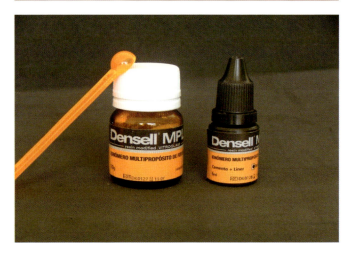

Fig. 7. Densell MPLC (Dental Mendrano).

MICROINFILTRAÇÃO

A microinfiltração pode ocorrer por alterações dimensionais e falta de adaptação do material restaurador ou do próprio CIV. Pode provocar ainda manchamento da restauração, sensibilidade pós-operatória, aparecimento de cáries recorrentes, degradação ou perda da restauração. É importante relatar que o coeficiente de expansão térmica dos CIVs convencionais é semelhante ao da estrutura dental, enquanto o dos CIVs modificados por resina é significativamente maior que o dos CIVs convencionais, mas é menor que o das resinas compostas.

Em relação aos materiais restauradores, os CIVs modificados por resina parecem apresentar resultados variáveis nos testes de microinfiltração. Isso, provavelmente, se deve aos diferentes índices de contração de polimerização que os materiais sofrem durante a fotoativação.

Salles[22] comparou a microinfiltração marginal *in vitro* de resinas compostas, CIVs modificados por resina e resinas compostas modificadas por poliácidos, e concluiu que nenhum material foi capaz de impedir completamente a microinfiltração; porém, o CIV e as resinas compostas modificadas por poliácidos apresentaram valores menores de microinfiltração. Guedes-Neto[23] avaliou a microinfiltração marginal de CIVs convencionais e modificados por resina e constatou que os modificados por resina foram mais eficazes em evitar as microinfiltração marginal.

Segundo Raggio,[9] não há consenso na literatura em relação ao grau de microinfiltração dos materiais indicados para o ART. A mesma autora,[24] em 2001, encontrou mais microinfiltrações na parede cervical para o Ketac™ Molar (3M ESPE), enquanto Myaki (2001) não encontrou diferenças estatísticas comparando o Fuji IX (G.C. Corp) e o Ketac Molar (3M ESPE). Castro e Feigal (2002) relataram menos microinfiltração do material desenvolvido para o ART (Fuji IX – G.C. Corp.) em relação a um CIV convencional (Fuji II).

Guedes[25] realizou um estudo no qual foi avaliado a microinfiltração em *slot* proximal de molares decíduos restaurados com diferentes CIVs. Após os preparos, os dentes foram divididos em oito grupos e restaurados seguindo as especificações dos fabricantes [G1 – Cimento antimicrobiano (Fórmula e Ação); G2 – ChemFlex™ (Dentsply); G3 – Densell® MPLC (Dental Medrano S.A); G4 – Maxxion R® (FGM); G5– Ketac™ Molar Easymix (3M/ESPE); G6 – Vitremer (3M/ESPE); G7 – Vitro Fil LC (DFL) e G8 – Vitro Molar (DFL)] (Figs. 2 a 9). Os grupos 3, 6, 7 e 8 tiveram escores sem diferença estatística e representaram o menor grau de microinfiltração. O grupo 1, que apresentou o maior grau de microinfiltração, corresponde ao CIV associado a antibióticos. Porém, devido à presença destes fármacos, o fabricante instrui o operador a utilizar este produto somente para forramento, sendo necessário à restauração com outro material (resina composta, CIV modificado por resina ou amálgama). Este procedimento não só evita a dispersão dos antibióticos para o meio bucal como também diminui o grau de microinfiltração, já que a resina composta mostrou possuir menor grau de microinfiltração quando comparada com os CIVs convencionais[26].

Pré-tratamento da superfície

Para os CIVs modificados por resina, principalmente aqueles que apresentam um *primer* (preparador de superfície), não há necessidade de fazer o pré-tratamento da superfície para minimizar a infiltração. Em contrapartida, nos CIVs que não têm esse preparador de superfície (convencionais), o prévio condicionamento ácido com próprio ácido (presente no líquido do CIV), parece minimizar a infiltração.

Acabamento e polimento

Uma das vantagens dos CIVs modificados por resina sobre os convencionais é o acabamento quase que imediatamente após o término da polimerização, por serem mais resistentes à solubilidade que os CIVs convencionais. A adição de monômeros resinosos na formulação do ionômero de vidro produz um material pouco solúvel em contato com a umidade.

Os excessos do material devem ser retirados com lâmina de bisturi nº 15 afiada, e para a escultura e o polimento inicial pode-se utilizar as pontas diamantadas da série F ou FF da Fava.

Discos "Sof Lex" (3M) e o sistema de acabamento "Enhance" (Caulk/Dentsply) produzem superfície mais lisa do que os instrumentos abrasivos diamantados; em função disso, devem ser empregados na finalização deste processo.

Se alguns defeitos forem encontrados nos CIVs modificados por resina durante o acabamento e polimento, poderá ser acrescentado material adicional, que se aderirá ao já existente. O reparo pode ser executado em próxima consulta e pode ser realizado com resina composta, pois esta possui adesão aos CIVs modificados por resina.

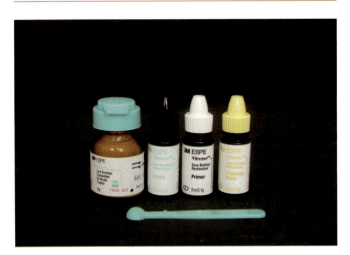

Figura 8: Vitremer (3M/ESPE).

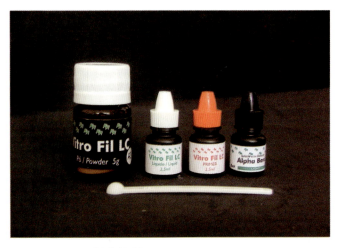

Figura 9: Vitro Fil LC (DFL).

Cabe ressaltar que o "Finishing Gloss" presente no *kit* do Vitremer (3M) não é para proteger contra a perda e ganho de água, que é um fator inerente aos CIVs convencionais e não ocorre nos resinosos. Este componente do *kit* do Vitremer é para proteger o material contra os possíveis cortes após o acabamento e fendas que possam ocorrer na restauração.

TOXICIDADE DOS CIMENTOS DE IONÔMERO DE VIDRO

Segundo Costa et al.[27], os CIVs modificados por resina e os de alta viscosidade apresentam um potencial citotóxico em cultura de células de linhagem de odontoblastos (MDPC-23), resultando em efeito agressivo. Os autores relataram que esta citotoxicidade é maior nos CIVs modificados por resina do que nos convencionais de alta viscosidade e atribuem este dado à presença do Hema na composição destes materiais.

Duque et al.[28] realizaram um estudo *in vivo* para avaliar a resposta do complexo dentino-pulpar seguido da aplicação de CIV modificado por resina, cimento de hidróxido de cálcio e uma solução de EDTA com proteínas de matriz dentinária (ESDP) em cavidades profundas realizadas em pré-molares de macacos. Estas cavidades foram seladas com amálgama e após 6 meses os animais foram sacrificados e os dentes preparados para avaliação microscópica. Após a avaliação, constatou-se que todos os materias foram biocompatíveis quando aplicados em cavidades profundas e o ESDP estimulou uma maior deposição dentinária e dentina reacional quando comparado ao CIV e Dycal.

Os CIVs podem apresentar reações diferentes *in vitro* e *in vivo* no início da reação ácido-base, isto é, no momento que ainda é inserido na cavidade e logo após a perda de brilho, quando as matrizes começam a se formar.

Santos et al.(2008) avaliaram a citotoxicidade de diferentes CIVs quimicamente ativados, antes e após a reação de presa, em culturas de células. Os cimentos avaliados foram: Ketac™ Molar Easymix (3M/ESPE), Maxxion R® (FGM), Riva Self Cure (SDI) e Vitro Molar (DFL). A determinação da viabilidade celular foi realizada pelo método de exclusão de células coradas pelo azul de Trypan e pela atividade mitocondrial por meio do método de redução do MTT (brometo de 3-4, 5-dimetiltiazol-2-yl -2,5-difenil-tetrazólio). Os dados foram analisados pelo teste Kruskal-Wallis na significância de 5% ($p \geq 0,05$). Os resultados mostraram que os grupos que receberam materiais após a presa apresentaram número de células viáveis e porcentagens menores que o grupo-controle, porém permitiram crescimento celular durante todo experimento. Quando colocados em contato com as células, logo após a espatulação, induziram morte celular imediata. O material que demonstrou menor atividade citotóxica em fibroblastos foi o Ketac™ Molar Easymix (3M/ESPE).

REFERÊNCIAS

1. Frencken JE, Makoni F, Sithole WD, Hackenitz E. Three-year survival of one-surface art restorations and glass-ionomer sealants in school oral health programme in Zimbabwe. Caries Res., 1998; 32(2):119-26.

2. Bussadori SK, Imparato JCP, Guedes-Pinto AC. Cimentos de ionômero de vidro. In: Dentística Odontopediátrica. São Paulo: Ed. Santos, 2000. p. 11-7.

3. Hiiri A, Ahovuo-Salranta A, Nordblad A, Makela M. Pit and fissure selants versus fluoride varnishes for preventing dental decay in children and adolescents. Cochrane Database Syst Rev., 2006; 18(4):CD003067.

4. Beirute N, Frencken JE, Vant't Hof MA, Taifour D, Van Palestein, Helderman WH. Caries-preventive effect of a one-time application of composite resin and galss ionômero selants after 5 years. J Evid Based Dent Pract., 2007; 7(1):12-3.

5. Sidhu SK et al. Temperature mediated coefficient of dimensional change of dental tooth-colored restorative materials. Dent Mater, 2004; 20(5):435-40.

6. Montanaro L et al. Evaluation of bacterialadhesion of Streptococcus mutans on dental restorative materials. Biomaterials 2004; 25(18):4457-63.

7. Mount JG. Atlas de cimento de ionômero de vidro – guia para o clínico. São Paulo: Ed. Santos, 1996, 147 p.

8. Navarro MFL, Pascotto RC. Cimentos de ionômero de vidro. São Paulo: Artes Médicas, 1998.

9. Raggio DP. Dureza de Knoop de cimentos de ionômero de vidro indicados para o Tratamento Restaurador Atraumático (TRA) [tese doutorado]. São Paulo: Faculdade de odontologia da Universidade de São Paulo; 2004.

10. Nagem Filho H, Domingues LA. Ionômeros de vidro – agentes protetores de superfície. Bauru: Edusc, 2000

11. Doerr CL, Hilton TJ, Hermesch CB. Effect of thermo cycling on the microleakage of conventional and resin-modified glass ionomers. Am J Dent., 1996; 9(1):19-21.

12. Virmani S, Tandon S, Rao N. Cuspal fracture resistence and microleakage of glass-ionomer cements in primary molars. J Clin Pediatr Dent., 1997; 22(1):55-8.

13. Myaki SI, Cunha HA, Balducci I. Influência do selante de superfície na microinfiltração de dentes decíduos restaurados com cimento de ionômero de vidro modificado por resina. RPG Rev Pos Grad., 2001; 8(4):329-33.

14. Mattos FPS, Bonifácio CC, Tashima AY, Imparato JCP, Raggio DP. Dureza de Knoop de um cimento de ionômero de vidro modificado por resina com e sem proteção superficial [resumo]. Braz Oral Res., 2005; 19:78

15. Bussadori SK, Masuda MS. Manual de Odontohebiatria. São Paulo: Ed. Santos, 2005.

16. Bresciani E, Nogueira DA, Henestroza-Quintans N, Barata TJE, Lauris JRP, Navarro MFL. Influência do isolamento absoluto sobre o sucesso do tratamento restaurador atraumático (ART) em cavidades classe II, em dentes decíduos. Rev Facul Odontol Bauru, 2002, 10(4):231-37.

17. Mazzaoui AS, Burrow MF, Tyas MJ, Dashper SG, Eakins D, Reynolds EC. Incorporation of casein phosphopeptide-amorphous calcium phosphate into a glass-ionomer cement. J Dent Res., 2003; 82(11):914-18.

18. Frencken JE, Imazato S, Toi C, Mulder J, Mickenautsch S, Takahashi Y, Ebisu S. Antibacterial effect of chlorhexidine-containing glass ionomer cement in vivo: a pilot study. Caries Res., 2007; 41(2):102-7.

19. Simmons JJ. The miracle mixture: glass ionomer and alloy powder. Texas Dent., 1983; 100:6-12.

20. Rodrigues ML, Muench A. Adesividade do cimento de ionômero de vidro à dentina e ligas odontológicas. Rev Paul Odontol., 1994; 16(3):18-23.

21. Motta LJ, Bussdori SK, Reda SH, Guedes CC. Estúdio de la reación de presa de cementos de ionômero de vidrio [resumén]. XIII Congrso Latinoamericano de Odontologia Pediátrica 2006.

22. Salles V. Avaliação da microinfiltração marginal de resinas compostas, cimento de ionômero de vidro e resinas compostas modificadas por poliácidos em dentes decíduos e permanentes: estudo in vitro [tese doutorado]. Bauru: Faculdade de Odontologia da Universidade de São Paulo; 2002.

23. Guedes-Neto MV, Cabral MFC, Pontes DG, Bandeira PAC, Bandeira MFCL, Carneiro FC. Avaliação da microinfiltração marginal dos cimentos de ionômero de vidro convencionais e modificados por reina [resumo]. Braz Oral Res 2005; 19:41.

24. Raggio DP. Avaliação in vitro da microinfiltração, liberação de fluoretos e resistência adesiva de cinco cimentos de ionômero de vidro utilizados no tratamento restaurador atraumático (TRA) [dissertação mestrado]. São Paulo: Faculdade de odontologia da Universidade de São Paulo, 2001.

25. Guedes CC. Avaliação in vitro da microinfilração de diferentes cimentos de ionômero de vidro [monografia de especialização]. São Paulo: Sindicato dos Odontologistas do Estado de São Paulo, 2005.

26. Alperstein KS, Graver HT, Herold RC. Marginal leakage of glass ionomer cement restorations. J Prosthet Dent., 1983; 50(6):803-7.

27. Costa CAS, Hebling J, Garcia-Godoy F, Hanks CT. In Vitro citotoxicity of five glass-ionomer cements. Biomaterials, 2003; 24:3853-58.

28. Duque C, Hebling J, Smith AJ, Giro EMA, Oliveira MF, Costa CAS. Reactionary dentinogenesis after applying restorative materials and bioactive dentin matrix molecules as liners in deep cavities prepared in nonhumam primate teeth. J Oral Rehab., 2006; 33:452-61.

29. Santos EM, Guedes CC, Motta LJ, Bussadori SK. Cytotoxic effects of ionômero glass in cell cultures [abstract]. J Dent Res., 2008; 87:82.

Capítulo 20

FERRAMENTAS QUE FAZEM A DIFERENÇA NAS AÇÕES EM SAÚDE

Márcia Cançado Figueredo
Daniel Demétrio Faustino da Silva

"Sou realmente um ser humano quando meus sentimentos, pensamentos e atos têm uma única finalidade: a comunidade e seu progresso."

Albert Einstein

CONTEXTUALIZAÇÃO

Este capítulo tem como objetivo ilustrar, com experiências de investigações clínicas, alguns investimentos em ações de saúde, tecnologias, técnicas e metodologias que promoveram a saúde geral e bucal em populações brasileiras mais carentes. A aplicação e o desenvolvimento dessas ferramentas contou com parcerias do setor saúde com a finalidade de introduzir as tecnologias sociais em políticas públicas, para combater a desigualdade marcante em nosso país.

Exemplificando, no âmbito da promoção da Saúde, a Educação em Saúde surgiu como um dos importantes componentes que foram trabalhados de maneira que as informações sobre saúde geral e bucal passassem a fazer parte do senso comum. Entretanto, trabalhar a educação isoladamente pouco implicaria numa condição melhor de saúde da pessoa. Talvez aumentasse o nível cognitivo, porém, há poucas evidências quanto à mudança de hábitos com base apenas em teorias educativas.

Trabalhou-se, outros fatores que contribuíram para que as populações-alvo incorporassem novos hábitos e práticas saudáveis, sendo que os fatores ambientais que os cercavam foram fortes condicionantes de seus hábitos e, consequentemente, de sua saúde. As escolhas mais fáceis deveriam ser as mais saudáveis, conforme se preconiza nos princípios da promoção de Saúde. Mas,

infelizmente, nem sempre o que se vê mais próximo e mais fácil é o mais saudável, o que fez dessas ferramentas instrumentos importantes para superar desigualdades em saúde.

Sabe-se que as condições de saúde, inclusive as de saúde bucal, dos indivíduos são determinadas socialmente pelo meio onde vivem, ou seja, pela casa, escola, local de trabalho, indústria, comércio e mídia (Figs. 1 a 5).

"As casas são simples com cadeiras nas calçadas e na fachada escrito em cima que é um lar".

Chico Buarque de Holanda

Esse é o nosso Brasil, um país de dimensões continentais, com uma população em torno de 170 milhões de habitantes que se organiza, geopoliticamente, em 27 estados, distrito federal e 5.561 municípios. Apresenta uma grande diversidade e desigualdade social, visto que 51% de sua população recebem menos de 4 salários mínimos.

Nesse sentido devemos destacar alguns indicadores socioeconômicos e de saúde do Brasil:

- Dimensão universal do SUS: apenas 21% da população brasileira têm plano de saúde.
- Transição epidemiológica: doenças típicas da pobreza que coexistem com doenças do desenvolvimento, gerando demandas crescentes por serviços de ponta.
- Transição demográfica: expectativa de vida ao nascer (EVN) aumentou de 44,9 anos, em 1940, para 68,55 anos, em 2000.
- Gasto público com saúde: apresenta valor per capita muito baixo (R$180,00), comparável com países

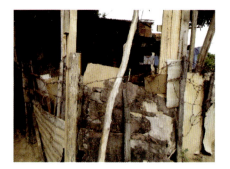
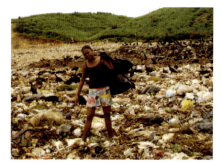
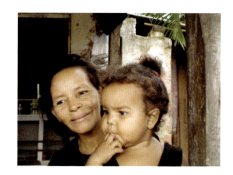
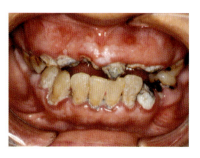
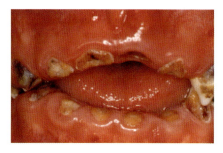

Figs. 1 a 5. Exemplo da moradia, do local de trabalho e a situação da cavidade bucal desta pessoa e sua filha.

que mantêm esquemas de "pacotes básicos universais".

- SB Brasil[1]: sobre as condições de saúde bucal da população brasileira no ano de 2003, foi realizado um levantamento epidemiológico em domicílios das zonas urbana e rural de 250 municípios brasileiros. Uma das finalidades foi fornecer dados ao planejamento e avaliação de ações nessa área nos diferentes níveis de gestão do SUS, dos quais podemos destacar:

Doenças da gengiva

- Menos de 22% dos adultos apresentam gengiva sadia.
- Menos de 8% dos idosos apresentam gengiva sadia.

Acesso aos serviços

- Adolescentes: mais de 2,5 milhões (13% dessa população) nunca foram ao dentista.
- Adultos: quase 3% nunca foram ao dentista.
- Idosos: quase 6% nunca foram ao dentista.

Perda dos dentes

- A perda dentária precoce é grave. A necessidade de prótese total já é identificada entre os adolescentes.
- Mais de 28% dos adultos não possuem nenhum dente funcional em pelo menos uma arcada (inferior ou superior).
- Dessas pessoas, 15% ainda não têm prótese total.
- Três a cada quatro idosos (75%) não possuem nenhum dente funcional em pelo menos uma das arcadas.
- Desses, mais de 36% necessitam de pelo menos uma prótese total.

CÁRIE DENTÁRIA

É interessante ressaltar que há um total desconhecimento e/ou ignorância da maioria das autoridades públicas do setor em relação à realidade, à desassistência odontológica e ao elitismo do acesso. Sentar na cadeira do dentista continua sendo monopólio de classe social em nosso país. Para Narvai,[2] esse fato é um insuportável privilégio, "diga-se – mais uma cruel expressão das iniquidades que nos assolam." E no intuito de diminuir essas iniquidades, o governo federal vem implementando o Programa de Saúde da Família (PSF) e conjunto com os Centros de Especialidade Odontológicas (CEO), com o objetivo de levar saúde bucal às famílias.

Desse modo, acredita-se que todo trabalho e/ou investigação científica em qualquer área do conhecimento humano que hoje se realiza, inclusive na Odontologia, só adquire sentido se estiver voltado para a melhoria da qualidade de vida das pessoas, minimizando o sofrimento causado pela dor de dente, superando desigualdades e contribuindo na construção de um mundo onde todos apresentarão Saúde Bucal.

Nos últimos anos, transformações significativas nas condições de saúde bucal puderam ser observadas, segundo o levantamento epidemiológico brasileiro denominado SB Brasil 2003[1]. No entanto, observa-se que em relação aos hábitos de higiene e condições periodontais essa melhora foi menos sensível, e que a cárie ainda é considerada um problema de saúde pública no Brasil. Além disso, houve uma importante variação nos valores encontrados de acordo com as regiões, demonstrando uma distribuição desigual das doenças bucais no país. No que diz respeito à primeira infância, os dados mostram que quase 27% das crianças de 18 a 36 meses de idade apresentam pelo menos um dente decíduo com experiência de cárie. Essa proporção aumenta para quase 60% das crianças com 5 anos de idade, sendo que muitos municípios tinham entre as suas metas para o ano 2000 um percentual de 100% das crianças de zero a um ano de idade livres de cárie[1].

"A porta da verdade estava aberta, mas só deixava passar meia pessoa de cada vez. Assim não era possível atingir toda a verdade, porque a meia pessoa que entrava só trazia o perfil de meia verdade. E sua segunda metade voltava igualmente com meio perfil. E os meios perfis não coincidiam. Arrebentaram a porta. Derrubaram a porta. Chegaram ao lugar luminoso onde a verdade esplendia seus fogos. Era dividida em metades diferentes uma da outra. Chegou-se a discutir qual a metade mais bela. Nenhuma das duas era totalmente bela. E carecia optar. Cada um optou conforme seu capricho, sua ilusão, sua miopia.

Verdade – Carlos Drumond de Andrade

TECNOLOGIA SOCIAL: SOLUÇÕES DE BAIXO CUSTO QUE GERAM SAÚDE PARA COMUNIDADES CARENTES

Segundo Starfield, todo sistema de serviços de saúde tem duas metas principais. A primeira é otimizar a saúde da população por meio do emprego do conhecimento mais avançado sobre a causa das doenças, manejo das moléstias e maximização da saúde. A segunda meta, igualmente importante, é minimizar as disparidades nos subgrupos populacionais, para garantir equidade no acesso a serviços de saúde e na capacidade de alcançar um nível ótimo de saúde.

A atenção primária é o meio pelo qual as duas metas de um sistema de serviços de saúde – otimização da saúde e equidade na distribuição de recursos – ficam equilibradas. É o nível básico de atenção oferecido uniformemente a todos. Responde aos problemas mais comuns da comunidade ao oferecer serviços preventivos, curativos e reabilitadores para maximizar a saúde e o bem-estar. Integra a atenção quando existe mais de um problema e lida com o contexto no qual existe a enfermidade, influenciando as respostas das pessoas a seus problemas de saúde. É a atenção que organiza e racionaliza a distribuição de todos os recursos, tanto básicos como especializados, direcionando-os para a promoção, manutenção e melhora da saúde.

AVALIAÇÃO DE 2 ANOS DO TRATAMENTO RESTAURADOR ATRAUMÁTICO (ART) INTRODUZIDO NO PROGRAMA DE SAÚDE DA FAMÍLIA (PSF) EM GOVERNADOR VALADARES-MG

O município de Governador Valadares está localizado no Vale do Rio Doce – MG, com população média de 231.724 habitantes, situados em grande maioria na periferia (Figs. 6 e 7).

Para o conhecimento da população e a apresentação de um programa efetivo, em 2001 foi realizado um levantamento das necessidades de 11.108 crianças, de 5 a 16 anos de idade, observando-se que a demanda reprimida nessa faixa etária era alta (Figs. 8 e 9).

Justamente neste período houve a inserção de três Equipes de Saúde Bucal (Modalidade I – 1 CD e 1 ACD e Modalidade II – 1 CD, 1 THD e 1 ACD) no Programa de Saúde da Família (PSF), em que se optou prioritariamente por capacitar os profissionais durante 3 meses, formando os recursos humanos em saúde, apoiados no papel inalienável de um educador: preparar convenientemente os diversos solos, para que as sementes possam se desenvolver, abastecendo e saciando plenamente as necessidades da sociedade.

O Programa de Saúde da Família (PSF) é um projeto transformador, no qual, além de atividades clínicas, os profissionais devem ousar desempenhar novos papéis junto à comunidade, entendendo a necessida-

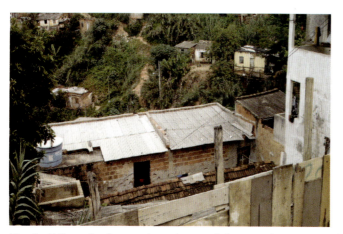 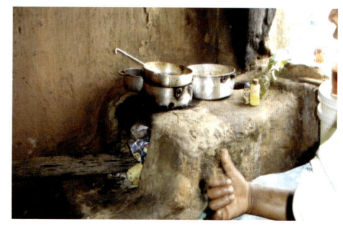

Figs 6 e 7. Exemplos das ruas (morro), casas de bairro onde o programa foi realizado.

de de novas práticas e conhecimentos, os relativos às Ciências Sociais.

Desse modo, incrementaram-se na equipe de saúde bucal do PSF/GV atividades educativas, preventivas e restauradoras/curativas, sempre procurando apoiar-se no conceito de chances de vida, cujos objetivos devem estar ligados à promoção da equidade, em que as decisões em saúde devem ser pautadas na relação custo-efetividade.

Humanizar a nossa prática não significava sermos bonzinhos e caridosos, mas acolhedores, justos, éticos e respeitosos. Dessa forma, as ações realizadas foram as seguintes:

Visitas domiciliares

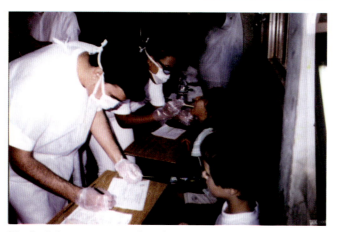 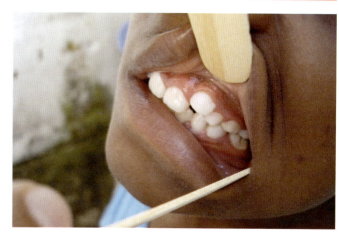

Figs 8 e 9. Levantamento epidemiológico para a avaliação das condições bucais das crianças

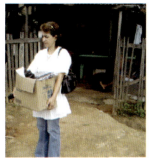

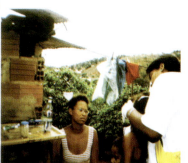

*Ações educativas coletivas em datas comemorativas, apresentações de teatro de fantoches em escolas, oficinas de como fazer o **KIT-PETs** em praça pública.*

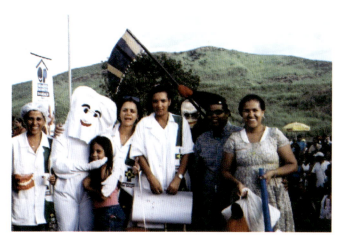

Reuniões de grupos terapêuticos de gestantes e mães.

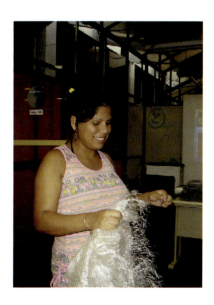

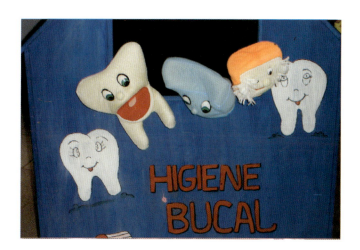

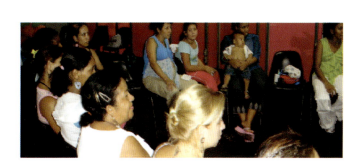

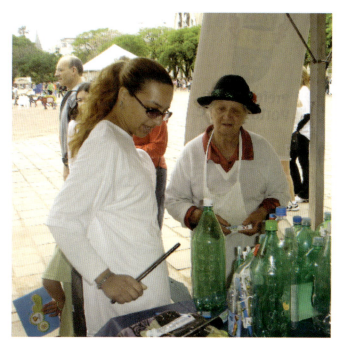

AÇÕES PREVENTIVAS COMO A APLICAÇÃO TÓPICA DE FLÚOR (DENTIFRÍCIO) ATRAVÉS DE ESCOVAÇÃO SUPERVISIONADA DOMICILIAR

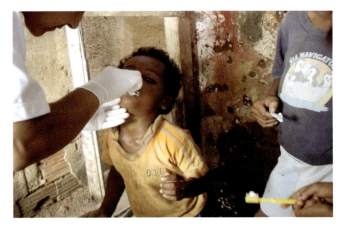

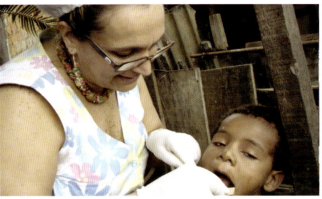

CONFECÇÃO E DISTRIBUIÇÃO GRATUITA DOS KIT-PETs E DO FIO DENTAL ALTERNATIVO

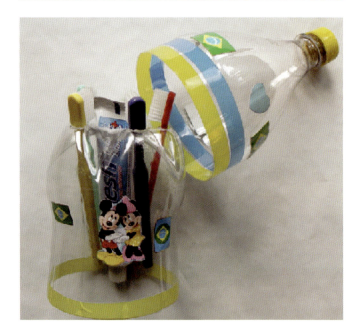

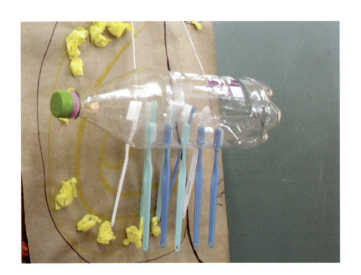

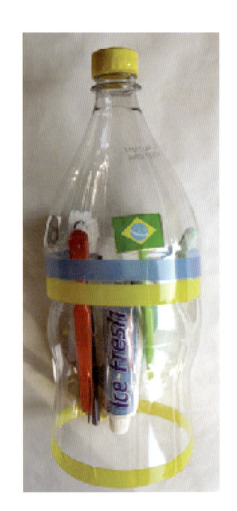

Ações restauradoras/curativas através do Tratamento Restaurador Atraumático (ART) com o uso do cimento de ionômero de vidro condensável VITROMOLAR –DFL adquirido através de licitação SMS/GV

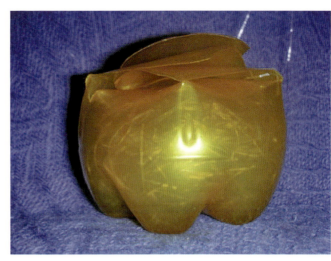

Fio dental de ráfia – encontrado com facilidade nos lixões.

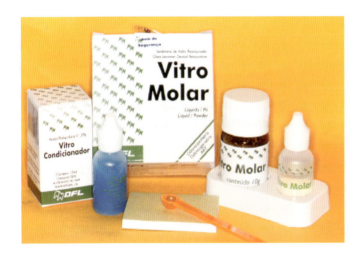

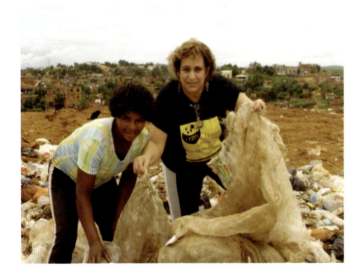

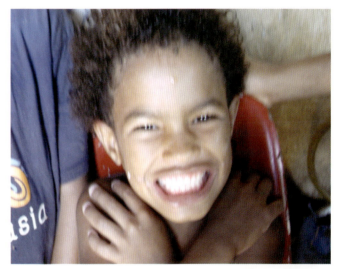

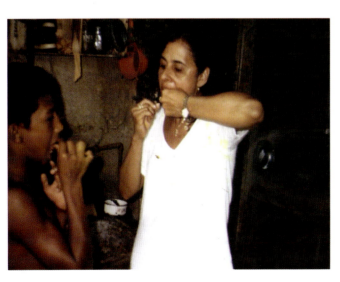

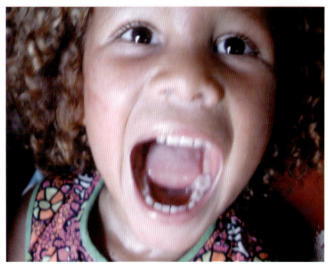

Figs. 10 e 11. *crianças inseridas no programa – cárie inativa após o tratamento.*

Após 2 anos de implementação do programa, avaliaram-se 197 crianças com idade média de 8,38 anos, representantes das distintas comunidades, encontrando um resultado expressivo e satisfatório com relação à mudança de paradigmas. A população tornou-se mais consciente, mudando seus hábitos em relação a sua higiene bucal, obtendo maior acesso aos serviços públicos odontológicos e, consequentemente, houve uma diminuição expressiva das doenças bucais: das 197 avaliadas, 173 crianças tornaram-se cárie inativa. (Figs. 10 e 11).

Das 969 restaurações atraumáticas realizadas em 661 dentes decíduos e 308 permanentes, obteve-se 86,1% de retenção das mesmas nos dentes decíduos e de 96,8% nos dentes permanentes, após o período de 24 meses, confirmando o excelente comportamento clínico do cimento de ionômero de vidro utilizado na técnica restauradora atraumática (Figs. 12 e 13).

Tem sido notório, ao longo desses 2 anos de programa, o enriquecimento das experiências e o desenvolvimento das pessoas envolvidas na execução deste trabalho. A integração e a socialização entre a comunidade e os profissionais da rede básica de saúde foram acontecendo de maneira cíclica e contínua, possibilitando a todos um vantajoso crescimento pessoal e social.

Por outro lado, também foi admirável perceber que, à medida que o trabalho avançava, a população engajada tornava-se maior e mais abrangente, consolidando os resultados obtidos, tais como, socialização, desenvolvimento físico e intelectual, aquisição de conhecimentos e experiências, fortalecendo e motivando a execução e ampliação do PSF.

Ressalta-se que a avaliação dos resultados foi difícil de executar, especialmente pela dificuldade de medir simultaneamente a influência dos aspectos socioeconômicos intervenientes no processo saúde-doença.

Para Camargo,[3] a saída, mesmo nesta nossa sociedade tecnicista de hoje, parece continuar sendo o investimento no ser humano. Daí a pertinência das discussões sobre Formação de Recursos Humanos em Saúde, e a premência das mudanças curriculares dos cursos de Odontologia, para que os profissionais possam estar preparados para contribuir de forma consciente neste processo histórico.

"Quase todos os homens são capazes de suportar adversidades, mas se quiser pôr à prova o caráter de um homem, dê-lhe poder"

Abraham Lincoln

Agradecimentos

Agradecemos à população atendida pelas Equipes de Saúde Bucal na Estratégia Saúde da Família do Município de Governador Valadares, Minas Gerais, e a todos os profissionais que permitiram que esta pesquisa fosse desenvolvida.

"Por isso é sempre fundamental estar trabalhando com utopias. Utopia no sentido de formular propostas, que devem ser conquistadas pela luta política, ao mesmo tempo em que se constrói, no dia a dia, o caminho e a estratégia para transformá-la efetivamente em realidade"[4].

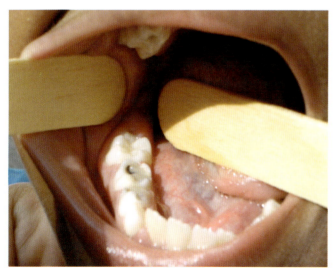
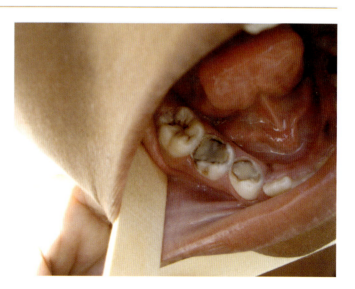

Figs. 12 e 13. *Restaurações Atraumáticas avaliadas após 24 meses.*

AVALIAÇÃO COMPARATIVA ENTRE A EFICÁCIA DE UMA ESCOVA "ALTERNATIVA" E UMA CONVENCIONAL NA REMOÇÃO DA PLACA DENTÁRIA[5]

Escova alternativa – confeccionada com palito de madeira para churrasco, fita dental, barbante em rolo e bucha vegetal.

Por acreditar que as características físicas de uma escova têm um papel secundário quando a higienização bucal é realizada satisfatoriamente, idealizou-se outra ferramenta que fez diferença na saúde da população assistida.

Por outro lado, é de extrema relevância lembrar o custo de mercado de uma escova dentária, que muitas vezes extrapola o poder aquisitivo de comunidades carentes de países como o Brasil. Dessa forma, o seu preço deve ser compatível com a renda da população.

Desse modo, objetivou-se comparar a eficácia na remoção do biofilme dentário entre a escova alternativa e a escova convencional, em pacientes institucionalizados engajados dentro de um programa de base educativa e preventiva.

Como o impacto das ações na saúde da população é usualmente inferido através da avaliação das atividades desenvolvidas pela equipe de saúde, considerando os aspectos de processo e de qualidade da atenção, apesar da eficácia comprovada da escova alternativa, em termos do controle do biofilme placa dentária, a escova alternativa apresenta alguns inconvenientes:

- baixa durabilidade;
- grande absorção de umidade;
- necessidade de substituição semanal.

Cabe salientar, ainda, que em termos de estética, conforto e preferência, as crianças, por unanimidade, elegeram as escovas convencionais.

Acredita-se que todo o esforço realizado na busca de associações de medidas preventivas que controlem ou desorganizem o biofilme dentário, com base em eficientes critérios de planejamento, permitirá que a incidência das doenças bucais decline em nosso meio.

Com base nessa filosofia, medidas de cunho educativo – preventivo (escovação semanal supervisionada) – foram aplicadas junto às crianças deste estudo, tendo os resultados demonstrado uma redução de 86% no índice do biofilme placa dentária em relação à escova convencional e 81% em relação à escova alternativa (Gráfico 1).

Atuar promovendo saúde é estar sempre buscando oferecer o melhor para o indivíduo, a partir das implicações socioculturais que interagem com a etiologia das doenças bucais.

É interessante observar que assumir uma atitude humanista em serviço é muito mais complexo do que quando a instituímos em forma de leis para serem cumpridas. Não vejo como transformá-las em ações concretas, se cada profissional envolvido no processo não se autorize trabalhar a sua própria dimensão humana e, assim, estar aberto a adotar um comportamento de cuidado com o outro.

UTILIZAÇÃO DO PAPACÁRIE® NO TRATAMENTO RESTAURADOR ATRAUMÁTICO

A incorporação da cultura humanista nos acena para um novo estilo de vida no mundo do trabalho, no âmbito das instituições formadoras e na vida pessoal de cada cidadão.

Desse modo, a prevenção, o tratamento e o controle das doenças bucais mais prevalentes no Modelo de Promoção de Saúde propõem práticas odontológicas

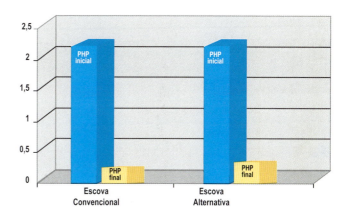

Gráfico 1. *Segundo o teste de Kruskal – Wallis One Way, houve uma redução do índice de placa-PHP estatisticamente significativa ($p < 0,0001$)*

alternativas com fundamentos básicos centrados na compreensão do fenômeno saúde – doença como elemento dinâmico, em que interações de natureza biológica e social são determinantes.

O Papacárie® veio justamente para ser utilizado na remoção químico-mecânica da lesão de cárie, pois é um gel composto de papaína, cloramina e azul de toluidina desenvolvido com o intuito de associar-se ao tratamento restaurador atraumático (ART), a um custo baixo, reforçando a Odontologia de Mínima Intervenção-MI e Máxima Prevenção.

A execução da técnica baseia-se na colocação do gel na cavidade cariada, aguardando cerca de 30 segundos e, em seguida, procedendo à remoção do tecido cariado com um instrumento cortante manual sem fio.

UTILIZAÇÃO DE LATA DE ALUMÍNIO PARA CONFECÇÃO DE TIRA MATRIZ PARA RESTAURAÇÃO

As matrizes de alumínio foram desenvolvidas por Bolanho et al.[6,7] com o objetivo de promover o desenvolvimento sustentável, favorecendo ações sociais odontológicas e formação profissional, com custo baixo e qualidade de trabalho. Os materiais utilizados para a confecção da matriz são: uma lata de alumínio (suco, chá, energético e/ou refrigerante) limpa e inteira, um estilete largo, uma tesoura afiada, um alicate de bico chato. Para confeccionar a matriz é necessário remover a tampa superior da lata utilizando um estilete. O corte deve ser realizado na transição entre o corpo e o "pescoço" da lata, aproximadamente 2 cm abaixo do anel da tampa. Terminado o corte de toda a circunferência da lata e removida a tampa, deve-se cortar o corpo da lata com a tesoura (sentido longitudinal). Por fim, corta-se o fundo da lata, na mesma região em que foi realizado o corte da tampa, obtendo-se assim, uma chapa retangular de alumínio. Com a tesoura, cortam-se tiras paralelas, do menor comprimento da chapa (sentido longitudinal da lata). Após a obtenção das tiras, confeccionam-se matrizes individuais do tipo T ou "cinto", matrizes parciais e/ou convencionais para utilização em porta-matriz, adaptada para restauração. A utilização do material reciclável em programas sociais voluntários de

atendimento à população carente, em clínicas populares e por profissionais que não têm acesso ao material utilizado rotineiramente em consultório odontológico, é uma realidade que possibilita aos profissionais a efetivação de seus trabalhos (Figs. 14 a 18). Portanto, a confecção de tira matriz com lata de alumínio, para a realização de restaurações, parece ser uma alternativa fácil, viável e acessível.

Para estudar a viabilidade da confecção e do uso de tiras matrizes com latas de alumínio, Bolanho et al.[6,7] utilizaram as matrizes em restaurações com amálgama e compômero, para análise da resistência à condensação e da aderência à superfície do material restaurador. Após 30 dias, em saliva artificial (37ºC), as restaurações foram avaliadas e não foi observada alteração na superfície do amálgama (oxidação) e do compômero (pigmentação) à vista desarmada. Diante dos resultados, foi realizado o estudo da biocompatibilidade da matriz de alumínio comparada à matriz de aço. Amostras de 5 mm de diâmetro foram colocadas no subcutâneo do dorso de seis ratas Wistar. Foram realizadas quatro incisões independentes e implantadas as amostras. Do lado direito, foram colocadas duas amostras estéreis e do lado esquerdo, duas não estéreis. Após 15 dias, as áreas dos implantes foram removidas e as peças processadas e submetidas à análise histológica em hematoxilina-eosina (HE). Os resultados revelaram cápsula fibrosa organizada, com fibroblastos alinhados e infiltrado inflamatório discreto misto. Presença de poucos plasmócitos, macrófagos e linfócitos na cápsula, além de raros eosinófilos. Não houve diferença significativa ($p < 0,05$) entre as amostras de aço e alumínio estéreis e entre as amostras não estéreis. A diferença entre os grupos estéreis e não estéreis não foi significante. Dessa forma, pode-se dizer que a matriz de alumínio é biocompatível e viável para restaurações de amálgama e compômero. Além disso, torna-se uma alternativa interessante na realização do ART.

CONSIDERAÇÕES FINAIS

Atuar para superar a exclusão social deve perpassar por formas mais sensíveis de conceber o conhecimento e as práticas profissionais na área da saúde, valorizando o saber e o fazer articulado à vida das pessoas.

Desse modo, promover saúde é estar sempre buscando oferecer o melhor para as pessoas, a partir das implicações socioculturais que interagem com a etiologia das doenças.

A introdução de ferramentas que fazem a diferença na saúde dos indivíduos ilustra a constante luta por mudanças, rejeitando a estagnação e oferecendo oportunidades para aqueles que nunca as tiveram. Mesmo entendendo a complexidade que essas mudanças causam e sabendo dos tantos esforços e lutas que ainda necessitam ocorrer, acredita-se no agir consciente e crítico.

Finalizamos com Matos[8], que diz: *Na ceara da contradição entre o sonho e a impotência, precisamos continuar sonhando e, acima de tudo, construindo mudanças significativas pautadas nesses sonhos.*

É como nos ensina Galeffi[9]: *Tecer sonhos possíveis, no sentido da humanização do mundo, criando brechas entre os elementos estruturantes instituídos e promovendo as mudanças que desejamos para a nossa profissão e para a nossa sociedade.*

Ingenuidade ou excesso de otimismo, não importa, o fato é que se tenha uma forte crença naquilo que Karpinski[10] nos diz: "Quando nos damos conta da necessidade de mudança, começamos a questionar o velho, a lutar entre o velho e o novo, a nos expandir para estabelecer o compromisso com a nova realidade e a construir uma nova maneira de concebê-la. É assim que o homem evolui!"

"Não é o desafio com que nos deparamos que determina quem somos e o que estamos nos tornando, mas a maneira com que respondemos ao desafio...Somos combatentes, idealistas, mas plenamente conscientes, porque ter consciência não nos obriga a ter apenas teoria sobre as coisas...Só nos obriga a sermos conscientes... Problemas para vencer... Liberdade para provar... E, enquanto acreditarmos no nosso sonho, nada é ao acaso..."

Henfil

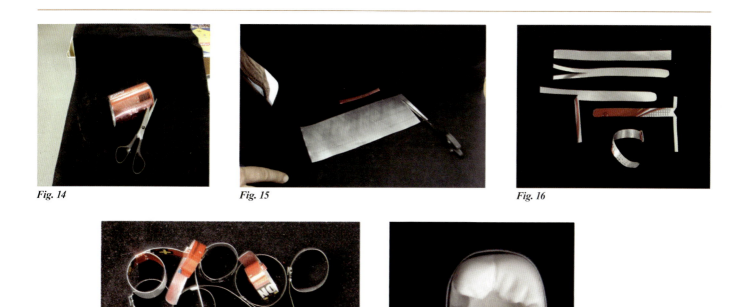

Fig. 14 *Fig. 15* *Fig. 16*

Fig. 17 *Fig. 18*

Figs. 14 a 18. *Modelos de tira matriz de alumínio a partir de lata de refrigerante.*

REFERÊNCIAS

1. Brasil. Ministério da Saúde. Secretaria de Atenção Básica. Departamento de Atenção Básica. Projeto SB Brasil 2003: condições de saúde bucal da população brasileira 2002-2003: resultados principais. Brasília: Ministério da Saúde, 2005.

2. Narvai PC. Saúde Bucal: Assistência ou Atenção? São Paulo: Faculdade de Saúde Pública da USP, 1992. 10p. (Mimeogr.).

3. Camargo SX. Sistema Único de Saúde: paradigma válido para a odontologia? Representações dos Cirurgiões-Dentistas sobre o SUS. Dissertação de Mestrado em Saúde Coletiva da Universidade Estadual de Londrina, Mestrado,2004.

4. Arouca S. O eterno guru da Reforma Sanitária. RADIS; Rio de Janeiro: Fundação Oswaldo Cruz, n. 3; out 2002.

5. Figueiredo MC, Bello D. Avaliação comparativa entre a eficácia de uma escova alternativa e uma escova convencional na remoção de placa dentária. Rev Fac Odontol Univ., 1999. Passo Fundo, Passo Fundo, v. 4, n. 1, p. 13-20, jul./dez.

6. Bolanho A, Rodrigues JR. Confecção de tira matriz para restauração com lata de alumínio. Cienc Odontol Bras, v. 10, n. 3, p. 99, 2007.

7. Bolanho A, Mainenti P, Senra GS, Brandão AAH, Rodrigues JR. Viabilidade do uso de lata de alumínio para confecção de tira matriz para restauração. Cienc Odontol Bras, v. 10, n. 3, p. 120, 2007.

8. Matos MS. Uma releitura do documento base da III Conferência Nacional de Saúde Bucal: "Acesso e qualidade, superando a exclusão social", publicação pessoal, 2005.

9. Galeffi DA. Filosofar e Educar. Salvador: Quarteto, 2003. 238 p. ISBN: 85-8724319-5.

10. Karpinski G. As sete etapas de uma transformação consciente. Ritos espirituais de passagem. São Paulo: Pensamento. 1990. 235 p.